产后完全手册

新知堂产后卫教顾问组　编著

大麦文化　图文统筹

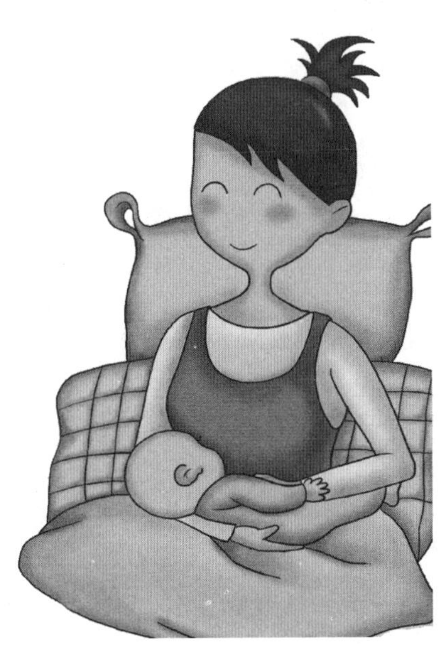

四川科学技术出版社

·成都·

图书在版编目(CIP)数据

产后完全手册/新知堂产后卫教顾问组编著. -成都:四川科学技术出版社,2014.7

ISBN 978-7-5364-7917-3

Ⅰ.①产… Ⅱ.①新… Ⅲ.①产褥期-妇幼保健-手册 Ⅳ.①R714.6-62

中国版本图书馆CIP数据核字(2014)第118049号

CHANHOU WANQUAN SHOUCE

产后完全手册

出品人 钱丹凝
编　著 新知堂产后卫教顾问组
图文统筹 大麦文化
责任编辑 刘书含
封面设计 宋亚楠　叶　玲
版式设计 大麦文化
责任出版 欧晓春
出版发行 四川科学技术出版社
成都市三洞桥路12号　邮政编码610031
官方微博:http://e.weibo.com/sckjcbs
官方微信公众号:sckjcbs
传真:028-87734039
成品尺寸 163mm×224mm
印张16　字数320千
印　刷 四川五洲彩印有限责任公司
版　次 2014年7月第一版
印　次 2014年7月第一次印刷
定　价 19.80元

ISBN 978-7-5364-7917-3

序

好不容易褪离不尴不尬的青春期，变成了令异性向往的熟女。还没有来得及享受轻松惬意的二人世界，就被一条小小的验孕棒告知此后将变身为人母。仿佛那两条显示为紫红色的横杠会施魔法，让在自己父母、丈夫面前还像个女孩的你，一下被它列入到成年人行列里。

结婚，继而生子。一切都行进得仿若天经地义一般。但是身为新时代女性的你，对于各方各面都有着太多自己的想法。没办法只因被人占去了丈夫的头衔，就被制约必须完成某些事情。自己的事业还没来得及按照预先设定的那样开展，是否就要被排到“有小孩的女人”的队伍中去？

不过，顾虑归顾虑、计划归计划，笔者想提醒诸位女性同胞，既然社会在进步，那么发展必然是分散到了生活的方方面面。这其中又包含着科学、营养、医疗、保健。对于人们来说，需要做的不是恐惧或者放弃，而是与时俱进。了解和学习新的信息、资讯、保养方法，保证自己产前产后魅力依旧，甚至愈发光彩照人！这并不是纸上谈兵或空中楼阁，无数的新妈妈、明星妈妈都已经用亲身经历向我们证实，只要做到科学进食，调理、保养得当，就可轻松保持身材和容貌。

在这本专为妈咪佳人们准备的专业指导书中，我们将对您产后生活的方方面面进行指导，着力于向女性朋友详细地介绍产后如何及时调整自己的饮食、作息、心理、运动及身材，给予可爱的您最大的关爱。希望能切实有效地帮助各位现代女性顺利完成从女孩到母亲角色的转变！

衷心祝愿每一位准妈妈都能平安、顺利、美丽、科学并且快乐地走过这段特殊的历程！

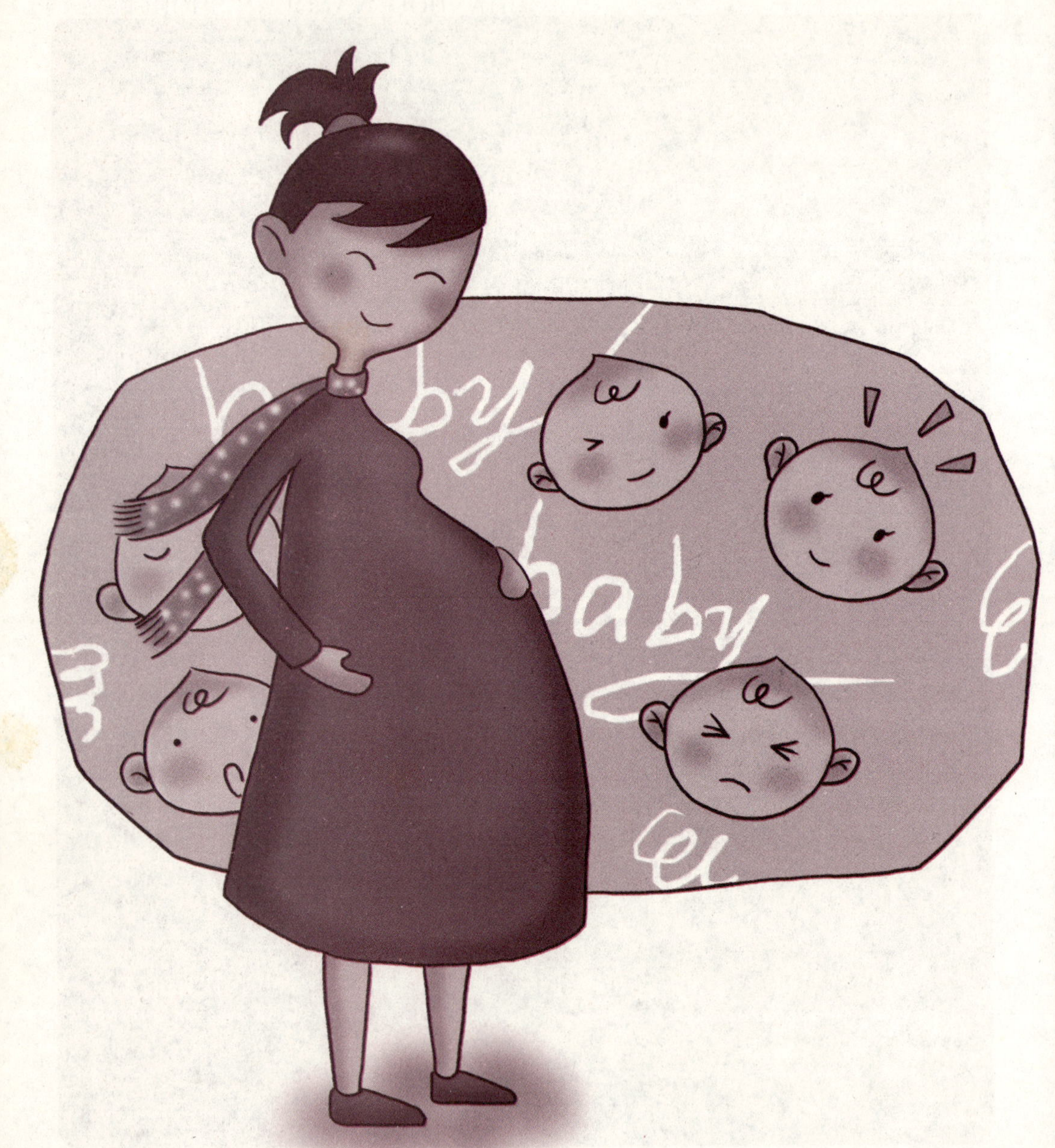
baby

目录

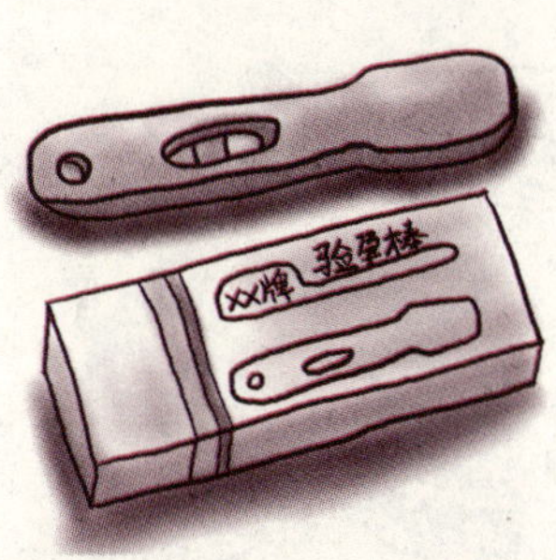

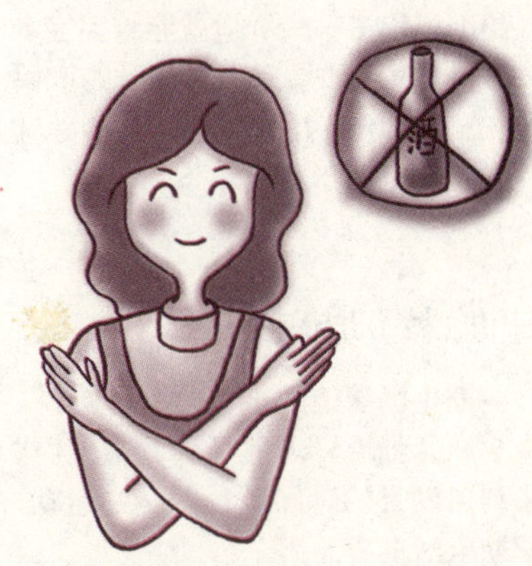

3.进产房前先摄取能量 14

多数情况下，初产妇从宫缩开始到宫口开全，大约要消耗热量2.6万焦耳。这些被消耗的能量必须在产程中加以补充，分娩才能顺利进行。

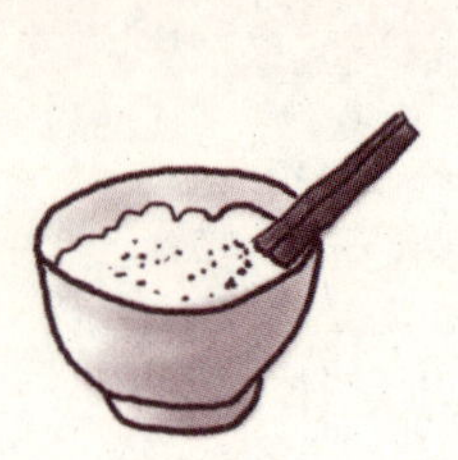
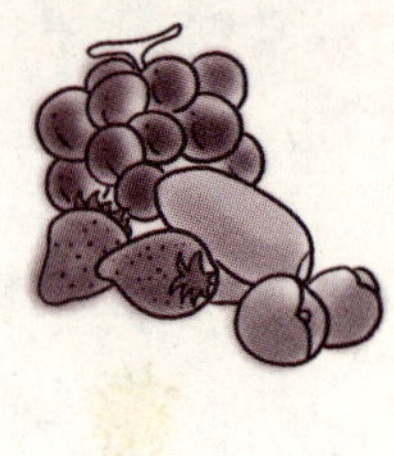

(三)孕期休养与活动 15

1.睡好益处多 15

给准妈妈多一些舒适就能给宝宝多带来一份健康。如果家中有怀孕的准妈妈，那么呵护她最好的办法就是为她选择一套好的床上用品。

2.让准妈妈动起来 18

孕期生活要遵守很多“清规戒律”，有些孕妇会觉得日子过得很乏味。其实应该利用发呆的时间做一做孕妇运动，让孕期生活更有品质。

3.跟宝贝一起做亲情互动 20

从怀孕第7周起，小家伙就开始活动了。小至吞咽、眯眼、咂拇指、握拳头，大至伸展四肢、转身、翻筋斗，他都可以做到。

(四)生产倒计时 21

1.何时应到医院待产 21

选择适当的时机到医院待产，既能使准妈妈有安全分娩的保障，同时也减少了分娩的危险指数。

2.精神准备 23

即将生产的准妈妈们，此刻的心情一定忐忑不安，不知自己是否可以平安顺利地生产。

3.身体准备 23

接近预产期应尽量避免外出和旅行，但也不要整天卧床休息，应做些轻微的、力所能及的运动。

4.物质准备 25

怀孕后期要陆续准备好分娩时所需要的物品，还要把这些东西收纳在一起，放在家人能找到的地方。

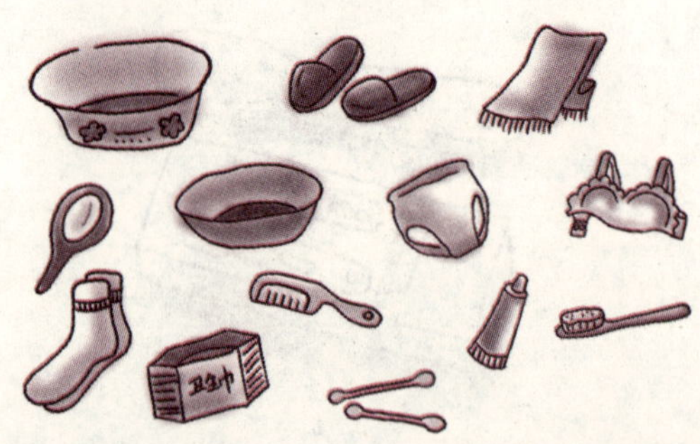

2.感情随时间推进 54

生产并不是阶段性任务的结束，相反的，更艰巨的挑战才开始。学会如何好好照顾自己和宝宝是每一个新妈妈的必修课，现在课程开始了。

（三）日常养护全方位集合 60

1.对付小毛病 60

只要宝宝有需要，妈妈会为宝宝做许多事。宝宝喜欢有妈妈的陪伴，因为只有妈妈，才是最会为自己着想的人。那么，妈妈该如何照顾自己呢？

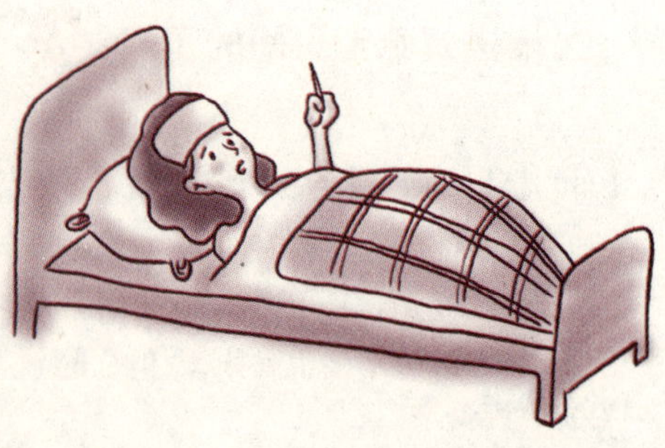

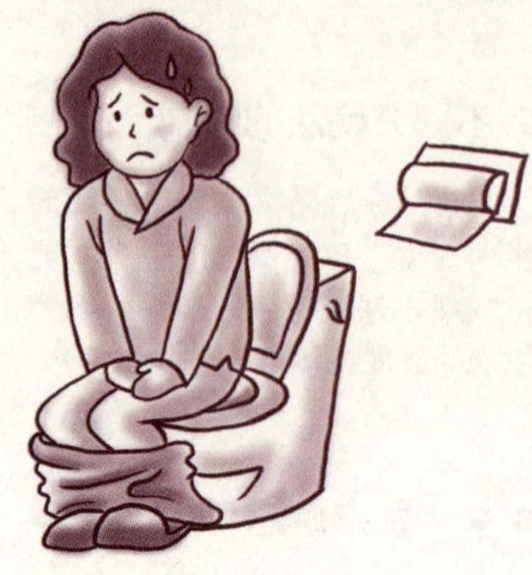

2.害怕也要洗澡啊 69

正常分娩的妇女，静养一周左右后，可在气温适宜、设施齐备的情形下，会阴伤口拆线后，试着开始洗澡、洗头。

3.产后各种身体疼痛的应对方法 70

生完宝贝后大多数妈咪会在很长时间内感到身体某些部位疼痛，这是新妈妈们始料未及的，往往在一时之间不知该如何应对。

4.妈咪和宝宝的完美睡眠 76

无论是采用哪种分娩方式，都会让你觉得非常疲惫。接下来最重要的是确保体力的恢复。足够的休息和睡眠对于产妇恢复体力和分泌乳汁都是非常重要的。

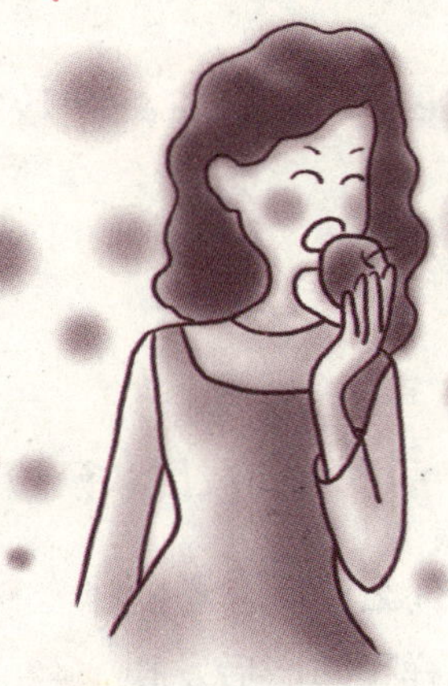

第三章：营养调理大整合

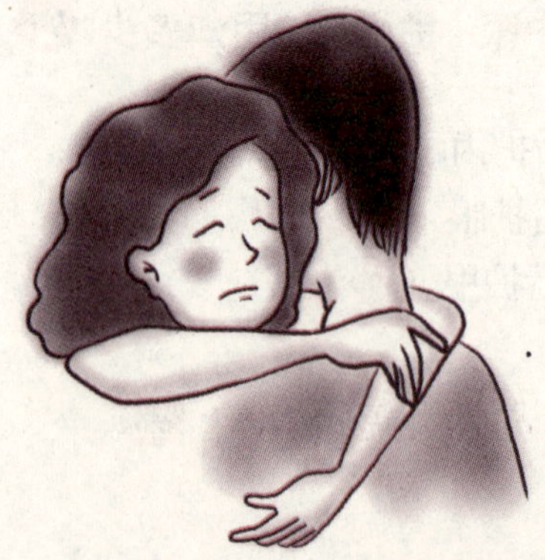

第六章：产后人生规划书

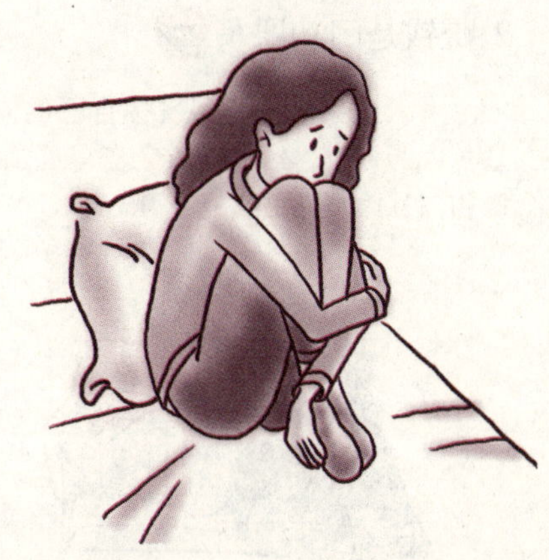

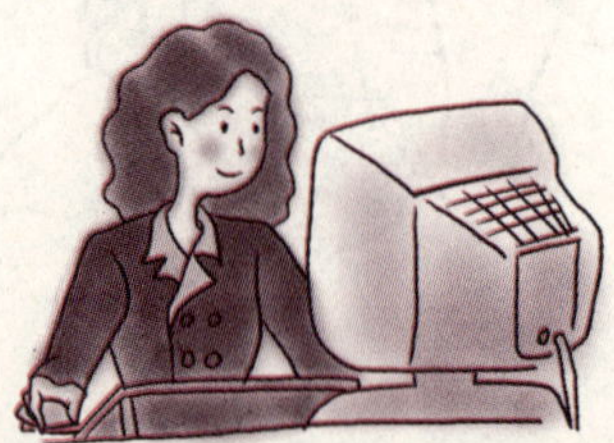

第一章
孕期及生产指南

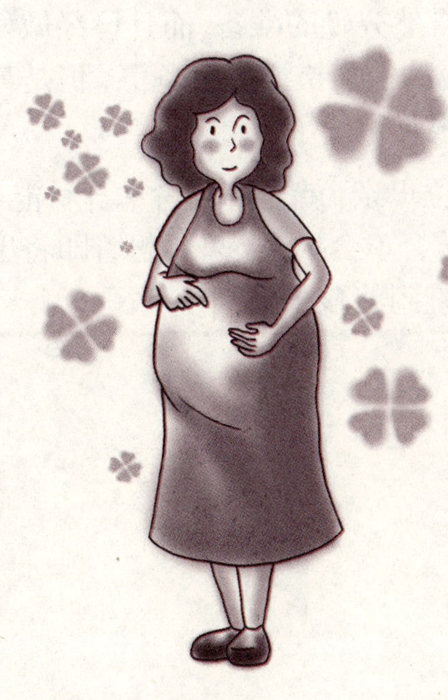

导 语

古时候，妇女产子时都要请来“稳婆”帮忙接生。所谓的“稳婆”，其实未必“稳妥”，她们只不过是一些有着生儿育女经验的人。充其量只能起到扶助生产的作用。若是遇上胎位不正、产妇昏厥等状况，可怜的古代女子则生命堪忧，此时“稳婆”多半是靠不住的。

即便是今时今日，分娩时发生的状况也是不可预知的。也许你已经做好了自然分娩的准备，而且已经做好会阴侧切的心理准备，一些相应的镇痛措施也已备下，但是最后却不得不接受剖宫产。这是很正常的事。

要想成为一位母亲，就先不要考虑身材能不能恢复、屁股会不会变大、产道会不会扩张，只要想着即将出世的孩子平安健康就可以了，直到将孩子顺利产下。

最初的产检

一直很准的“大姨妈”上个月开始不见踪影，心里不禁七上八下的。每次月事不准，总要惊动三个人——自己、老妈、老公。虽然丝毫不见传说中的孕吐、妊娠反应等现象来临，但无论是否“中奖”，总要验一下才能放心，否则睡觉也不安稳。老公提议直接去医院检查，以免旁生枝节，于是我们就去了医院。医生看后说来得太早，两个月之后去就可以了。回到家越想越不踏实，拿起验孕棒去了洗手间，结果现出两条紫红色的线，呈阳性反应，这说明是早孕。因为不敢确定，所以测试了两次。弄清楚以后心态反而平静了，就是觉得坐久了腰会酸，开始有点嗜睡，吃太腻也会反胃。不知道是不是因为“证据确凿”了，开始变得对一切都有点敏感，明明“确诊”的前一天还没什么感觉啊……呵呵……

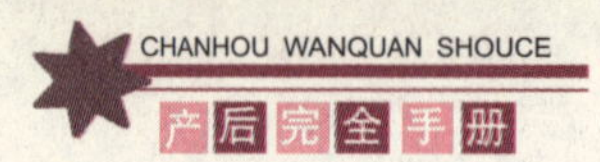

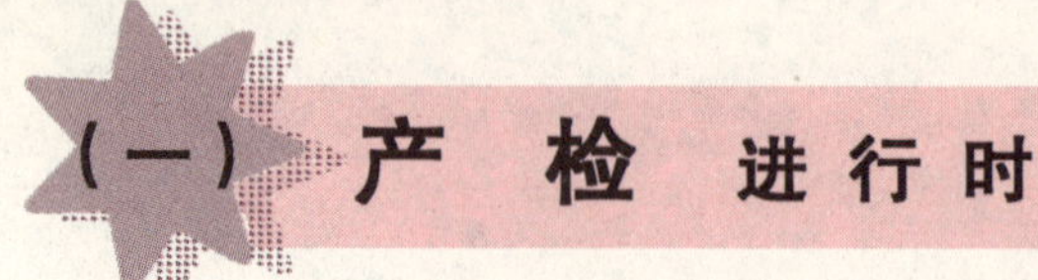

（一）产检 进行时

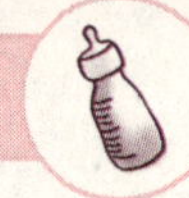

1.孕早期产检

证实自己怀孕的时刻是令人兴奋的，从这一刻起，您的一举一动都是两个人在一起进行，而肚子里那个小人儿几乎是完全依赖于您的。因此，准妈妈们必须有一套完整的产前检查计划来确保自己与胎儿的健康。想想看，伴随着腹中宝宝的日益成长，母体中的各种变化也即将告一段落，但在此期间的问题不仅会影响到胎儿，连母体本身也可能会有不良反应产生，因此尽早发现问题、尽快治疗是最佳对策。可见孕早期产检相当重要。

1）使用验孕棒

也许有人会问，完全依靠验孕棒真的没问题吗？只要是去正规医院或药店购买的合格产品就用不着担心，验孕棒的准确率很高。

2）产检的规律

一旦确定怀孕后，应于12周内做第一次产检，其中包括对血压、体重、血常规、肝功能、白带等项目的检查。良好的产前、产中检查和细心的呵护对您和胎儿都是十分重要的。

3）定期做产检

产前检查间隔时间：怀孕28周前，每月检查一次；28～36周，每两周检查一次；36周后，每周检查一次；有特殊情况则随时检查。

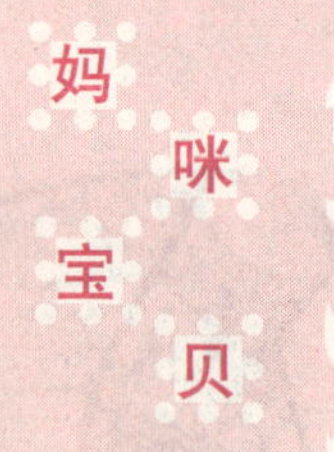

妈妈的怀抱好温暖

出生8周内的宝宝还不能自行控制自己的头部和肌肉，必须依靠妈妈来挪动身体。妈妈在挪动宝宝的时候，要扶住宝宝的身体，用手轻轻托住他的头和四肢，一边与他说话一边将他抱起。宝宝听到熟悉的声音，感觉到熟悉的体温就会觉得很安心。

4）不要换医院

作为您分娩计划中的一部分，确定下分娩方式以后，笔者要给您一个衷心的建议：条件允许的话，提早选择一家医院进行分娩。这样才有可能增进对该医院的了解，您也获得了充足的时间和助产的医护人员建立良好的关系。这样做较之您将要生产，身体已经行动不便，束手无策的时候，临时去找一个您不是很了解情况和环境的医院要安全多了。

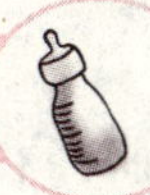

2.孕晚期常见病症

妊娠晚期检查的主要目的是预防和减少低体重儿出生，防止早产，对各种孕晚期并发症采取有效预防措施。例如：加强监护，正确掌握和处理各产程情况，减少难产，防止胎儿缺氧及宫内窒息等。

1）前期破水与早期破水

怀孕中，如果羊膜破裂的话，胎儿周围的羊水即会流出体外，此现象称为破水。一般都由阵痛引起，但在此之前发生者为前期破水。而阵痛开始后，子宫颈尚未完全打开者，则为早期破水。其原因可能是母体受到来自外界的刺激，或是多胎、羊水过多等情况。

几乎所有的破水不痛也无出血，而从阴道口流出水状物。虽然感觉像尿，但却无尿的臭味。

预防对策

感觉破水时，尽量不要活动身体，保持稳定状态立即就医。若为细菌入侵引起子宫内感染时，不但胎儿受感染，母亲在产后也会有发热现象，须引起注意。母亲应保持清洁，严禁入浴。

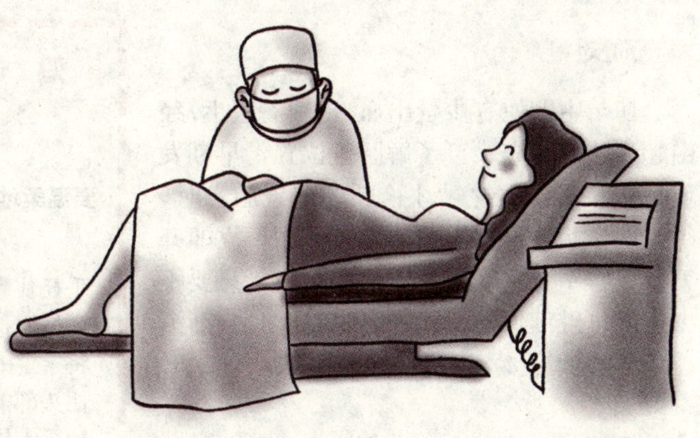

2）胎盘早期剥离

一般正常的生产，是胎儿娩出后不久才产出胎盘。胎盘早期剥离的情况是指胎盘事先剥离，而在子宫内部已呈现出血状态，但胎儿尚未娩出。胎盘早期剥离，不但切断了胎儿生命供给的来源，也会危及母体的健康。第一症状为腹部紧绷。异常阵痛后，腹部无休止地持续紧绷，紧接着出现强烈腹痛、脸色苍白、盗汗等症状。有时阴道会大量出血，或是外表完全无出血状态，但是子宫却出血不止。内出血时，母体会严重急性贫血，有引起休克的危险，应立即就医，发现愈早治愈率愈高。

预防对策

预防妊娠高血压综合征是防止胎盘早期剥离的方法之一。腹部疼痛时，不一定是出血，若严重时，请立即就医。治疗方法以剖宫生产方式，将胎儿与胎盘一同取出，以保护胎儿与母亲的安全。

3）前置胎盘

胎盘在分娩时为了不阻碍胎儿的通道，一般距离子宫口较远。然而由于不明原因造成胎盘位于子宫口时，即称为前置胎盘，这是造成生产时大量出血的原因之一。完全覆盖子宫口为全前置胎盘，仅部分覆盖者为部分前置胎盘，而胎盘边缘接触子宫口时，称为边缘前置胎盘。除了经产妇外，有多次人工堕胎史、子宫内膜炎、子宫肌瘤等疾病的孕妇较容易发生这种情况。前置胎盘的症状是几乎胎盘都比胎儿早剥离，造成生产时大量出血。在怀孕后期，也有不痛却发生急性大量出血的情况。然而少量出血时，也不能忽略。如果胎盘没有完全覆盖子宫口(边缘前置胎盘)，胎儿下到产道会使子宫收缩，出血状况可能停止，此时即可自然生产。

预防对策

怀孕中即使有少量出血，也须看医生，经由超声波的检查，可了解胎盘位置，早期发现异常。若出血之后才诊断为前置胎盘时，须立即住院休养。出血严重时，则要立即开刀。怀孕7个月以前发现前置胎盘，只要不出血即可继续怀孕。此外，也有胎盘会渐渐往下移的情况。

妈咪宝贝

要温柔地移动我哦

一只手托住宝宝的头部，另一只手托住臀部，然后慢慢地放到床上，先抽出托住宝宝臀部的手，绕到头部将宝宝的头部轻轻抬起，然后抽出托住头部的手，将其放在被褥上。切勿抽手太快，以免伤到宝宝。

4）胎位不正

胎位不正指的是臀位不正。怀孕中期以前，胎儿可在羊水中自由活动，接近生产期间时会自然旋转，一般为头朝下的状态，然而每100人中有四五人为头部朝上或臀位横位。胎位不正的原因大多不明。一般胎儿的头较大，若脚部或臀部先娩出时，则头难以通过产道。

预防对策

在各种条件具备的情况下可自然分娩，但是为了安全起见，还是剖宫生产较理想。并非所有的胎位不正都须剖宫产。如果骨盆过小，胎儿发育过大时，才要考虑开刀。是否要进行手术，须向医生咨询后再做决定。如果到第8个月结束时胎位仍不正的话，可以做些体操，但不可过分勉强。矫正胎位不正姿势最普遍的方法为"膝胸卧式"。一般是在床上叠放两个枕头，然后俯伏将上身的重量放在枕头上，臀部举高，保持此种姿势15分钟。早晚各1次，若腹部有紧绷感或疲劳时即须停止。

5）超过预产期尚未生产

接近怀孕40周时，胎儿的发育会横向成长，胎儿较大也不必担心。请再确认最后月经的开始日，以明确预产日期，或以超声波检查胎儿大小，根据所得的数值客观地修正预产日期。

预防对策

如果逾期生产，胎盘老化，易造成胎儿营养无法顺利运送。氧与养分的不足，会使胎儿呈现危险状态。此时须以人工催产方式催生，将胎儿生产出来。虽然胎盘老化因人而异，但过了预产期两星期仍无产兆时，须立即就医检查胎盘的功能。在预产期前后仍无动静者，也可能是运动不足，此时可通过散步或爬楼梯等来促进生产。

（二）临产前的饮食安排

怀孕后，您会有种莫名的使命感，因为您清清楚楚地意识到自己在孕育生命。现在您所吃进的食物是在为两个人的健康出力，一个是您自己，另一个就是在腹中的宝宝。为了适应机体的变化，及时增进营养是极为重要的，这不但是为了您自身的健康和胎儿的生长发育，而且也是为分娩后的哺乳进行储备。但是，也要避免进补过量。

很多准妈妈生怕产前营养不够，在怀孕期间尤其是怀孕后期猛吃猛喝，天天静躺。如果吃得过多，体形过肥，反而不利于孕妇和胎儿的健康。

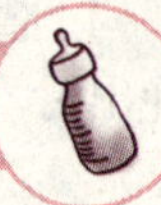

1．合理饮食的八项纪律

专家指出，女性在怀孕后，整个孕期体重应增加9～15千克，食物摄入量比平时增加10%～20%。据一家妇产科医院的统计，竟然有90%的孕妇在产前体检时被诊断为超重！准妈妈超重带来的后果是不可轻视的，不仅在孕期会造成孕妇并发症几率增高，不利于胎儿成长，并且在分娩时也会有困难（容易引起母亲产道损伤和产后出血）；产后还会使新妈妈体形过胖，难以恢复（希望产后保持苗条身材的您可要注意喽）。超重的准妈妈应及时咨询营养医生，调整饮食结构，进行合理营养调配。怎样吃才能既保证营养又不会增重呢？下面就为大家介绍八项纪律。

1）定时定量

三餐不定时最容易发胖，也会导致身体不健康，所以，定时定量才是健康的饮食方式。

2）减少调味料

拿走盐罐和酱油瓶。过多的调味料，除了有害健康外，还会发胖。所以，把盐罐和酱油瓶从您的餐桌上拿走吧。据说柠檬有减盐效果，所以，在使用酱油或其他调味酱前，先往菜品上淋一些柠檬汁，会使口味更富有变化。除此之外，泡菜、咸鱼、酱菜这些高盐分的食物，也都应该尽量少吃。使用沙拉酱或植物油时，以不含油脂的调味品为主，而且，食物也以低热量、低油脂、低调味料为宜。现在市面上有许多浓缩鸡汤、高汤罐头、鱼精之类的便利调味品，但是基于健康考虑，孕妇应该用小鱼干、大骨头等来熬高汤，既鲜美可口，又能自我控制调味料用量。

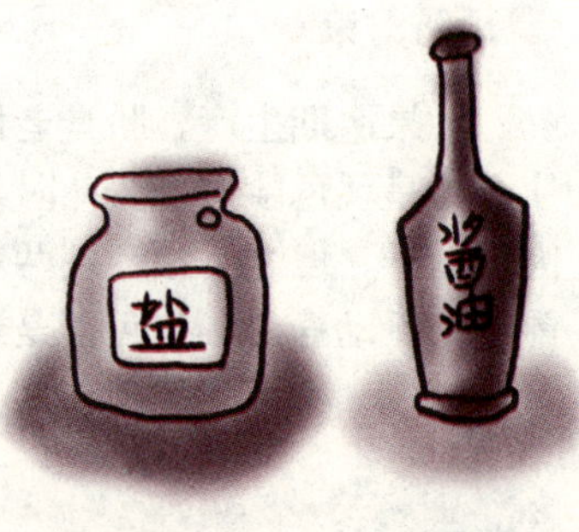

3）戒酒

对于平时喜欢喝点小酒的准妈妈来说，由于酒精对胎儿有害，怀孕后必须暂时戒酒。有资料证明孕妇每日酒精摄入量超过2杯，新生儿有可能出现致命酒精综合征。患有致命酒精综合征的孩子会出现智力、身体发育迟缓，行动障碍及颜面缺损和心脏功能不全等情况。

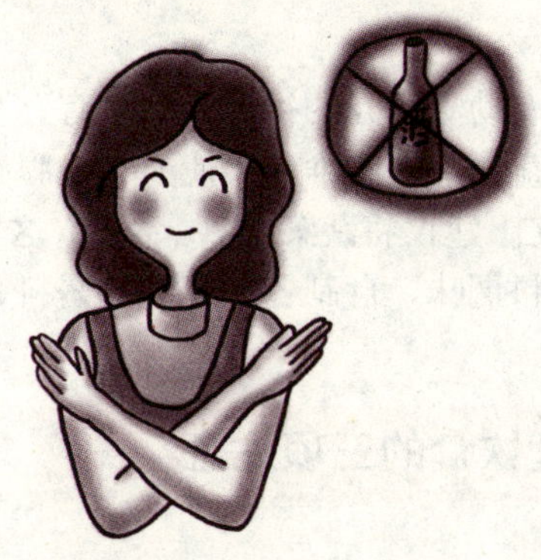

4）减少咖啡因的摄入

过多咖啡因的摄入可能会造成低体重儿的产生，所以在怀孕期间我们还是建议您服用一些低咖啡因的饮品如矿泉水、果汁等。

5）停止吸烟

临床经验证明吸烟可以增加流产的几率，增加胎儿畸形和早产的几率等。此外，研究还证明孕妇怀孕期间每天抽20或20支以上的香烟，更容易生出兔唇的婴儿。所以，停止吸烟吧，为了您和宝宝的健康！

6）补充DHA

鱼类所富含的DHA有助于胎儿脑部发育，孕妇应该多多摄取。鱼类中，以鱿鱼所含的DHA成分最为丰富。蛤蜊等贝类海鲜含有丰富铁质，对身体有益，煮汤或快炒都可以。

7）补充钙质

不喜欢喝牛奶的人，可以尝试吃起司，其营养成分和牛奶是相同的。饼干中含丰富的营养成分，热量也较少，适合孕妇食用。

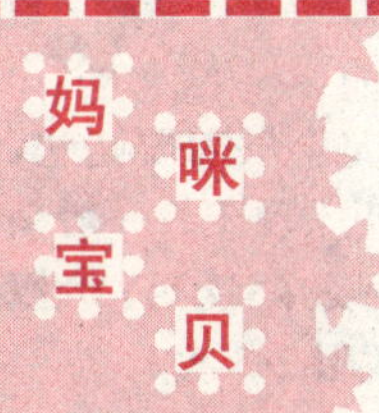

其实我更喜欢趴着

有些宝宝喜欢趴着，新妈妈可以根据宝宝的习惯，将宝宝脸朝下抱着，让宝宝的下巴和脸颊靠在妈妈的一条手臂的前臂上，另一只手抱住宝宝的身体。这种抱法有助于帮助宝宝排除胃内气体。

8）多吃绿色蔬菜

绿色蔬菜含有叶酸，有助于胎儿的神经系统发育，孕妇多吃有益。用餐时，不妨少吃饭，多吃蔬菜，因为蔬菜里的纤维素会使人有饱腹感，食后不易发胖。蔬菜生吃十分爽口，但是不适合孕妇。建议将蔬菜快炒、汆烫，这里特别推荐汆烫的食用法。蔬菜在汆烫后，仍需要加佐料调味，自制各种不同的酱料，既可变化口味，也能控制佐料的内容。

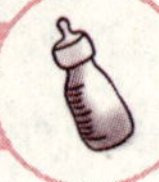

2．合理饮食的三项注意

其实，只要饮食正常，注意平衡膳食，一般情况下是不会缺乏营养素的。大多数的准妈妈都是健康的，只需在医生的指导下补充所需的食物和营养即可。别忘了，药补不如食补，食补不如心补。每天都怀有一份健康、愉快的心情，相信自己会拥有一个活泼可爱的宝宝，宝贝自然会健康聪明。

那么，怀孕已经接近尾声的您，在饮食方面有什么特别需要注意的地方呢？因为这个时期是胎儿成长最迅速的时期，母亲所吸收的营养几乎都可传送给腹中的宝宝，同时这又是胎儿脑细胞和脂肪细胞增殖的“敏感期”，所以，更要注意补充含蛋白质、磷脂和维生素丰富的食品，以促进智力的发育。怀孕后期的饮食原则为：品种多样、营养均衡，尤应补充钙、铁、磷和锌等微量元素，要多摄入动物肝脏、猪血、禽蛋、胡萝卜、豆制品、海产品、骨头汤和新鲜果蔬等食物。

1）预防便秘

怀孕中，子宫变大会压迫直肠，造成胃肠道蠕动缓慢，使许多人遭受便秘的困扰。这时候子宫已长到心窝下压迫到胃，即使少量进食也有饱腹感。因此，食物易囤积在胃部无法迅速消化，此时，可增加一天中饮食的次数，少食多餐，以利于消化。

平时应多吃富含粗纤维的食品，如牛蒡、莲藕、芋头、菠菜、芹菜等蔬菜以及水果等。要适当限制脂肪、甜食和水果的摄入，减少米、面等主食的量，以免胎儿长得过大，造成分娩困难。早晚各喝1杯牛奶也相当有效。除了调整饮食外，规律的生活也很重要，适当的运动也有帮助。如果仍无改善，则需就医。

妈　咪　宝　贝

每天要喝10次奶哦

宝宝刚出生那几天总是会哭着要奶吃，而且次数十分频繁，这是正常现象。一般来说，新生儿头3~4天白天要喂够8次奶，大概每2~3个小时一次，晚上要喂2~3次。

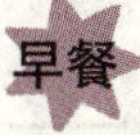
早餐 牛奶／酸奶 ：250毫升

麻酱烧饼／吐司面包／肉松面包

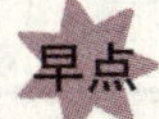
早点 鸡蛋羹：鸡蛋50克

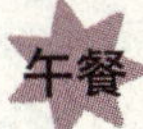
午餐 米饭／花卷／馒头

肉末雪里红／炖扁豆／土豆烧牛肉

素炒油菜／清炒油麦菜

鲫鱼汤／白萝卜汤／冬瓜汤

午点 牛奶／果汁：250毫升

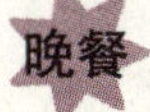
晚餐 米饭／饼

炒鳝鱼丝／红烧带鱼

素炒菜花／番茄菜花

紫菜汤／蛋花汤

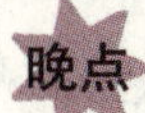
晚点 橘子／橙子／哈密瓜

（注：全日用油25克）

被生出来后总是吃不饱

宝宝在妈妈肚子里时会通过脐带不停地吸收营养，总是处于“吃饭”的状态，所以出生后，宝宝经常会感觉到饥饿。新妈妈不要按照时间进行喂奶，而是应该依照宝宝的需要喂奶，每次不要喂太多，可以让宝宝“少食多餐”。

小心我的头！

用肩带抱着宝宝散步的时候，你的身体如果向前倾，要用手托住宝宝的头部。因为肩带的护头部分不足以支撑宝宝头部的重量，如果不加以保护的话，会伤到宝宝柔软的颈部。

妈咪宝贝

2）消除水肿

临近分娩，母体常因胎儿压迫下腔静脉而导致出现下肢浮肿，故应限制盐的摄入量，这样做还可减轻妊娠期高血压的一些症状。

冬瓜150克，洗净，切块，放清水中炖，每日两次与饭同食。
冬瓜皮50克，赤豆50克，一同用水煎服，每日1次 。

鲤鱼1条，去鳞及内脏洗净后，与60克赤豆同放砂锅中用慢火炖，待鱼熟豆烂时进服，每日1次，连服3～5日。
鲤鱼1条，去鳞及内脏洗净后，加黑木耳30克和水、油与极少量的盐一同煮熟，每隔5日吃1次。
草鱼500克，放姜片、葱花，不加盐或加极少盐煮食，每日1～2次。

3）纠正贫血

注意铁质与钙质的摄取。怀孕初期无任何不良症状的人，到了后期也许会有贫血的症状，因此需要充分摄取铁与钙，少吃盐并且注意多休息。据临床统计资料显示，世界各地孕妇贫血的发病率为20%～80%，其中大多数孕妇属于缺铁性贫血。医学研究证明，贫血会造成孕妇心肌缺氧，严重时可能出现心力衰竭。由于贫血使孕妇的免疫力下降，感染率比正常孕妇高5～6倍，贫血还会导致胎儿宫内发育迟缓及新生儿窒息等。由于子宫、胎盘的血液供应不足，产妇对失血的耐受力差，生产时易发生宫缩无力、产程延长、产后出血，甚至休克。所以，准妈妈们在平时的饮食中一定要特别注意调理。

（1）芪归鸡汤

生黄芪100克，当归30克，党参30克，白芍20克。将诸药纳鸡腹中，加葱、姜等调料炖煮，以鸡肉烂熟为度，食肉饮汤，每日一次。

（2）阿胶瘦肉汤

瘦猪肉100克，阿胶15克。先将猪瘦肉放入砂锅内，加水适量，放入生姜、胡椒、盐，用慢火炖熟后，放入阿胶炖化，调味后饮汤食用，隔天一次，连续食用一个月。

（3）花生枸杞蛋

花生100克，枸杞30克，大枣15枚，红糖50克，鸡蛋两个。先将花生、枸杞放入锅内煮熟，然后放入大枣、红糖、鸡蛋，煮15分钟，每天一次，连服15～20天。

妈咪宝贝

咦，前面是什么东东？

宝宝长到3个月大时，颈部和腰部都有了支撑能力，眼睛也能够看到更远的东西。这个时候，妈妈可以将宝宝面朝前抱着，一只手拖住他的臀部，另一手搅在他的胸前，让他的身体背靠在你的胸前，看远处的景物。

（4）八味养血粥

糯米200克，薏仁米50克，赤豆30克，红枣20枚，莲子20克，芡实米20克，山药30克，白扁豆15克。先将薏仁米、赤豆、芡实米、白扁豆入锅内煮烂，再入糯米、红枣、莲子同煮，最后将去皮的山药切小块加入上述原料中同煮烂熟为度，每日早晚食用，连续20天为一个疗程。

（5）二冬甲鱼汤

甲鱼一只（约250克），天冬30克，麦冬30克，百合30克，枸杞20克，火腿50克。先将甲鱼去头及内脏，煮20分钟，剔去上壳和腹甲，切成3厘米段，与上述中药加调味料同放入锅内清汤炖煮，至甲鱼熟透饮汤食用，每日一次。

（6）桂圆桑葚汁

桂圆肉50克，桑葚100克。加水同煮至桑葚烂熟，去渣留汁，再加入适量冰糖熬至稍稠后食用。每日3次，每次2～3匙，连服30天。

（7）大枣木耳汤

大枣15克，黑木耳15克。先将大枣、黑木耳用温水泡发洗净，放入小碗内，加水及冰糖适量，隔水蒸至大枣烂熟即可食用，每日两次。

（8）莲子炖猪肚

猪肚一只，莲子50克。将猪肚洗净，莲子装入猪肚内，用线缝口，放入锅内，加清水炖至熟透，捞出晾凉，将猪肚切成细丝，同莲子放入盘中，将香油、盐、葱、蒜、生姜等调味料与猪肚丝拌匀即可食用。

（9）龙眼莲子粥

龙眼肉15克，莲子15克，糯米100克。莲子去心，与龙眼肉、糯米一起煮烂成稀粥，每日早晚空腹服。

妈咪宝贝

最爱爸爸举高高

宝宝稍微大一些的时候，会喜欢和爸爸妈妈进行目光交流。让宝宝面对自己，双手箍住他的身体，将他举高，放下，再举高。宝宝会目不转睛地注视着你咯咯地笑。

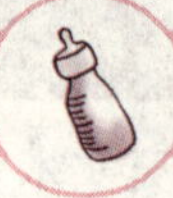

3．进产房前先摄取能量

进产房前一定要保证科学进食。大多数情况下，家里人一看见准妈妈有腹痛等分娩的先兆，就匆忙地把她送进了医院。其实，初产妇从有规律性的宫缩开始到宫口开全，大约需要12小时。据产科专家研究，临产前正常子宫每分钟收缩3~5次，而正常产程需12~16小时，总共约需消耗热量2.6万焦耳。这相当于跑完1万米所需要的能量。这些被消耗的能量必须在产程中加以补充，分娩才能顺利进行。

1）增加耐力

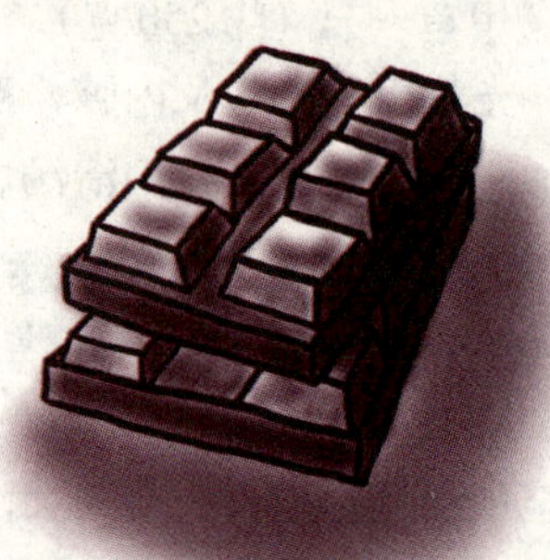

在产前的各种食物中以巧克力为最佳选择，它营养丰富、热量多，美国产科医生称它为最佳分娩食品。据测定，每100克巧克力中含有碳水化合物50余克，蛋白质15克，还有微量元素、维生素、铁和钙等。它符合产妇生理需要的两个特点：一是含有能很快被产妇吸收利用的优质碳水化合物，其被吸收利用的速度是鸡蛋的5倍，对于极需热能的产妇来说无异于“雪中送炭”；二是它富含产妇十分需要的微量元素和维生素、铁及钙等。它们不但可以加速产道创伤的恢复，还可促进母乳的分泌，增加母乳的营养成分，因此，产前让产妇适当多吃些巧克力，可以缩短产程，顺利分娩，对母亲与婴儿都是十分有益的。

汽锅乌鸡

乌鸡一只，冬虫夏草15克，黄精10克，熟地黄10克，党参10克，玉兰片、冬菇和调料各适量。先将乌鸡、中药、玉兰片、冬菇和调料一同放入蒸钵内，再加少许清汤，隔水蒸熟即可食用，每日一次。

猪肝菠菜汤

猪肝200克，菠菜200克，盐、酱油、味精、花椒、猪油各适量。将猪肝切成小薄片，菠菜洗净切段，放入锅内加调料煎汤食用，每日一次。

妈咪宝贝

早产儿吸不出奶

早产儿刚开始自己喝母乳的时候可能不太顺利，妈妈可以先挤出一点奶来，然后边按摩乳房边喂宝宝，让宝宝更容易吮吸到奶水。

2）填满体力

产妇分娩时需要足够的精力，而食物是其重要的来源。如果您是初产妇，无高危妊娠因素，准备自然分娩，可选择容易消化吸收、少渣、可口味鲜的食物，如面条鸡蛋汤、面条排骨汤、牛奶、酸奶、巧克力等食物，吃饱吃好，为分娩准备足够的能量。否则吃不好、睡不好、紧张焦虑，容易导致疲劳，将可能引起宫缩乏力、难产、产后出血等危险情况。

燕窝鲫鱼汤

鲫鱼一条、姜三片、燕窝一盒（先浸泡8～12小时）、小葱一根（切碎）、猪油（不能用植物油，否则会影响口感）、盐。锅里放猪油，烧热后，用铲推开，把鲫鱼放入稍煎一会儿，待到鱼肉变色后，倒入2碗水（注意，这个碗就是盛鱼汤的碗）。放入姜，盖上锅盖，大火煮沸后改小火炖75分钟，然后放入燕窝，再炖45分钟，加入适量盐，再炖2分钟就可以起锅了。最后，撒上葱花，即可出锅。

这道汤是流传已久的滋补佳品，产前喝可以起到很好的滋补效果，产后喝则有极佳的催奶效果。

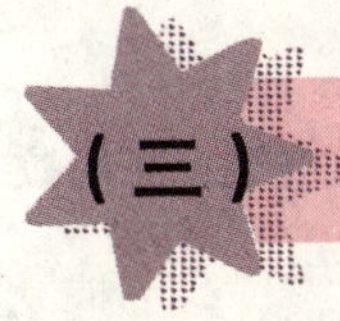

（三）孕期休养与活动

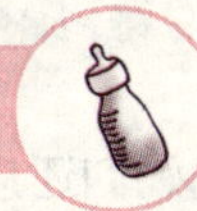

1.睡好益处多

给准妈妈多一些舒适就能给宝宝多带来一份健康，让全家的欢乐与喜悦都集中在这里。如果你的家中有怀孕的准妈妈，那么对她百般呵护的好办法之一就是选择一套好的床上用品给她。睡眠可使处于负代谢状态而消瘦的母体得到保护，从而少得病，对感冒防治效果更佳，所以床上用品对于准妈妈来说是十分重要和必要的。

1）床上用品

为了给准妈妈创造一个良好的休息环境，选择床上用品应该考虑以下几点：

（1）一张大软床

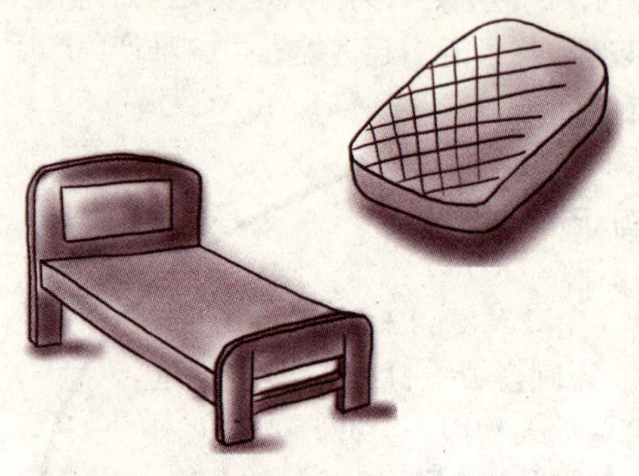

适宜选择较大的木板床，铺上9厘米厚的棉垫或4千克以上的棉被褥，避免因床板过硬，缺乏对身体的缓冲力，从而导致孕妇转侧过频，多梦易醒。较大的床更容易使孕妇保持舒适的体位。要适当地在头、脚下或腰间加垫一些软垫子。双下肢水肿的孕妇，可以在双侧小腿下垫棉被之类的松软垫以利水肿消失。

（2）舒适的枕头

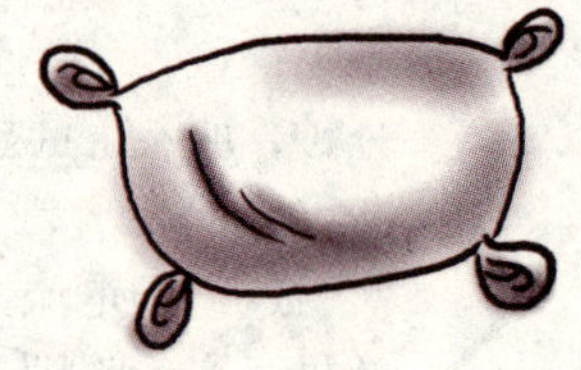

以9厘米(平肩)高为宜。枕头过高迫使颈部前屈而压迫颈动脉 。颈动脉是大脑供血的通路，受阻时会使大脑血流量降低而引起脑缺氧。

（3）纯棉的被子

理想的被褥是全棉布包裹棉絮。不宜使用化纤混纺织物作为被套及床单，因为化纤布容易刺激皮肤，引起瘙痒。

（4）防尘的蚊帐

蚊帐的作用不仅仅是避蚊防风，还可吸附空间飘落的尘埃，以过滤空气。使用蚊帐有利于安然入眠，并使睡眠加深。

2）睡眠姿势

为了保证怀孕后期睡眠的质量，除了注意调整床上用品之外，准妈妈们还应该注意睡眠的姿势。很多孕妇在孕初期睡眠较好，这是因为她们要孕育和保护胎儿而感觉疲劳。随着胎龄的增加，胎儿体积变大，孕妇腹部逐渐隆起，睡眠时就难以找到一个合适的姿势。

（1）侧卧是对的

普通人在睡觉时以右侧卧位为好，因为心脏位于胸腔左侧，采用这种睡姿可以减少对心脏的压力。但对孕妇来说，情况却正好相反，而应以左侧卧位为宜，这样不但有利于孕妇将来的分娩，还有利于胎儿的生长发育。

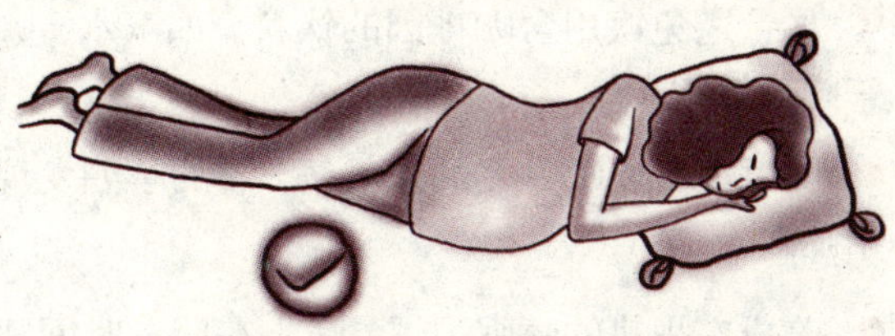

（2）仰卧很危险

妊娠晚期，子宫增大，仰卧时就压迫了它后方的下腔静脉，因下腔静脉受压，血液不能回流心脏，心脏得不到充盈，搏出血量突然减少，对全身各器官的供血量就明显减少，从而引起胸闷、头晕、恶心呕吐、血压下降、加重或诱发高血压综合征，也可引起排尿不畅、下肢水肿、下肢静脉曲张、痔疮等症状。乙状结肠位于左下腹，致使增大的子宫右旋，使子宫血管受牵拉或扭曲，同样可引起胎盘血流量减少，进而引起胎儿发育障碍。如果孕妇患妊娠中毒症，本身已有胎盘血管痉挛和供血不足，再行仰卧位时就会进一步加重影响，甚至使腹中胎儿死亡。由此可见，孕妇不宜仰卧。

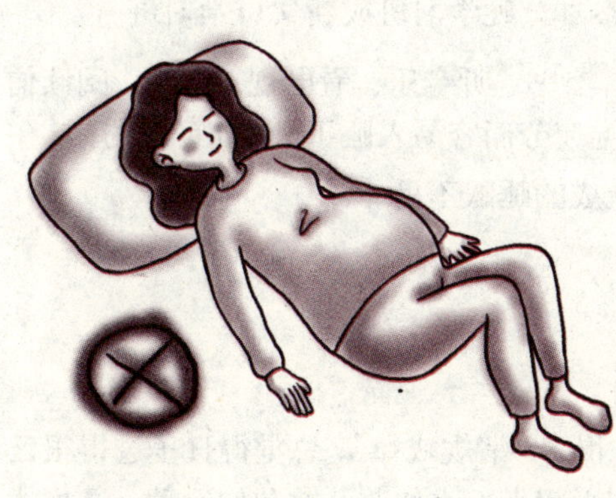

大约有80%孕妇的子宫向右侧旋转倾斜，因而使右侧输尿管受到挤压，以致尿液积滞。由于右侧的肾脏与临近的升结肠和盲肠之间有淋巴管相通，因而肠道细菌侵入右肾的机会也较左肾为多，这样，就容易发生右侧肾盂肾炎。所以，孕妇也不宜右侧卧。最佳的睡眠姿势是左侧卧位。当然，整个晚上只保持一个睡眠姿势是不太可能的，可以左右侧卧位交替，建议昼左侧卧位，短时右侧卧位，避免仰卧位，尤其是妊娠中晚期更应如此。若孕妇仰卧位时发生了晕厥，家属应立即轻轻地将她的身子推向左侧卧位，这样她会很快苏醒过来。

妈咪宝贝

吃饭的时候叫我

早产儿的睡眠时间一般较长，胃口也比足月的宝宝小，所以要频繁喂奶，大约每隔3个小时就要喂一次。如果宝宝一直在沉睡中，要将宝宝唤醒，让他吃饱了再睡。

3）轻松入眠

- 尽量避免饮用含咖啡因的饮料，如汽水、咖啡、茶，如果实在想喝，也请在早晨或午睡后饮用。
- 临睡前不要喝过多的水或汤，有的孕妇发现，早饭和午饭多吃点，晚饭少吃点有利于睡眠。
- 养成有规律的睡眠习惯，晚上在同一时间睡眠，早晨在同一时间起床。不要躺在床上干家务，除了睡觉和休闲看书躺在床上以外，其余时间尽量不要留恋床铺。
- 睡觉前不要做剧烈运动。应该放松一下神经，比如泡15分钟的温水澡，喝一杯热的、不含咖啡因的饮料，如加了蜂蜜的牛奶等。
- 如果由于腿抽筋使你从睡梦中醒来，请用力将脚蹬到墙上或下床站立片刻，这会有助于缓解抽筋。当然还要保证膳食中有足够的钙。

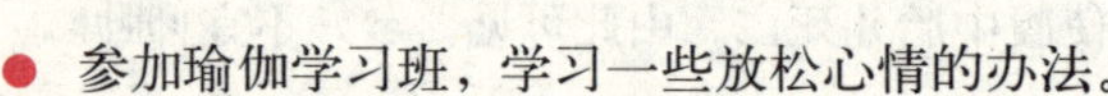

- 参加瑜伽学习班，学习一些放松心情的办法。

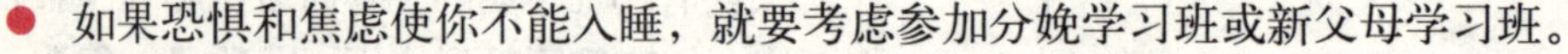

- 如果恐惧和焦虑使你不能入睡，就要考虑参加分娩学习班或新父母学习班。

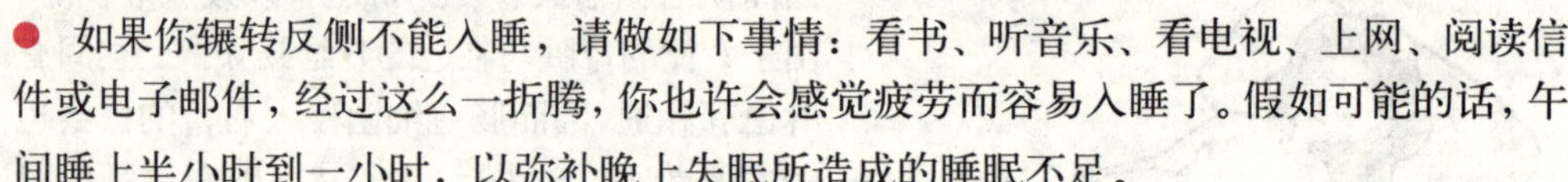

- 如果你辗转反侧不能入睡，请做如下事情：看书、听音乐、看电视、上网、阅读信件或电子邮件，经过这么一折腾，你也许会感觉疲劳而容易入睡了。假如可能的话，午间睡上半小时到一小时，以弥补晚上失眠所造成的睡眠不足。

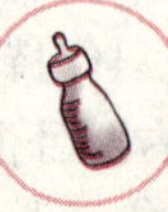

2. 让准妈妈动起来

有一些孕妇觉得生活很无聊，因为要遵守很多“清规戒律”，总觉得日子过得很乏味。这样是不对的！应该把发呆的时间充分利用起来，比如做一做孕妇运动，这样才能养育健康的宝宝。让孕期生活过得更有品质一些吧！

1）怀孕不误工作

现代职业女性大多都会选择怀孕后继续工作。紧张繁忙的工作使得准妈妈们更需要寻找一种能调节身心的方式，小到茶余饭后的散步，大到节假日野外出游休闲。有些大胆的准妈妈还在医生指导下坚持游泳，最近又推出了专为准妈妈练习的瑜伽。产前合理适度的健身逐渐成了一股潮流。这些科学的锻炼方式不仅能减轻准妈妈们怀孕初期的一些呕吐、烦躁等症状，还能辅助顺利生产，如果一直坚持锻炼到产后，那窈窕身材就不是梦啦！

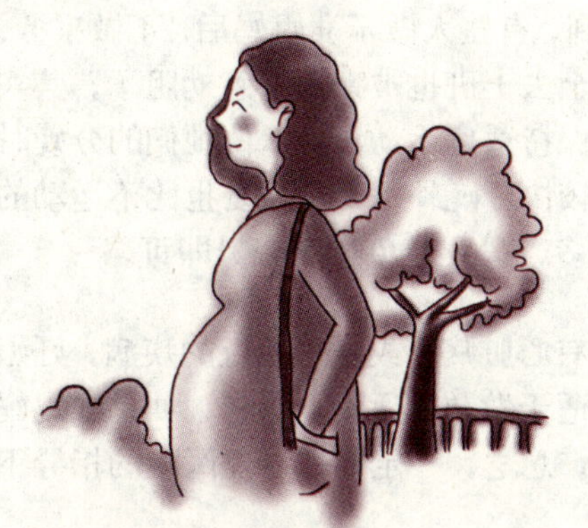

孕期坚持体育运动对孕妇和胎儿都有好处。适当运动可以缓解腰背痛，使肌肉结实（尤其是背部、腰部、大腿部等），从而使孕妇有较好的体形。运动可使肠蠕动加快，降低便秘的发生率，运动可激活关节的滑膜液，预防关节磨损（孕妇在怀孕期间，关节松弛）。若遇到分娩困难时还可增强忍耐力。运动还可减少体内储存的多余脂肪。但在孕期不应通过运动的方式减肥。

2）最佳孕妇运动

怀孕后期，也就是8～10个月，尤其是临近预产期的准妈妈，体重增加，身体负担很重，这时候运动一定要注意安全，最佳运动方式就是散步。散步时最好有家人陪伴，不要在闷热的天气里做运动，遇到刮风下雨的日子，就别外出了。散步还要选择好环境，比如花园或树林。漫步在幽静的绿荫路上，穿梭于鲜花丛中，心情会格外轻松愉快，好的心情对胎儿是很有益的。散步时，胎儿也得到适度的晃动，有利于神经系统发育，是最好的胎教。每次散步时间最好别超过15分钟，突出一个“慢”字。在速度上，以每小时3千米为宜，时间上以孕妇是否感觉疲劳为度，过快或时间过长都不好。散步可以帮助消化、促进血液循环、增加耐力。要知道，耐力对分娩是很有帮助的。在孕晚期，散步还可以帮助胎儿下降入盆，松弛骨盆韧带，为分娩做好准备。

在散步的同时，准妈妈还要加上静态的骨盆底肌肉和腹肌的锻炼，不光是为分娩做准备，还能让宝宝发育更健全，身体更健康。所以，这个时期在早上和傍晚做一些慢动作的健身体操是很好的运动方法。比如简单的伸展运动，坐在垫子上屈伸双腿，平躺下来，轻轻扭动骨盆，身体仰卧，双膝弯曲，用手抱住小腿，身体向膝盖靠等简单动作。每次做操时间在5～10分钟就可以，动作要慢，不要勉强做动作。

妈 咪 宝 贝

打饱嗝好舒服

宝宝在吃奶的过程中，会连同吞下好多气体，于是他们会在喝奶的时候停下来休息，顺便将空气通过打嗝排出来，否则会有腹胀感。如果半分钟后宝宝没有打嗝，说明他的肚子里并没有气体。

3）避免过度劳累

怀孕时期千万不能过度疲劳，不要再做家务活，而像跳伞、高空弹跳、跳水、滑冰之类的运动更是想都不要想，但是，我们也看到，有些人做了准妈妈后，不做家务、不随便外出，没事就躺着，一切活动都停止，甚至去上班也被家人善意劝阻了，其实这样做并不好。研究表明：女性在怀孕期间如果保持适度运动，可以使她们的分娩时间缩短3小时；怀孕时坚持运动的产妇，除了可较快分娩外，产后恢复也比不运动的产妇要好些。不难看出，适度运动助分娩好处多多，只要避免过度劳累即可。

此外，并非所有的准妈妈都适合做运动。患有心脏病，或泌尿系统的疾病，妊娠高血压，或曾经有过多次流产史的准妈妈，都不适于做孕期运动。另外，如果准妈妈怀了双胞胎，在做运动前一定要听取医生的意见。总之，一定要在专业医生的指导下进行孕期运动。

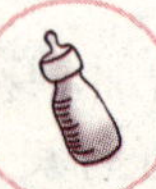

3.跟宝贝一起做亲情互动

1）朗读画册

培养孩子丰富的想象力、独创性以及进取精神，最好的教材莫过于幼儿画册。你可以将画册中每一页所展示的幻想世界，用你富于想象力的大脑放大并传递给胎儿，从而促进胎儿心灵健康成长。你可选那些色彩丰富、富于幻想的内容，可以提倡勇敢、理想、幸福、爱情。只要积极乐观的主题都可以采用。利用画册作教材进行胎教时，一定要注意把感情倾注于故事的情节中去，通过语气声调的变化使胎儿了解故事是怎样展开的。单调和毫无生气的声音是不能唤起胎儿的感受的。一切喜怒哀乐都将通过富有感情的声调传递给胎儿。朗读这些语言时要通过你的五官使它形象化，以便更具体地传递给胎儿，因为胎儿对你的语言不是用耳，而是用脑来接受的。

2）教做体操

从怀孕第7周起，小家伙就开始活动了。小至吞咽、眯眼、咂拇指、握拳头，大至伸展四肢、转身、翻筋斗，他都可以做到。孕妇可以通过动作和声音，与准宝宝沟通信息，这样做，他会有一种安全感，感到舒服和愉快，出生后也更愿意与周围的人交流。在母亲腹中进行体操锻炼，小宝宝的肌肉活动力增强，出生后翻身、抓、握、爬、坐

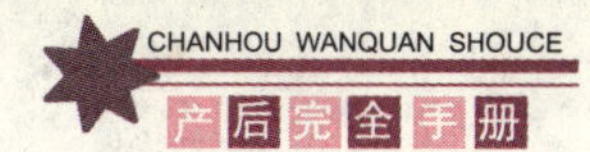

等各种动作的发展，都比没有进行过体操锻炼的要早一些。你可以每天在固定的时间给小宝宝一个信号："宝宝，快来和妈妈做操。"躺在床上，全身尽量放松，在腹部肌肉松弛的情况下用双手捧住胎儿，轻轻抚摸，然后用一个手指轻轻压一下再放松。这时胎儿便会作出一些反应。如果此时胎儿不高兴，就会用力挣脱，或者蹬腿反对，你就要停止。在刚开始的时候，胎儿只作出响应，过几个星期后，胎儿对母亲的手法熟悉了，一接触妈妈的手就会主动要求"玩耍"。胎儿如果"发脾气"，用力顿足，或者"撒娇"，身体来回扭动时，母亲可以用爱抚的动作来安慰胎儿，而胎儿过一会儿也会以轻轻的蠕动来感谢母亲的关心的。如果能够和着轻快的乐曲同胎儿交谈，与胎儿"玩耍"，效果会更好。

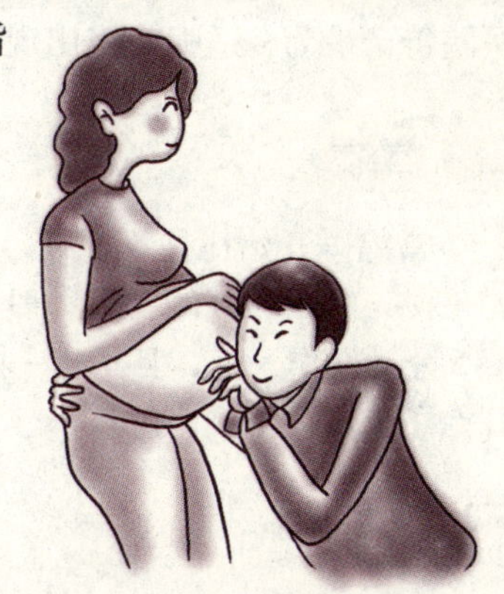

我要坐在口袋里散步

宝宝出生后前三个月，如果想带他出去走走，除了用婴儿推车外，还可以选择背带。将背带扎在胸前系好，让宝宝的双腿穿过兜袋的洞，身体趴伏在你的胸前，让他面对着你。这样妈妈就可以边散步边逗宝宝说话了。

（四） 生 产 倒 计 时

生产日即将到来。一直以来，隐藏在内心深处的紧张和害怕全部涌动起来。但是仔细一想，生完也就解脱了，有那个闲工夫害怕，还不如赶紧把事前的准备功课做足。毕竟，要做的事情还多着呢！

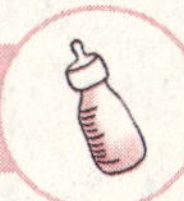

1.何时应到医院待产

在电影中，常会出现孕妇坐出租车赶往医院的片段，这要是在现实生活中出现，绝对是一场灾难！选择适当的时机到医院待产，既能使准妈妈有安全分娩的保障，同时也减少了分娩的危险指数。对于没有妊娠并发症的准妈妈，在接近预产期的期间，我们建议她在预产期前后1～2天就到医院报到。一方面过早入院待产，在医院中吃住不习惯特别是睡眠不充足，会给待产的准妈妈带来负面的影响；另一方面，准妈妈如果因未出现产兆出现而迟迟不入院，则可能会发生过期妊娠(妊娠超过预产期两周)。所以，在预产期前后1～2天入院是比较适合的。那么，准妈妈大概应该选择什么时间去医院待产最为合适呢？当出现以下临产表现时，准妈妈就要去医院待产了。

1）宫缩

宫缩一开始往往不规则，当它发生得越来越规则时，就离分娩不远了。对于初产妇来说，时断时续的宫缩一般要持续8～10个小时。宫缩一旦频繁剧烈有规律，大约每5分钟发作一阵，且子宫一阵阵发硬，产妇感到疼痛或腰酸，就意味着分娩马上要开始了，应马上到医院待产。

2）见红

妊娠后期的出血都要马上到医院检查，尤其是出血量较大时。在分娩前24～28小时内，子宫颈口开始扩张，使子宫颈内口附近的胎膜与该处的子宫壁分离，毛细血管破裂而经阴道排出少量血，并与宫颈管内的黏液相混而排出，这种阴道流出的血性黏液便是我们俗称的“见红”，是分娩即将开始的一个可靠征兆。因此孕妇在预产期已到，并已有不规律宫缩的时候，应及时发现这种征兆，特别是发现靠阴道口的短裤处有潮湿不适的感觉时，应立即查看短裤上有否血性分泌物，如有则应刻不容缓地去妇产科医院，以防不测。

3）破水

阴道突然流出像尿一样多的水，带点腥味，不能自己控制，这是破水。此时无论是否有宫缩都要及时去医院。如果流出的羊水不多，有的孕妇会误以为是白带增多。如果孕晚期有这种情况，应到医院去检查一下是否已破水，千万不要大意。一般破水后很快就要分娩了。应立即让产妇取平卧姿势送往医院分娩，千万不可直立或坐起，因羊水流出时可能脐带会随之脱出，导致脐带绕颈，胎儿死亡。

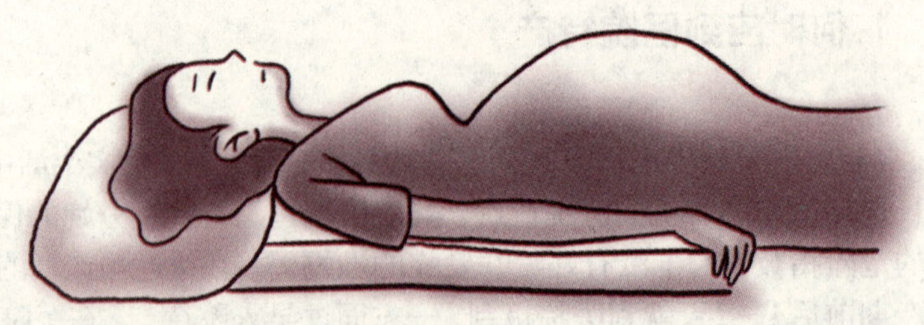

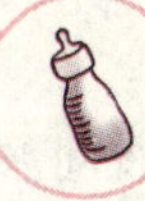

2. 精神准备

在分娩前的准备工作里面，精神准备是很重要的一点。可以说，分娩前做好充分的精神和身体方面的准备是保证安全分娩的必要条件。即将生产的准妈妈们，此刻的心情一定忐忑不安，不知自己是否可以平安顺利地生产。所以怀孕期间应尽可能多地了解怀孕给你的身体带来的变化和关于胎儿的发育过程。不妨跟你的母亲、朋友以及其他女性谈论有关怀孕、生育的话题。可以参加一个孕早期胎儿发育的辅导，读有关的书籍，看相关的录像。在精神上和身体上做好准备，用愉快的心情来迎接宝宝的诞生。分娩时享受你生命中的这一特殊时期，你的家人和朋友将帮助你完成这一奇妙的转变，相信你自己可以顺利度过这一特殊时期，就像世世代代的其他母亲一样。

实践证明，思想准备越充分的产妇，难产的发生率越低。对分娩过程中的担心要有一定的认识。经过产前多次的检查，又多次听过关于分娩的知识讲座，产妇不应有过多的害怕与恐惧，因为分娩是正常的生理现象，分娩要经历一个过程，只要与医护、助产人员密切配合，这个过程并不像想象中那样艰难。

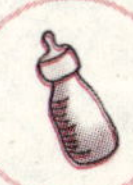

3. 身体准备

1）睡眠休息

分娩时体力消耗较大，因此分娩前必须保持充分的睡眠时间，分娩前午睡对分娩也有利。

2）生活安排

接近预产期的孕妇应尽量不外出和旅行，但也不要整天卧床休息，做轻微的、力所能及的运动还是有好处的。

> **妈咪宝贝**
>
> **妈妈的臂弯最安全**
>
> 妈妈先将一只手放在宝宝的背部和臀部下面，另一只手轻轻托住宝宝的头和颈部，然后将他的小脑袋小心地转到妈妈的臂弯里，使头有所依靠。

3）性生活

临产前绝对禁忌性生活，免得引起胎膜早破和产时感染。

4）洗澡

孕妇必须注意身体的清洁。由于产后不能马上洗澡，因此，住院之前应洗澡，以保持身体的清洁，如果是到公共浴室去洗澡必须有人陪伴，以防止湿热的蒸汽引起孕妇的昏厥。

5）家属照顾

双职工的小家庭在妻子临产期间，丈夫尽量不要外出。实在不行，夜间需有其他人陪住，以免半夜发生不测。

6）呼吸法

准妈妈首先要练习一些分娩的辅助动作，如学习用力与放松，学习腹式深呼吸，了解不同的产兆及不同的处理方法等。分娩时，科学的呼吸能使你和子宫收缩之间相互协调。在很多产前体操训练班中，大部分时间用于教孕妇如何放松身体及掌握不同的呼吸方法。不同的呼吸法可以在分娩的不同时间里帮助你放松情绪、保存体力、控制身体、抑制疼痛，而且还有助于增强产妇的信心。不用药物和其他设备的介入，这是最自然缓解分娩阵痛的方法，而且便于操作。很多产妇在阵痛开始后，会因为疼痛而失去控制，无法实施呼吸法。因此最好在产前就将呼吸法记牢，并多多练习。最好准爸爸能配合一起练习，并给予及时的提醒和帮助。目前，国内很多妇产医院及大型综合性医院的准妈妈产前培训班里都有这方面的课程。呼吸法有很多种，但是基本的呼吸技巧有3种：

（1）深呼吸

当吸气时，你会感到肺的最下部充满了空气，胸廓下部向外和向上扩张，随之而来的是缓慢而深沉地将气呼出。这会产生一种镇静效果，在子宫收缩的开始和结束时做上述呼吸是最理想的。

（2）浅呼吸

浅呼吸，使肺部的上部充气，这样胸部的上部和肩胛骨将会上升和扩大。呼吸应丰满而短促，嘴唇微微开启，通过喉部把气吸入。浅呼吸约10次之后需要做一次深呼吸了，之后你再做10次浅呼吸。当子宫收缩达到最高点时可采用这种浅呼吸。

（3）浅表呼吸

在阵痛频繁的时候，最容易和最有用的方法就是进行浅表呼吸，类似于喘气。你可把这种方法设想为喘气、呼气、吹气。分娩时，产妇会被要求做多次的喘气，其中一次是在子宫颈全张

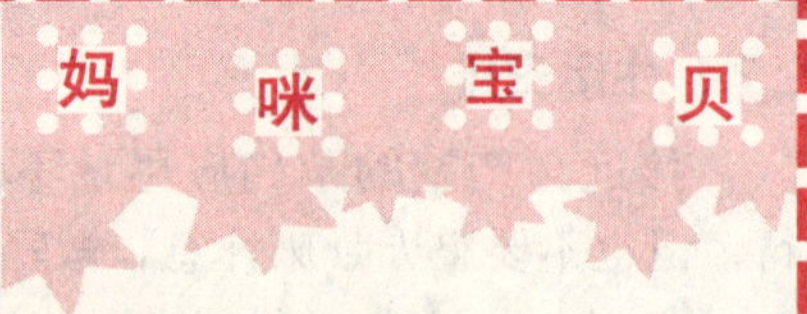

我们轮流“吃饭”

如果生了双胞胎，哺乳时有可能会喂一个宝宝两次，却饿到另一个宝宝。其实只要让两个宝宝有相同的作息时间，就不用担心喂错两个宝宝了。如果妈妈奶水充足，也可以用左右边的乳房同时喂两个宝宝。

开之前到停止往下施加腹压期间进行的。为了停止换气过度，可喘息10～15次，然后屏住呼吸默数5下。

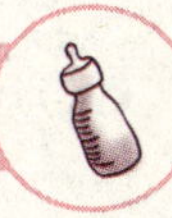

4. 物质准备

为了减轻女性在分娩时的痛苦，首先，分娩的环境要尽量家庭化，舒适、温馨、宁静、安全。产妇应身着棉质、宽大、舒适的睡袍；墙边的桌子上还可以摆放鲜花、可口食品和产妇喜欢的玩具等。这样会使产妇达到心理上的放松，起到减痛效果。

另外，怀孕后期要陆续准备好分娩时所需要的物品，还要把这些东西收纳在一起，放在家人能找到的地方。因为胎儿在7个月后随时都有可能出生。下列物品均应准备齐全：

1）证件

产妇的医疗证（包括孕妇联系卡）、挂号证、劳保或公费医疗证等。

2）入院用品

脸盆、脚盆、牙膏、牙刷、梳子、乳罩、卫生巾、拖鞋、大小毛巾、棉袜、纯棉内衣、中号或大号一次性内裤、一次性纸制马桶坐垫。

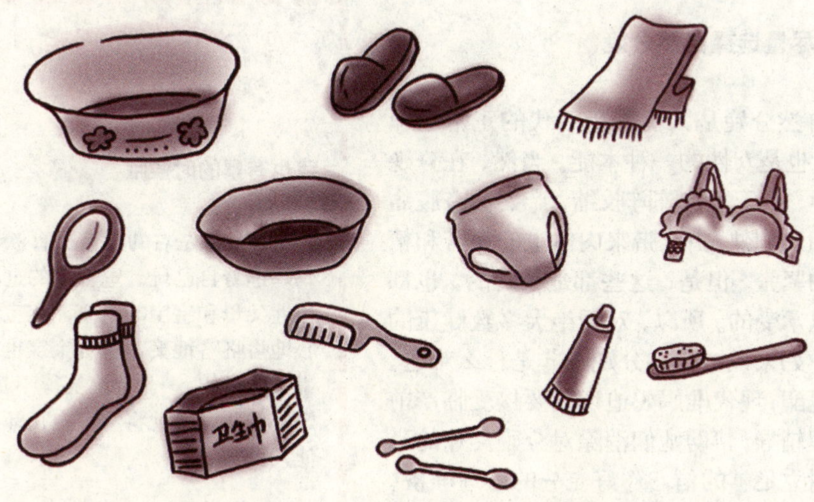

注：如果条件允许的话，打电话咨询一下医院要准备什么，因为很多东西医院都会为您提供。

3）婴儿用品

大量口水巾、毛巾、围嘴、扑粉、婴儿香皂、垫被、挡脏的被头、温度计、纯棉尿布、纸尿裤、棉布裹巾、夹棉裹巾。

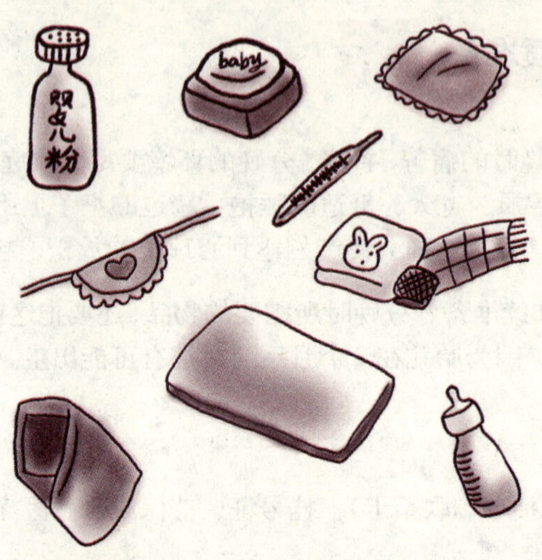

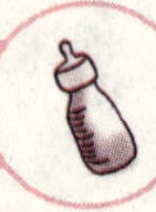

5. 不同分娩法的叮嘱

1）尽量选择自然分娩

自然分娩是人类繁衍后代的正常生理现象，也是女性的一种本能。当然，在分娩过程中，由于子宫阵阵收缩，产妇会有腹痛而且相当剧烈，由此带来肉体上的痛苦和精神上的紧张，但是，这些都是暂时的，也都是可以承受的。所以，对于绝大多数健康的正常孕妇来说，自然分娩并非是什么难题。专家提醒，现代准妈妈迫切需要接受临产前的心理辅导，帮助她们消除对分娩疼痛的恐惧，树立足够的信心作好充分的心理准备。

妈 咪 宝 贝

我也有累的时候哦

3个月左右的宝宝很喜欢让爸爸妈妈逗着自己玩。逗宝宝的过程可以拉近父母和宝宝的距离，宝宝也会开心地咯咯咯地笑，但是宝宝也有玩儿累了的时候，一旦宝宝笑得不起劲了，妈妈就要温柔地将宝宝抱在怀里安抚他几分钟。

很多妇女对生产的疼痛怀有恐惧心理，担心自己忍受不了这种痛苦，其实这是没有必要的。每个妇女都有自己分娩的能力，当妊娠即将结束时，会自然地发生宫缩、见红、宫口自然开大、破水、胎儿头自然下降，直到胎儿自然分娩。无论阵发性宫缩疼痛剧烈与否，产妇都能忍耐至分娩成功。胎儿在宫腔中也为自然分娩做好了充分的准备。当每阵宫缩来临时，胎儿都会处于暂时的缺氧状态，但是经过几个小时的产程，胎儿并不会因宫缩的缺氧而发生胎死宫内；骨产道是崎岖不平的，胎儿能够通过内旋转，不断寻找骨盆内最适合自己的途径下降，最终娩出母体。这是人类世代繁衍的最基本的能力。自然分娩的产妇产后出血较少，并且恢复较快，产后很快就可以下地活动，这也是自然分娩的优势。

自然分娩无论是对孕妇还是对胎儿来讲都非常有益。一直以来，大多数女性对自然分娩都有一个错误的理解，认为自然分娩会造成女性盆底变宽，臀部变大影响形体美；甚至认为会影响性生活。其实，自然分娩更有利于子宫缩复和泌乳。另外由于自然分娩的孕妇出血少，所以更易恢复。产科医生或医院应尽量提供良好温馨的家庭式分娩环境、无痛分娩、母儿监护等医疗保障措施，使自然分娩成为每个产妇的温馨回忆。

2）谁应该做剖宫产

现在越来越多的准妈妈因为怕痛或者为了保持体形而选择剖宫产，据统计许多大城市的医院内剖宫产婴儿均在50%以上。剖宫产已上升为社会地位和经济实力的标志，同时成为一种流行时尚。人们都在说剖宫产的种种好处：婴儿的脑部避免了阴道挤压，智力高于自然产儿，其头形更为漂亮；剖宫产使阴道不至于松弛，有利产后夫妻性生活和婚姻质量；剖宫产有利于保持体形。

其实，剖宫产虽然避免了自然分娩过程的疼痛，但是相对于它给母婴的并发症和后遗症便显得不可取，剖宫产只能限于产妇和婴儿的病理因素的补救手术。因为剖宫产毕竟是手术，是手术就会有风险，它容易导致孕妇伤口感染、腹腔粘连、子宫内膜异位、新生儿呼吸系统并发症等。

妈咪宝贝

喜欢坐在妈妈的腿上玩

宝宝4个月左右开始变得贪玩，胆子也变大了。妈妈可以把宝宝放在膝盖上颠着他玩，宝宝会非常开心！与宝宝玩耍的时候一定要抓紧宝宝的身体，以免宝宝摔到。

选择剖宫产的妇女不仅产后恢复比自然分娩的产妇慢，而且将来避孕和再孕都比自然分娩的产妇麻烦得多。因为剖宫产有很大的风险，从母亲的角度讲，剖宫产是在腹部重新做一个切口，共切开7层，每层都有血管，比自然产出血要多。从胎儿的角度讲，胎儿在宫内有羊水的触摸，自然分娩有阴道的摩擦，而剖宫产胎儿因为没有经过阴道的挤压，肺内存有大量的水分，出生后易患湿肺、呼吸窘迫综合征、肺透明膜病、新生儿肺炎等。除此之外，剖宫产术中常会出现骨折、软组织损伤。相信你也一定听说过，经剖宫产产下的宝宝，因为失去了自然分娩的阵痛带来的第一次"身体按摩"，长大后不容易经受挫折，更容易出现各种精神障碍。虽然这种说法看上去很偏激，但是，剖宫产的确只能是自然分娩的补救措施。

顺便提一下，外国的医院通常不主张剖宫产，外国产妇们普遍认为自然分娩是一个幸福的母亲所应接受的考验，这是一个女人的骄傲及尊严的体现，不仅有利于促进母婴感情，更能获得丈夫的爱护和尊敬。当然了，敢生孩子就已经很了不起了，倒也不用学外国人在这点上产生"扬威立万"的想法。不过，到底谁应该做剖宫产呢？这就要从母体和胎儿两方面去考虑了。

母体缘由	
孕妇骨盆狭窄或畸形，阻碍产道	高龄初产
孕妇生殖道受到感染	孕妇有两次以上不良产科病史
产程迟滞。如前置胎盘、胎盘早期剥离、子宫破裂、前置血管等出血，不但危及母亲而且也危及胎儿的生命，宜赶紧剖宫产	孕妇以前曾做过子宫的手术如剖宫产、子宫肌瘤切除手术、子宫切开术或子宫成形术，自然分娩时，阵痛可能会使子宫刀疤处裂开，造成生命危险，所以剖宫产较安全
孕妇患有高血压，经催生不成时，宜剖宫产	孕妇以前因子宫颈闭锁不全而接受永久性缝合手术者，适宜剖宫产
孕妇外伤，可能伤及胎儿，需紧急剖宫产来抢救胎儿	

妈咪宝贝

一边听妈妈说话一边进餐

妈妈在给宝宝喂奶的时候不要只是单纯地抱着宝宝吃奶，要一边按摩乳房帮助宝宝吮吸，一边和宝宝说话，提高宝宝的听力，促进母子间的交流。

胎儿缘由	
胎位不正，如臀位、横位	胎儿过大，母亲的骨盆无法容纳胎头
胎儿窘迫，胎心音发生变化，或胎儿缺氧，出现胎便	胎儿过重：胎儿预估体重超过4000克时，如经阴道分娩常会发生难产、胎儿外伤，采取剖宫产较安全
胎儿过小：胎儿预估体重小于1500克时，剖宫产较安全	子宫颈未全开而有脐带脱出时
多胞胎	胎儿畸形

3）突然分娩要注意什么

孕妇有时会在意想不到的地方发生阵痛，突然感到要临产，如果现场没有医生和助产人员时，应按下列方法处理：

（1）急救措施

急救措施
让产妇平卧在干净的卧具上，采取胸式浅呼吸，以减轻阵痛
当胎儿的头、肩部露出时，用双手轻轻托住，使其慢慢分娩出
胎儿落地一定会啼哭，如不啼哭，多因嘴里有羊水，应当吸出
待脐带不搏动时，在距婴儿腹部数厘米处用消毒线结扎。最好等医生来切断脐带，如医生不可能来时，可用刮脸刀或剪子经酒精或火消毒后，切断脐带
如果婴儿没有呼吸，应做口对口的人工呼吸

妈咪宝贝

喜欢坐在爸爸的肩膀上

宝宝到了6个月左右，出门散步的时候，爸爸可以让宝宝坐在自己的肩膀上，让宝宝从更高的角度看周围的事物，有助于训练宝宝的观察力，让宝宝学会用大脑思考。

（2）注意事项

处理突然分娩要做到无菌操作。为防止新生儿得破伤风，仍需要立即请医生注射破伤风抗毒素。胎盘多在15～30分钟内娩出，若长时间仍未娩出，应引起注意。

另外，脐带结扎时，应用消毒过的线在脐带靠近婴儿肚脐的根部，先绕一圈扎紧，打两个死扣，再绕一圈再打死结。还要在靠近母亲这边距第一道结扎线3厘米多的地方，再用线结扎一道，打好死扣。在两道结扎结的中间把脐带切断，并用消毒布包扎脐带断头。

4）在医院分娩

（1）过程与时间

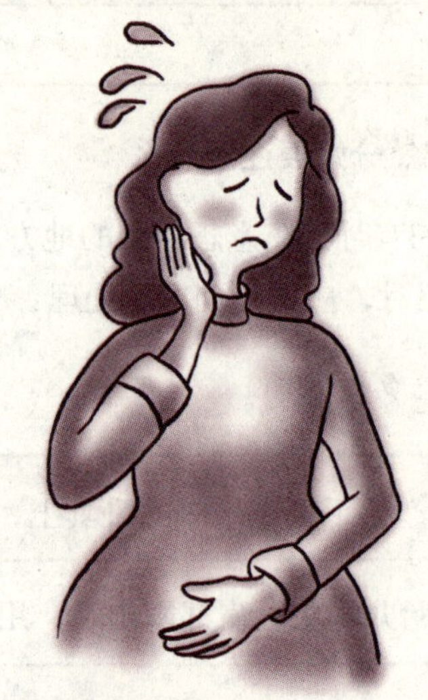

分娩是一个非常复杂的过程，受着多种因素的影响，因此，分娩所用的时间也因人而异。一般来说，生二胎的产妇所用的时间较短，初产妇所用的时间长些。分娩时间的长短和产妇年龄、胎位、精神因素等有关系。初产妇一般需要十多个小时到20余个小时，生二胎的产妇因为子宫颈和骨盆底的组织经过分娩的扩张变得松弛，故多数比初产妇分娩进展得快，产程在10个小时以内。有的产妇宫缩特别强，产程也明显地缩短，不到3小时就分娩，称为“急产”。对于这类产妇，要特别关照和注意观察产程，以免措手不及导致母婴发生合并症。有个别的产妇，年龄偏大或者精神紧张，畏惧分娩，还没有正式临产，就打乱了自己的生活节奏，吃不好、睡不好，结果消耗了体力，到正式临产时则疲乏无力，因而产程延长了，如果产程超过24小时则称为“滞产”。一旦滞产，则应考虑改行剖宫术。

妈咪宝贝

妈妈的奶比牛奶好喝

母乳与牛奶相比更容易被宝宝的身体吸收，建议新妈妈最好用母乳哺育宝宝。由于母乳消化速度较快，所以喂奶的次数会比较频繁，3个月大的宝宝大约每4个小时喂一次奶，晚上再喂2次才能够保证宝宝一天所需要的食量。

孕妇临产时不要紧张，要照常进食和休息，子宫收缩时进行腹部深呼吸，按摩腰部和腹部酸疼部位，和医护人员配合好，可减轻甚至消除分娩的不舒服，也可缩短产程。

（2）分娩时如何与医生配合

分娩是一个正常的生理过程，每一个健康的女性都有能力度过这一特殊时期。只要您充分了解有关分娩的知识，建立分娩的信心，积极与医务人员配合，您就一定能够生一个健康可爱的宝宝，让分娩成为一个家庭美好的回忆。

不要以为生产完全是医生的事，你的主动配合很重要呢。子宫收缩的显著特点是有节律性，也就是说，每次收缩后都有间歇，每次疼痛都有缓解期，掌握这一特点进行深呼吸可帮助自己放松镇痛。除此以外，你还可以在产前掌握一些伸展、扩胸、瑜伽等运动知识，诸如有节奏地移动、晃动骨盆。如此你就可以与身体一同参与分娩而不是与身体抗衡。你将会准确地体会到什么运动及姿势可以减轻疼痛，如何使骨盆开大以便让宝宝娩出。

思想放松，精神愉快 紧张的情绪可以直接影响子宫收缩，而且会使食欲减退，引起疲劳、乏力，影响产程进展。

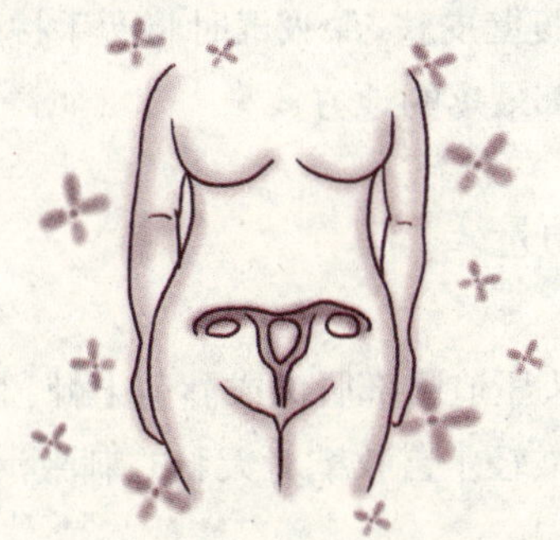

注意休息，适当活动 利用宫缩间隙休息、节省体力，切忌烦躁不安、消耗精力。如果胎膜未破，可以下床活动，适当的活动能促进宫缩，有利于胎头下降。

妈咪宝贝

抱准一个吃！

哺乳宝宝的时候，要让宝宝照准一个乳头吃，吃到乳汁排空后再换另一边。储存的乳汁被吃空后，乳房看起来会小了一点。

增强营养，补充水分 在待产过程中要尽量吃些易消化、易吸收的食物，以补充体力，同时还要多饮汤水以保证有足够的精力来承担分娩重任。

助产手法，顺利分娩 助产医生不仅要保护母婴的生命安全，还需起到辅助产妇生产的作用。例如：控制产妇深呼吸的节奏，用力屏住气的时机，以及在最后关头帮助婴儿娩出母体等。

(3) 生产的慢镜头重现

步骤 1：配合着深呼吸。

每次宫缩时，做腹式深呼吸动作，吸气要深而慢，呼气时也要慢慢吐出，宫缩停止时闭眼休息。

步骤 2：缓痛按摩指法。

以两根手指轻轻按摩腹壁皮肤，深吸气时将两手按摩至腹中线，呼气时再从腹中线移向两侧。也可按摩腹部最疼的地方。

步骤 3：给腰部一点力量。

在深吸气同时，用拳头压迫腰部肌肉或髂前上棘、髂嵴及耻骨联合部位。此方法与按摩法交替使用，可以减轻子宫收缩对大脑的刺激，减轻腹部酸胀疼痛的感觉。

妈咪宝贝

喂奶的姿势直接影响宝宝的食欲

给宝宝喂奶的时候，找一个舒服的姿势坐直身体，拿一个枕头放在腿上，垫高宝宝的位置，或者翘起一条腿，让宝宝靠在妈妈的腿上，让他的头部和妈妈的胸部高度合适。另外，妈妈不要弯着腰喂宝宝吃奶，这样的角度不容易让宝宝吮吸。

步骤 4：一切行动听指挥。

双腿

宫口开全后，当宫缩开始时，产妇在医生的指导下，双腿屈起分开，两手抓住把手，像解大便一样用力向下屏气，时间越长越好。待宫缩过后，立即放松，争取时间休息。当胎头即将娩出时，产妇要密切配合接生人员，不要再用力向下屏气，避免造成会阴严重裂伤。

两手

宫口开全以后即进入第二产程，这时宫缩更强，同时开始出现想解大便的感觉，这是由于胎头下降压迫直肠所致，随着排便动作的出现，腹肌、膈肌和肛提肌开始起作用。这期间由于宫缩的频繁和腹压的增加，使产力大为增强，但也是易出现胎儿缺氧和母体产伤的阶段，故这一时期是保障母子安全最紧张、最关键的时刻。产妇必须与接生人员密切配合，防止发生不良后果。此时产妇应平卧于产床上，两腿屈曲分开，两手分别握住床边把手，当宫缩时深吸一口气，接着随宫缩如解大便样向下持续用力，使腹压增加，以加强分娩力。

哈气

当宫缩间歇时不要用力，全身放松，安静休息。当胎头即将娩出阴道口时，必须听从助产人员指导，宫缩时不能再用猛劲，而要张开口“哈气”，这样会使胎头缓慢通过阴道口，以防胎头娩出过快，造成会阴撕裂或延深会阴切口。产妇只要与接生人员密切配合，大多数胎儿都能顺利经阴道分娩，并能缩短产程，减轻痛苦。

妈咪宝贝

吮吸的满足感

宝宝吃饱了，或者吸不出来奶了还是会抱着妈妈的乳头吸几下，这是他在享受对吮吸的满足感。

5）特效分娩镇痛法

当前广为应用的“拉美兹分娩镇痛法”是由巴甫洛夫的“条件反射”原理推演出来的。将此原理运用到分娩中，则是当阵痛来临时，将原本疼痛时立即出现的“肌肉紧张”，经过多次练习转化为“主动肌肉放松”，从而使疼痛减少。不过并非所有的孕妇都适合做“拉美兹”运动，凡是有自然流产史、多胞胎、胎位不正、前置胎盘或已有不规则出血的产妇，不适合做此项运动。“拉美兹分娩镇痛法”分为以下几个部分：

（1）呼吸放松

专心的呼吸可转移产妇对疼痛的注意力，并且可使氧气与二氧化碳浓度在体内保持平衡。

分娩第一阶段的呼吸

腹式呼吸：腹式呼吸可以增强腹部肌肉的活动度，用于分娩第一期的阵痛发作时，具有缓和痛苦的作用。

具体方法：仰卧。两腿轻松分开，膝盖稍微弯曲。双手拇指张开，其余四指并拢，放在下腹部。两手拇指约位于肚脐的正下方。深深地吸气，使下腹部膨胀般地鼓起。当腹部膨胀到最大限度时，再慢慢地吐气，使下腹部恢复原状。如此反复地“膨胀”、“吐气”。

分娩第二阶段的呼吸

胸式呼吸：宫缩接近时，用胸式呼吸法往胸里吸满八成的气，当宫缩最剧烈时，屏气3～4秒钟，向肛门方向用劲。接下来，边用劲边将吸入的气呼出。

短促的呼吸：这是分娩第二期终了之际的呼吸方式。是放松腹部，使胎儿头部缓缓露出所需要的呼吸法。

（2）音乐放松

音乐可以缓解焦虑，减少去甲肾上腺素的释放，所有这一切都有助于加速分娩的进程。产妇在产程中利用音乐作为吸引注意力的工具将会取得非常好的效果。如果你听到的是你平时进行放松训练时一直使用的曲子，那么无论何时听到它，你的身心都会获得自动的放松。

妈咪宝贝

不要让我哭半天才给奶吃

宝宝感到饥饿的时候就会哭，听到宝宝啼哭就要马上给他喂奶，不要让他等太久，因为宝宝啼哭时间过长会感觉疲惫，然后就不愿意吃奶了，要将宝宝哄得安静下来才能开始喂奶。

（3）想象放松

在分娩中进行积极的想象可以大大加强放松效果。想象当你呼气时，疼痛通过你的嘴离开你的身体；想象你的子宫颈变得柔软而有弹性，这样有利于分娩的顺利进行。

（4）触摸放松

这种方式需要准爸爸的配合，他应当能够确定你身体正在用力的部位，并且触摸这一紧张区域，使你的注意力集中在那儿。例如按摩下腹部和腰骶部并与产妇的深呼吸配合，效果就非常好。

（5）按摩放松

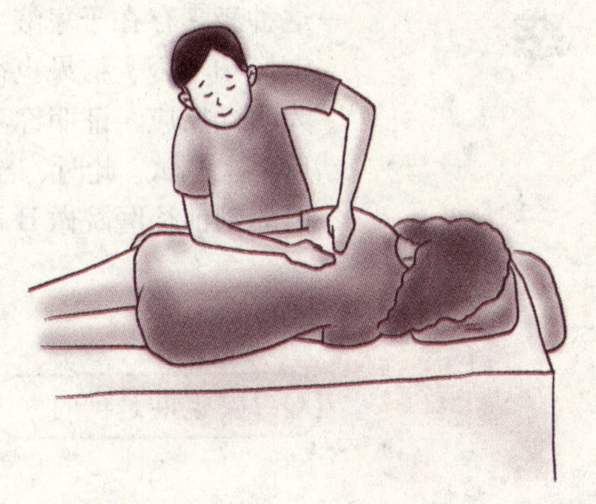

在分娩过程中，产妇所需要的按摩方式将会不断地发生变化。在分娩的初期可能需要轻柔的指尖触摸。分娩第一期，大腿和腰部会产生酸痛或慵懒无力的现象，此时用拇指压髂前上棘或耻骨联合，或双手握拳压迫腰骶部，产妇就会显得较为轻松。在分娩的中晚期冷敷以及热敷都会使疼痛的信号在通往大脑的传递途中受到抑制或削弱。

（6）伸展训练

通过在产前锻炼骨盆四周及骨盆底肌肉的力量，有助于增加骨盆四周、骨盆底关节韧带的弹性，更利于胎儿通过产道。对孕妇产后康复和体形恢复也非常有益。

妈咪宝贝

我在很努力地吃奶哦

妈妈从上俯看宝宝吃奶的样子，他应该是嘴巴张得很大，完全被乳房占满。宝宝在吃奶的时候，颞部和耳朵会不停地动，这说明他在很努力地吃奶哦！

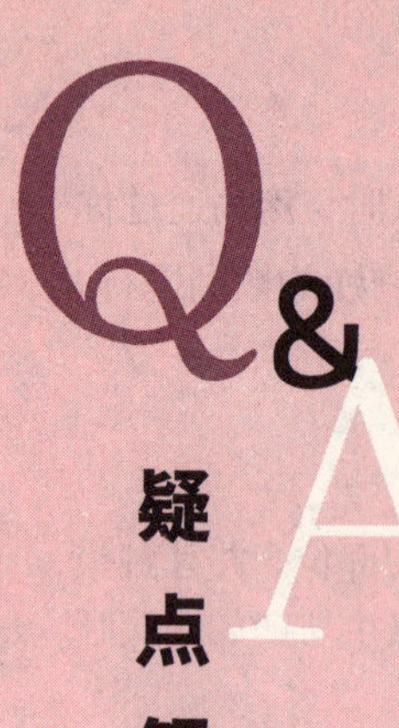

疑点解惑

Q：什么是孕期？

A：女性自受孕之日开始，至产出胎儿的期间，被称为孕期。通常情况下，孕期为266天。若是从最后一次月经完结当日算起则为280天。

Q：验孕棒是什么？

A：验孕棒即验孕试纸。经有关专家研究表明，受孕后两周以上，则可通过验孕棒检测出小便中所出现的hCG含量，即激素水平变化。这种测试原理十分简单，孕期的女性会产生一种妊娠激素，而这种激素存在于尿液中，验孕棒可以通过对尿液的测试，很快判定怀孕与否。结果也很容易察看，当出现一条紫红色的线时，视为阴性反应，证明你没有怀孕。但当月经久候不至时，可于一周后再次测试。此时，若验孕棒上出现两条红线，即可判定为早孕。请即刻前往医院做B超检查。

Q：安定期是何时？

A ：你可能听过这样的说法 ：怀孕前三个月是危险期。是的，安定期通常是指胎盘形成后的第16周以后，这时，早孕反应以及流产发生率变少，孕妇的健康状态稳定。

Q：请解释何为回旋异常？

A ：在生产时，胎儿的先露部为配合骨盆的形状，会将身体一边回旋一边通过狭窄的产道，当这个回旋不能正常发生时称为回旋异常。有可能造成分娩暂停，也可能变成持续的微弱阵痛致使分娩过程拖长。在这种情况下，医生通常会使用催产素来增强产妇的阵痛，让分娩能持续进展下去。不过，如果分娩时间过分拖长，胎儿的状态将逐渐恶化，这时会考虑做产钳术或真空吸引分娩、剖宫产等。

Q：要去产检了，应注意什么？

A：建议您在产检时穿宽松的长裙。因为，当您面临双腿需要跨开的那种椅子，准备让医生检查的时候，如果穿的是裤子，则非常不方便。不仅令人尴尬，而且穿脱裤子很麻烦。

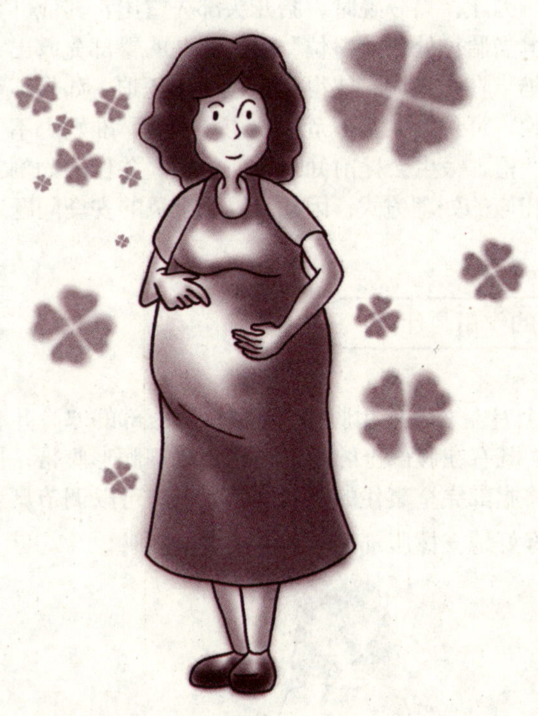

Q：最科学的生产方法是怎样的？

A：关于“哪种生产方法是最科学的”，这方面的争论从未休止。时至今日，生产方法也追随着时代发展的脚步有所革新。据悉，除了我们所熟知的自然产和剖宫产之外，有的产妇在医学研究员的陪同下尝试了水中生产。其实，笔者认为，对母婴来说，最安全的生产方法也就是最好的方法。对于普通人来说，可根据产妇的自身意愿及身体素质来决定，与此同时也要认真听取医生的建议。

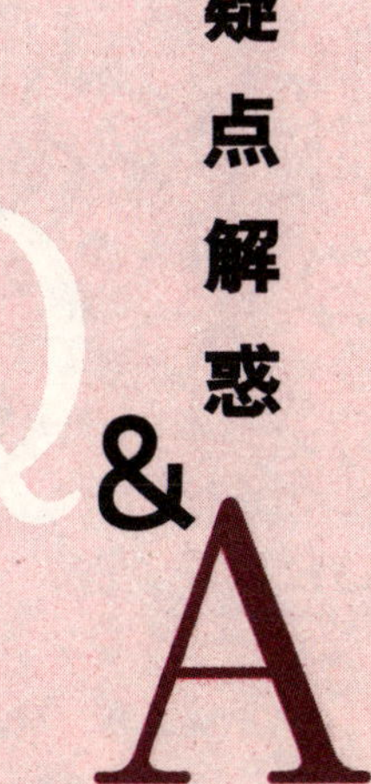

Q&A

疑点解惑

Q：最近看了许多关于分娩的书，但还是搞不懂什么是“臀位”。

A：“臀位”是异常胎位中最为常见的一种。除却“臀位”以外，还有“单臀位”、“腿直臀位”、“完全臀位”、“混合臀位”、“足位”等异常胎位。在胎儿的各部分中，头部最大，而且最硬，而臀围比头围要小。因此，当分娩时，胎儿头部先露出，其他部分也能很快娩出。但当胎位处于“臀位”时，胎儿的臀部先露出，这时头部和肩部仍卡在产道内，使得脐带也受到压迫，如果不在几分钟内结束分娩，可致胎儿处于危险状态。不过，准妈妈不要过于担心，通过产检，医生会提前知晓胎儿体位，并作出如剖宫产或分娩机转等相应的处理方式。因此，妈咪宝贝的安全问题还是有保障的。

Q：腹带的作用是什么？

A：妊娠5个月左右开始用腹带，可以预防腹部的寒冷并有支撑腹部的作用。既有在腹部上缠绕的布带状的围腰形腹带，也有具有伸缩性能将腹部完全裹住的筒状腹带，还有可以调节尺寸并能从腹部下方好好地支撑腹部的孕妇专用紧身短裤。

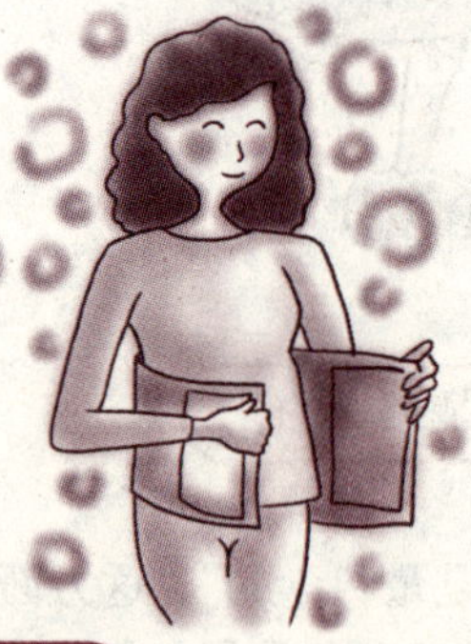

Q：弓形虫是什么？

A：弓形虫是寄生在猫、狗等宠物身上的原虫。虽然有影响胎儿的可能性，不过每年的发生率都非常低，如果怀疑有感染，也能通过抗体检查出来。

Q：怎样进行羊膜穿刺检查？

A：羊膜穿刺检查是通过化验羊水来对胎儿细胞的染色体进行检查的方法。这是在妊娠15～19周可以进行的检查。羊膜腔穿刺是以0.6毫米内径的长针，在超声波的引导下，穿过孕妇的腹部，经过子宫壁，到达羊膜腔，抽取20毫升的羊水。通过培养羊水中的胎儿细胞，可以分析细胞的染色体，以及各种酶的活性，由此测出染色体异常（如唐氏综合征）、基因异常或是先天性代谢异常。15周以前，羊水较少，穿刺的流产率较高；19周以后做检查，脱落细胞少，不利于检测。

Q：预产期怎样计算？

A：从最末次月经第一天起计数280天的日子是预产期。计算的方法为：最后月经的月份加9或减3得到月数，最后月经的第一天加7得到天数（例如最后月经日为12月9号，12减3得到9，9加7得到16，9月16号那天为预产期）。但是，这个预产期只是预计目标。预产期的前3周和后2周以内，都是正常的分娩期。

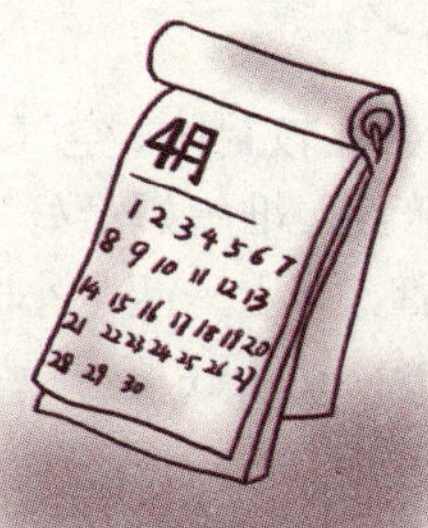

Q：胎盘有多大？

A：尽管胎盘为母婴做了很多贡献，但它实际上的重量只有500克左右，仅为婴儿出生时体重的1/6。胎盘柔软、光滑，一般来说，胎盘会毫无疼痛地从阴道中滑落。只有几百分之一的几率出现胎盘不能自动滑落的现象。在这种情况下，医生要将手伸入子宫内协助胎盘脱落。

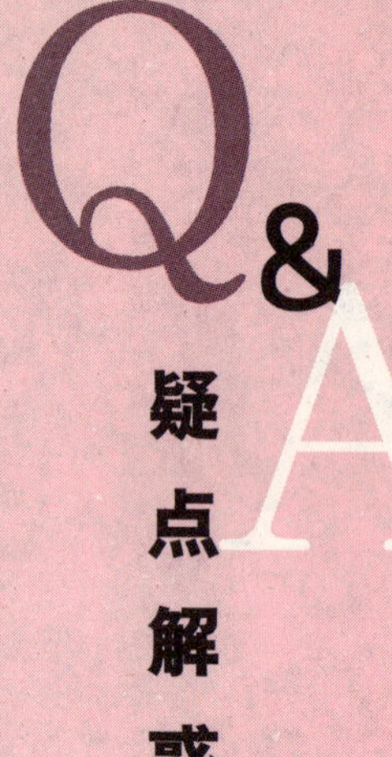

Q:孕妇使用电脑会影响胎儿发育吗?

A:医生一般都建议准妈妈最好和电脑的距离保持在45厘米以上，因为电脑屏幕的辐射主要是电磁波，虽然目前还没有确切答案来确定辐射是否会影响胎儿发育，但是辐射对人体有不利的影响是众所周知的，所以准妈妈还是要注意的。如果是准妈妈长时间面对着电脑的话，可以穿上孕妇专用的电磁波防护衣，这样电磁波就被隔离了。值得一提的是，在胎儿只有两三个月时，孕期妇女最好不要接近任何辐射多的事物，因为此时胎儿正处在发育的关键时期，仍不稳定。辐射对人体无论如何都是没有益处的。

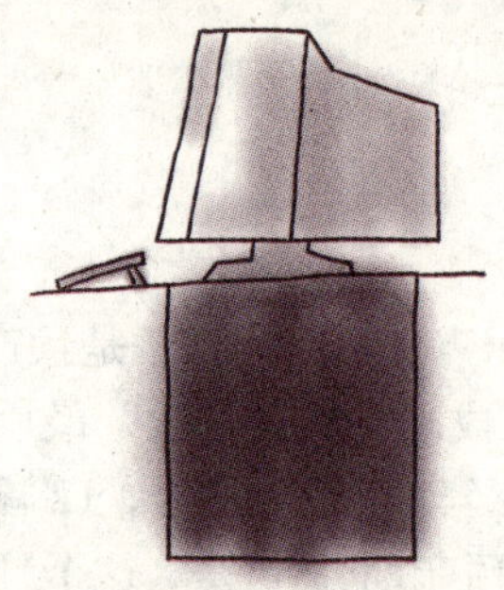

Q:孕妇可以吹空调吗?

A:一般的开空调的房间会比较封闭，空气不易流通和更新，湿度大的环境会导致细菌的产生，准妈妈最好不要长时间在空调房间里。空调也不要一直开着，开上一两个小时就关上一会儿，温度也不要太低，更不要对着冷风直吹。

Q:准妈妈贫血对胎儿有影响吗?

A:胎儿是优先吸收大部分营养的，所以妈妈贫血可能一时影响不到胎儿，但是时间一长，随着胎儿吸收的营养增多，妈妈贫血会越来越严重。重度贫血后，对胎儿的发育就不利了。贫血还会导致准妈妈出现疲倦、眩晕等症状，这就更加重了准妈妈怀孕的辛苦，而且也增加了准妈妈会突然摔倒的危险几率。所以准妈妈除了充足摄取其他的营养外，还要注意铁剂的摄入，以防贫血。

Q:准妈妈能喝茶吗?

A:我们都知道茶能够起到提神的作用,过量饮茶尤其是在睡前饮茶容易引起失眠,这是因为茶中含有茶碱,会引起中枢神经兴奋。所以为了保证每天超过8小时的睡眠时间,准妈妈最好不要饮浓茶,淡茶影响倒是不大,不过也因人而异。不光是茶,咖啡和可乐也应该少喝或者不喝。

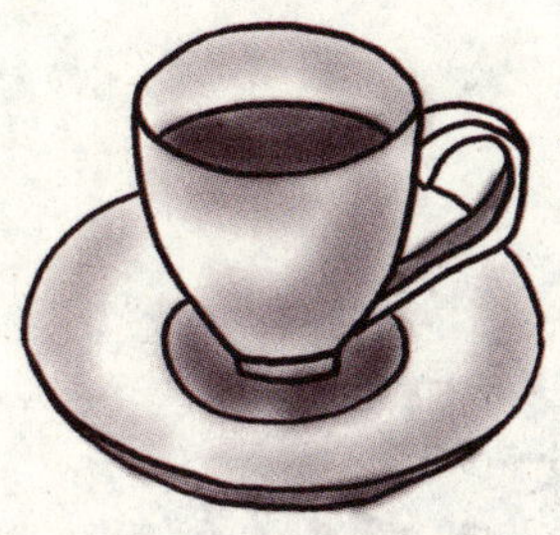

Q:我妊娠反应得厉害,吃不下东西,会不会影响到肚子里胎儿的生长发育啊?

A:准妈妈这种想法是正确的。恶心、呕吐等早孕反应是会影响到营养摄入的,这一时期是胎儿神经系统发育的关键时期,如果准妈妈不吃饭很明显就会影响到胎儿的智力发育,所以一定要想办法抵抗呕吐,稳定情绪,尽量使营养摄取均衡。吐了可以再吃,但一定不要不吃,你也可以少吃多餐,而且适当增加食物种类也会对增加食欲有帮助。

Q:我怀孕快2个月了,近来怎么总是很想睡觉呢?这正常吗?

A:在怀孕的前3个月,多数准妈妈都是会出现这种情况的,感到浑身没有力气,很容易疲倦,整天哈欠不断,对做事情提不起精神,情绪也不稳定。其实您没必要担心,这都是孕早期的正常反应,大约3个月后情况就没那么严重了。您要做的就是不要熬夜,保证充足的睡眠,更要防止黑白颠倒,因为如果晚上不好好睡觉,上述情况会更厉害,所以准妈妈想休息时或该休息时就休息吧。

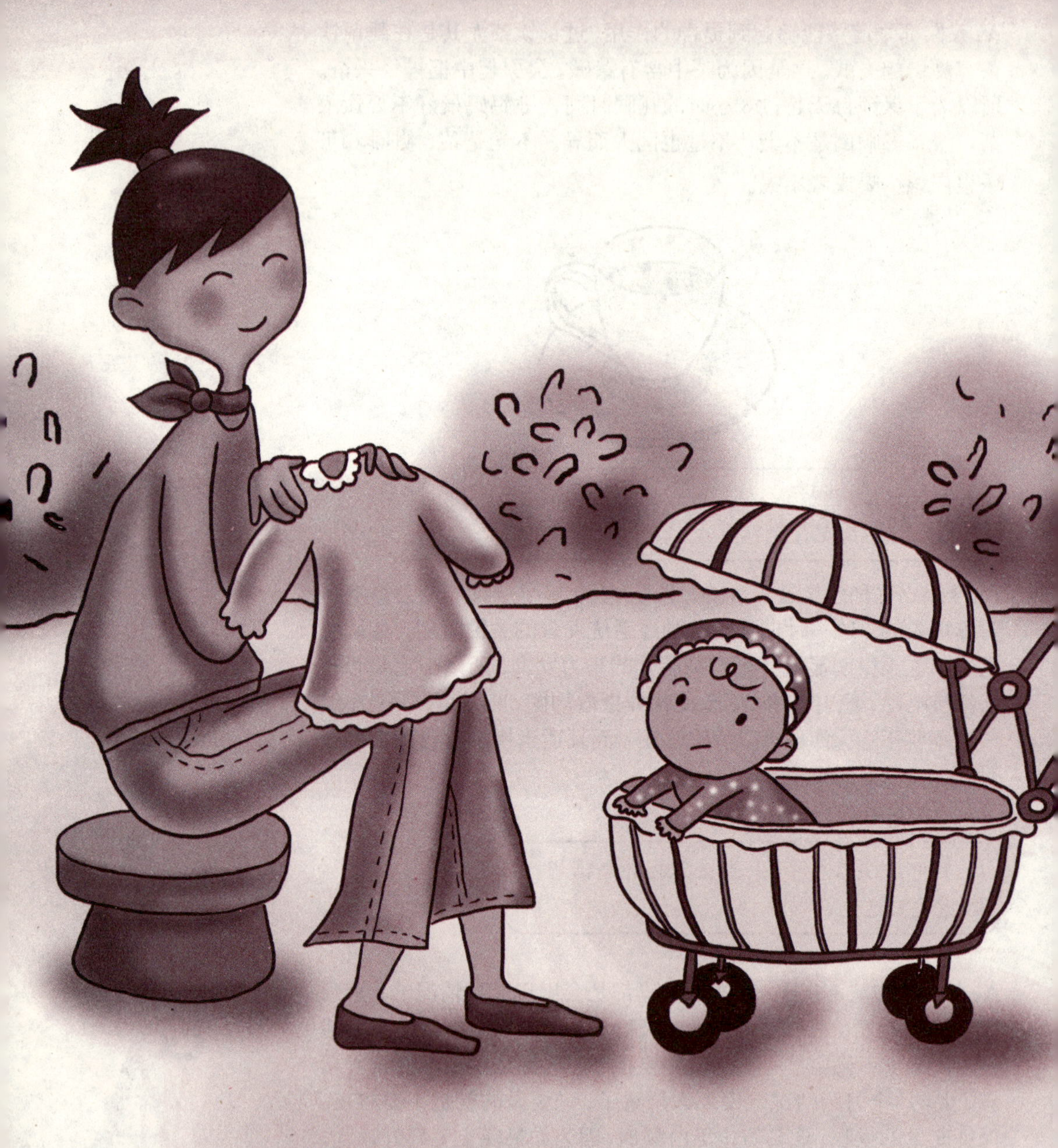

第二章

母婴护理及互动

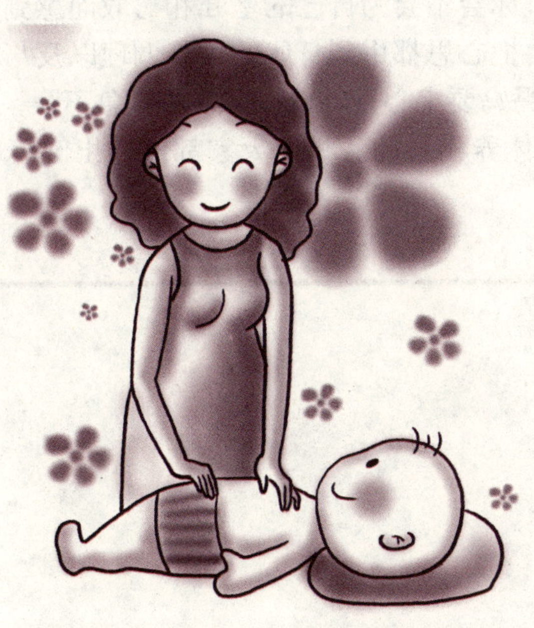

导 语

分娩是一个正常、自然的过程。准妈妈们通过自然的力量和自己的潜力，体验了成为一个母亲的完整经历。当你经历过这段历程后，你会不会为自己的坚强和勇敢而感到骄傲呢？从现在开始，要把心思都用到身体的护养调理以及与宝宝的交流亲近中去。妈妈要小心行动，心平气和不急不躁，并计划好自己和孩子的休养和互动。相信大家都能养出健康聪明的宝宝来。

“扮演”妈妈的角色

可能怀孕最开始的三个月禁忌太多，宝宝出生后，坐起月子来，反而没觉得怎样难以忍受。只是轮到自己身上，才知产后减肥、健身、美容什么的，根本就是不用带孩子的人才有空去“费心”的啊！否则每日单是呵哄孩子、给孩子喂奶、换尿布，已够人忙一气了，连晚上休息的时间都是断断续续的，哪里还顾得上其他的嘛。要是有人帮着照看孩子，也许能稍微轻松点吧，但这件事是不能全都指望老公的，把孩子交给他总是让人不省心。何况宝宝吃的是母乳，为了喂饱他，我也不能少吃了哪一顿营养餐。要瘦身也等将来孩子大点再说了。而且听说产后过早做减肥运动对身体很不好，真要警惕呐！想要“扮演”好妈妈这个角色，总得先顾好自己的身体再说。因为只有妈妈健康了，我的宝宝才会健康呀。

（一）妈咪健康宝宝才会健康

分娩后，新妈妈们一般都会出现很多不适症状，例如乳房疼痛、身体虚弱等等。此时对于新妈妈来说最重要的事情就是身体恢复健康，适应产后生活。但是，这一切并不是很容易啊。宝宝刚刚来到世间，新妈妈既兴奋又激动，而且相当忙碌，全身心都要用在这个初来乍到的小家伙身上。如何在照顾好宝宝的同时做好身体的恢复和适应，对初为人母的您来说可是一个相当大的挑战呢。不过不必担心，下面我们将通过一系列细致入微、科学贴心的专题介绍来帮助您了解分娩之后如何健康恢复和调理保养，从而在最短时间内回复到最佳状态。在我们成为美丽妈咪之前，健康是至关重要的——毕竟，拥有健康，我们的美丽才有意义。

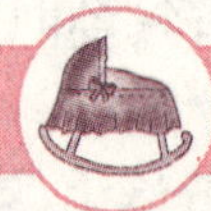

1.个人调整

面对产后混乱的局面，新妈妈不必过于担心。每一位产妇或多或少都会发生产后忧郁的现象，不只是生活上的脱轨所致，也是心理上面对角色转换所必然引起的恐慌。所以，做一下个人情绪调整是很必要的。

1）获得新生了

（1）一直很压抑

分娩是每个母亲都终生难忘的时刻，盼望、阵痛、紧张，等待着令人激动的那一刻来临。但是，很多新妈妈分娩后的第一个小时还停留在怀孕时候的感觉当中，不能自拔，对做妈妈的感觉并不那么强烈。您也许还沉浸在分娩时的压抑里，并没有注意到您的身体正在发生着巨大的变化。因此，对新妈妈来说，看着刚出生的小宝宝，真是觉得只要知道他很健康就好了。做妈妈的喜悦或许随后才会全面地蔓延开来，几乎对所有的女性来说都需要一些时间来整理自己的情绪，因为她们在分娩中消耗了太多的能量，有着太多的担忧和太多的感动。

妈咪宝贝

找啊找啊找乳头

宝宝生下来就有寻找食物的本能，只要妈妈将乳头靠近宝宝的脸，宝宝就能自己转过头来寻找乳头吮吸乳汁。如果宝宝没有本能地转过头来，妈妈可以挤出一点奶来滴在宝宝的嘴巴上，吸引宝宝的注意。

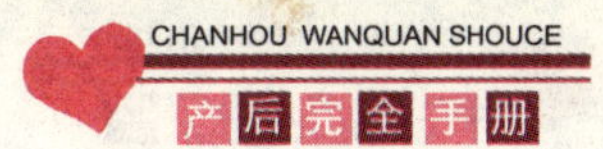

（2）情绪的宣泄

当孩子顺利降生后，新妈妈最想要的就是安静的休息。如果周围人来人往，她会感觉非常不舒服。很多人都愿意在产房里享受片刻的私密空间，医生和护士可以静静地离开一会儿。对于刚刚成为母亲的人来说，也许完全沉浸在自己的喜悦中，无暇顾及来自外界对孩子和自己的祝福。

如果在孩子出生后的3～7天里，你觉得不开心，甚至忍不住要掉眼泪，别觉得奇怪，这是正常的情绪，与产后忧郁症无关。调查显示，70%～80%的新妈妈有过不同程度的产后忧郁情绪。这种反应与孩子的哭闹无关，与你自己的情感无关，只是体内激素水平在分娩后的正常变化导致的。你只需要放松，好好休息，告诉自己，这种状况只要几天就会过去。

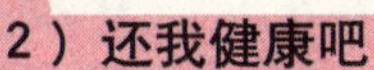

2）还我健康吧

（1）生产的前后

根据大部分过来人的经验，一个星期之后情况便会开始好转，此时产妇的身体渐渐复原，情绪也逐渐稳定，逐渐学会调整自己的作息以适应新生儿。

增强产妇的体质也是避免和消除产后忧郁症的必要途径。许多产妇是遇到种种生活上的烦恼而引发此症的，而不少烦恼，多是因为体力不支、精力不够、奶水不足、睡眠紊乱等身体上的因素所造成的。经过生育，不少原本身体不佳的产妇更是落下一身毛病，导致忧郁症的发生。加强身体锻炼、产前必要的体能适应，这对于抵抗各种疾病、避免产后忧郁症的发生肯定有着巨大的益处。

> 妈咪宝贝
>
> **好多好多“好吃的”**
>
> 宝宝的吮吸会刺激妈妈乳房释放出储藏的乳汁，这种释放感会让你稍感刺痛，还会有温热的乳汁流出的感觉。如果宝宝在吃一侧的乳汁时，另一侧也条件反射地渗出乳汁，妈妈可以用一个乳垫或奶套接住乳汁。

(2)重塑健康体

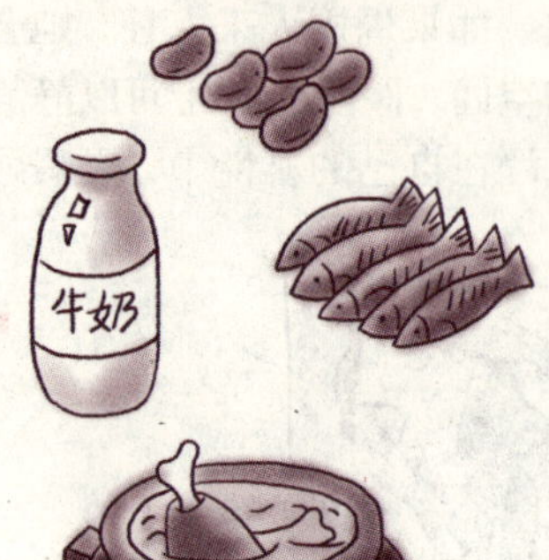

即使是平时很健康的女性在分娩后因消耗了大量精力和体力，也应及时调理饮食，加强营养。选择富有营养、易消化的食物。一般产后第一天，要吃些稀的食物，以后便可吃普通饭，但要有丰富的营养，如肉、蛋、鱼和豆腐之类。有汤水的东西，像鱼汤、鸡汤，对下奶有好处，但说鸡汤比鸡肉还好，那就不对了。还要多吃新鲜蔬菜和水果，这样不仅增加维生素的摄入，而且对防止便秘也有帮助。总之食物要荤素搭配，开胃口、多样化。贫血的产妇要多吃些猪肝、鸭血和菠菜。抽筋和关节痛的产妇要继续服用钙片。为了保证泌乳的需要，晚上也可以再加一次半流质或点心一类的夜宵。对于生冷、辛辣食品应暂时放弃。

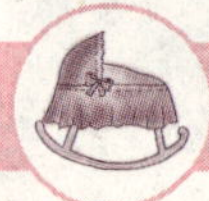

2.还是母乳最好

1)天生就会吸吮

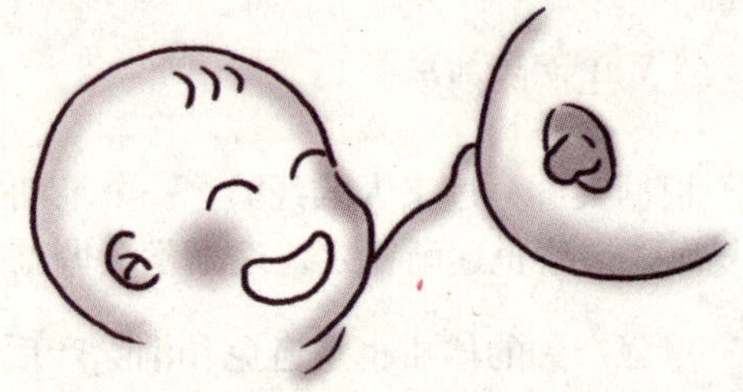

虽然不是天生就会走、会跑，但是，新生儿在第一次接触妈妈乳房的时候，几乎不需要任何帮助，就能很快地学会如何从妈妈的乳房中吸取他所要的乳汁，纯系天性使然。

2)越早哺乳越好

新生儿在出生后的20~30分钟之间，吸吮反射最为强烈，大多数宝宝早就准备好了，甚至是很迫切地想吸到妈妈的乳头。因此，如果条件允许，妈妈们一定要尽早地让孩子吸到乳头。如果错过了这段黄金时间，宝宝的吸吮反射会在一天半内有所减弱，这有可能会影响母乳喂养顺利地开始。哺乳时间以5~10分钟为宜。

妈咪宝贝

不小心咬到妈妈了

宝宝吃母乳的时候，不是用嘴巴吮吸乳头，而是用他的双颌挤压乳晕挤出奶水来。刚开始哺乳时，宝宝经常会不小心“咬”疼你，这时候妈妈只要做个深呼吸，让自己放松下来就可以了。

3）母婴心连心

你也许有所不知，在宝宝吮吸的同时，不仅可以让妈妈尽早建立催乳和排乳反射、促进乳汁分泌，同时还能够刺激妈妈子宫收缩，减少子宫出血。宝宝在享用妈妈乳汁的同时，也为妈妈缓解了不适的症状，此时妈妈与宝宝将同时产生一种最自然的幸福感。

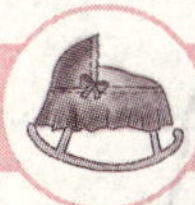

3.母婴二人体检报告

“十月怀胎，一朝分娩”，劳苦功高的妈妈终于把小生命带到了这个世上。呱呱落地的宝宝，历尽艰辛的新妈妈，在分娩第一天，他们的身体状况会如何呢？她们的饮食、起居受到怎样的限制？家人该怎样来照顾她们呢？

1）宝宝的体检表

这是宝宝人生中第一次接受测试，叫做“阿普加评分”，主要是医生经过对新生儿总体情况的测定后，打出的分数，这些情况包括孩子的心率、呼吸、肌肉张力、反射反应和对颜色的反应等。这个评分并不能预言孩子长大后是否会健康，或者有多聪明，只是可以提示医务人员孩子对子宫外面的新世界适应得如何，是否需要帮助等等。

（1）一只眼睛看世界

每个孩子都是按照自己的节奏，睁开眼睛看世界的，有的孩子雄心勃勃，非常急迫；有的孩子则需要一些时间来适应。很多妈妈都注意到，宝宝刚来到这个世界的时候，通常都会只睁开一只眼睛“扫视”周围，你千万别感到奇怪，这是宝宝最独特的方式哟！有些新生的小宝宝一只或两只眼睛的眼白部位会有血点，面部会有些肿胀，做妈妈的你不要着急，这些很可能是分娩时由产道挤压造成的，几天后就会慢慢消退。一般来说，剖宫产的孩子不会出现这些现象。

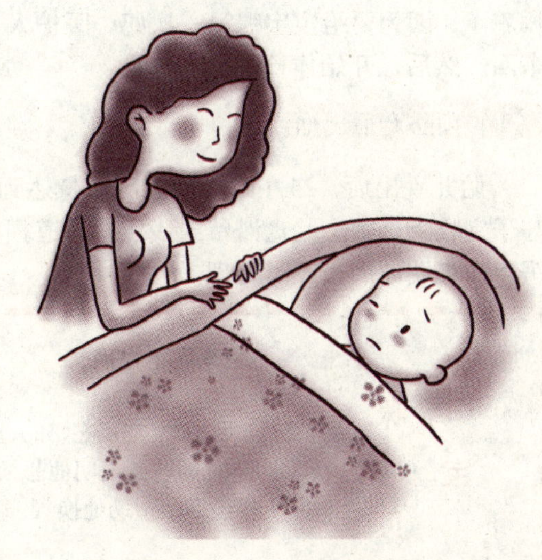

（2）宝宝是会脱皮的

如果是在预产期或稍早时候出生的小宝宝，出生的时候，皮肤表层会有一层胎脂，洗干净后，他的皮肤可能会有一些脱皮，这不是因为宝宝的皮肤干，而是洗掉胎脂后皮肤接触到空气的正常反应。有一些小宝宝的肩膀和背部还会有一些细小的胎毛，不过1～2个星期后就会褪掉。

（3）刚出生会长疹子

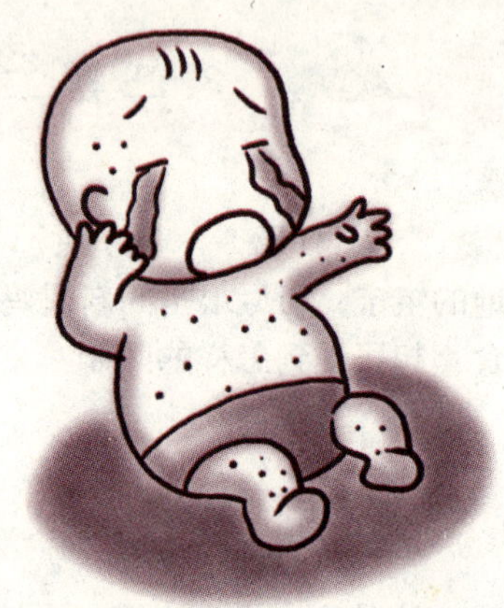

如果在宝宝身上发现一些和雀斑相似的斑点，别诧异，这很可能是他们在出生前出过疹后留下的。大多数孩子的背部和臀部还会出现一大块青紫色的胎记，我们称为"蒙古斑"，这是最常见的胎记，没有任何影响，通常在上小学前就会消失。如果存在异样的性别特征，别担心。无论男孩还是女孩，刚出生的时候都可能出现乳房暂时增大的现象，这是在妈妈肚子里的时候受到大量雌激素影响的结果，很多孩子在出生后一周内就会恢复正常。

2）妈妈的体检表

分娩之后看到自己的宝宝，不少产妇都会心花怒放，感到非常满足。紧接着由于分娩的疲倦，会不知不觉地睡意袭来，这时，你可闭目养神或打个盹儿。但注意不要睡着了，因为要给宝宝喂第一次奶，医护人员还要做产后处理，顺产的产妇还要吃点东西。然后，开始体检吧！

（1）预防产后出血

胎儿娩出后，24小时内阴道出血量达到或超过500毫升，称为产后出血。其原因与子宫收缩乏力，胎盘滞留或残留、产道损伤等有关。一旦阴道有较多出血，应通知医生，查明原因，及时处理。

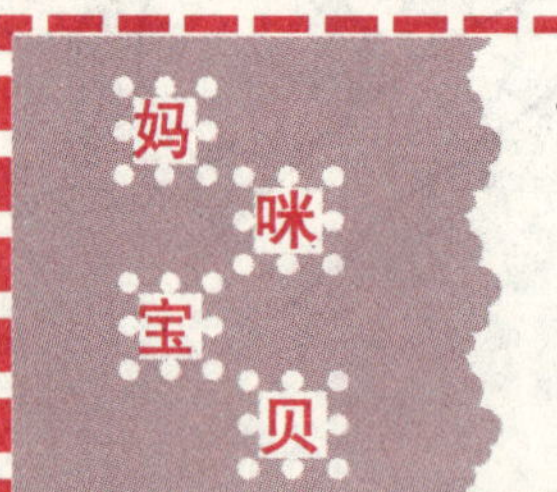

让妈妈帮忙换气

宝宝在吃奶的过程中，会吃一会儿休息一会儿，如果停歇时间过长说明他想换气，妈妈可以将小指插入宝宝的嘴与乳房之间，帮助他换气，切忌将乳头硬拉出来，否则会伤到妈妈哦。

（2）缝合需要时间

在分娩中，如果外阴经过侧切，或者软组织有撕裂，分娩结束后就需要处理伤口，进行缝合。新妈妈们不需要太在意，如果撕裂的伤口很小就可以不进行缝合。缝合过程中，为了新妈妈不感到疼痛，通常会采用喷雾麻醉。医生在缝合手术前会向新妈妈说明，例如告诉你需要缝合多少针等。很多新妈妈在手术的过程中会打个盹，因为在分娩后，尽管她的情绪很高昂，但是身体已经筋疲力尽了。

（3）血压测量

一般的产妇都会血压平稳，生产前后变化不大，如果是妊娠高血压综合征患者，此时血压会明显下降。分娩第一天，子宫底大约在平脐或脐下一指左右(子宫大约在产后10天内降入骨盆腔内)。

（4）体温测量

在刚分娩后的24小时，产妇的体温会略有升高，一般不超过38℃。在这之后，产妇的体温大多会恢复到正常范围内。

（5）测试脉搏

由于子宫胎盘循环的停止，加上长久卧床休息，产妇脉搏较常人略为缓慢，每分钟60～70次；呼吸每分钟14～16次。

（6）产后宫缩痛

刚分娩后，产妇会因为宫缩而感到下腹部阵发性疼痛，这叫做“产后宫缩痛”，一般在2～3天后会自然消失。

（7）关于哺乳

产后第一天可以每1～3小时哺乳一次，哺乳的时间和频率与婴儿的需求以及产妇感到奶胀的情况有关。产后第一天，产妇身体虚弱、伤口疼痛，可选用侧卧式喂奶。每次哺乳后应将新生儿抱起轻拍几下，以防回奶。

（8）关于排尿

自然分娩的产妇，在分娩后4小时即可排尿。少数产妇排尿困难，发生尿潴留，其原因可能与膀胱长期受压及

吃得好饱啊

宝宝吃着吃着就睡着了，很多妈妈会担心宝宝吃不饱。不用担心，吃奶是宝宝的本能，他时刻知道自己应该吃多少，不会亏待自己。

妈妈帮帮忙

喂奶的时候，妈妈一只手抱住宝宝，另一手可以托住自己的乳房向上推，让宝宝能够轻松舒服地吃奶。

会阴部疼痛反射有关，应鼓励产妇尽量下床解小便，也可请医生给予针刺，或药物治疗，如仍不能排尿，应进行导尿。

(9) 关于便秘

产后最初几天，产妇几乎都有便秘的困扰。这是由于肠道和腹部肌肉松弛的缘故。所以，顺产的产妇从分娩当天起就可多补充液体和吃些青菜水果来加以改善。

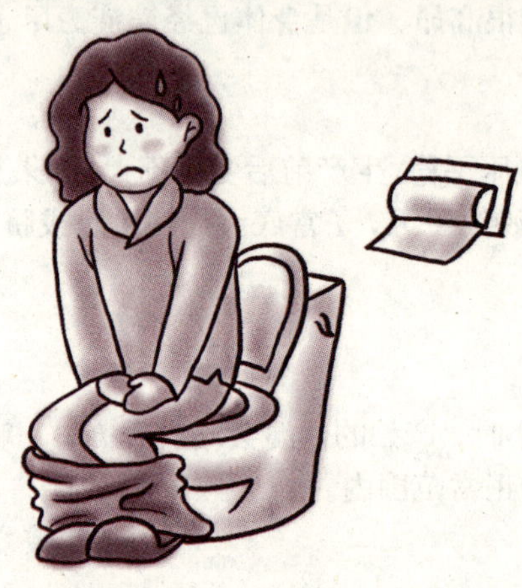

(10)注意会阴部卫生

用1:5000消炎药剂的水溶液清洗会阴，一天两次。会阴垫应用无菌卫生巾并及时更换。产后24小时内若感到会阴部或肛门有下坠感、不适感、疼痛感，应请医生诊治，以防感染和血肿发生。

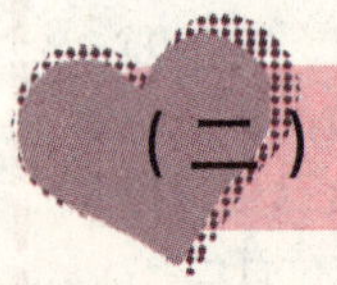

（二） 增进妈咪宝贝间的了解

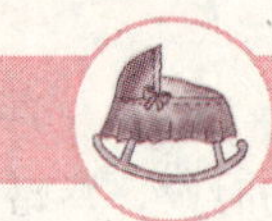

1世上只有妈咪亲

孩子和母亲的感情，是世界上最深厚的情感，两颗心是不可分割的。对于孩子来说，虽然也很爱很爱爸爸，但是世上只有妈妈最亲。因为，从孩子一出生，我们就能通过很多迹象看出妈妈和孩子之间千丝万缕的牵绊。比方说，在分娩后的短时间内，新妈妈的身体会发生哪些变化？请跟笔者一起来看一下吧！

1）宝宝出生 妈妈变轻

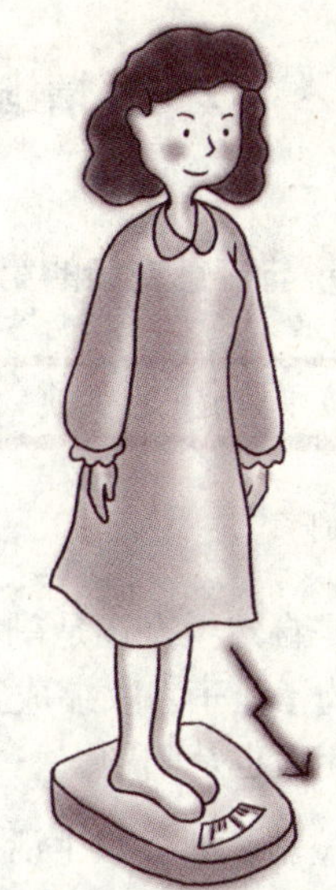

孩子出生后，妈妈的体重大约要减轻5千克，这5千克包括孩子的重量和分娩中流出的羊水的重量。

2）分娩之后 胎盘脱落

在分娩后5分钟到2个小时里，胎盘会脱落，从而在子宫里形成一个手掌大的伤口，软组织会流血，但是不像有的产妇想象的那样可怕，大约300毫升。这些血量是在怀孕期间储存下来的，对身体不会造成不良影响，子宫很容易就复原了。

3）子宫收缩 恶露排出

分娩后，子宫会迅速从健身球那么大收缩成一个甜瓜的大小，这是子宫壁上的收缩肌在起作用，摸起来手能感觉到肚子中有硬物。这时，医生会叮嘱你常自己按摩一会儿，可以帮助血性分泌物排出体内。子宫上的韧带仍然保持伸展的状态，恢复到正常的大小需要一些时间，因此在分娩后的一段时间里，身体会感觉到有些无力，很虚弱。

4）五脏挪移 渐归原位

在怀孕期间，心脏、肝脏、胃和肺被子宫顶推向上，在分娩后又重新获得了更多的空间，开始逐渐地回到原位。这会让人感到轻松，但是刚开始的时候，这些器官向下滑动也会让新妈妈感觉不太适应。

5）通则不痛 痛则不通

新妈妈体内一种叫内非肽的激素含量在分娩后仍然保持高水平，内非肽是身体自身产生的镇痛剂，可以在分娩的过程中减轻疼痛感。阵痛促进激素仍然在血液中循环，它会引起子宫在产后收缩，而使新妈妈感到一种类似于阵痛的感觉。此外，它还会帮助唤醒新妈妈母性的感觉，促使年轻的妈妈抱起孩子，并且呵护他。

妈 咪 宝 贝

妈妈的乳头硬硬的

哺乳第四天，妈妈的乳房会被乳汁充盈得又大又硬，这让宝宝在吃奶的时候感觉很不舒服。妈妈可以在哺乳前用热毛巾热敷一下乳头，让其变软再进行哺乳。

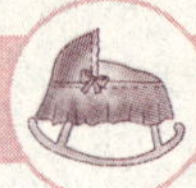

2. 感情随时间推进

1）喜悦与疲惫交织的第一周

（1）妈妈注意事项

疼痛控制

不管是自然生产还是剖宫产，新妈妈产后都有子宫收缩的疼痛。在麻醉药的药力消退后，为了让子宫收缩成正常大小，即使疼痛也要经常按摩腹部。此外，还有伤口和乳房的疼痛也是问题。

疼痛控制是新妈妈生活质量提高的重点之一，否则妈妈在这里痛得哎哎叫，宝宝在旁边又不停地哭闹，很容易让妈妈情绪失控。为了减轻疼痛，可以给产妇打止痛的针剂，等到产妇肛门排气以后，就可以给些口服的止痛药了。

你的会阴

如果你是自然分娩，那么这时会阴部位难免会感觉到酸胀和敏感。如果分娩时阴部有撕裂或者做了侧切，这种不舒服就更明显了。

恢复计划：一般情况下医院会采用一些物理疗法，帮助你尽快恢复。如果你觉得需要一些止疼药，可以向医生提出要求。洗个热水澡也能让你觉得舒服些。你还可以把卫生巾放在冰箱里冰一会再使用（就像使用家用的冰袋一样）。你在小便的时候可能会感觉刺痛，如果是这样，可以在小便时给自己的会阴泼一点温水。

会阴清洁和保养

自然分娩的产妇在生产后一天内就可以下床活动了。不过，如果产妇在生产过程中有过会阴撕裂伤或者进行过会阴切开术，则至少需要一周才能复原。在产妇生产后，需要特别注意会阴的清洁和保养工作。

据医生介绍，产妇在生产后每次排尿或排便后，都应进行会阴清洗。在40℃温水中加入5毫升的医用碘伏，由前往后冲洗，避免将肛门的细菌带到尿道口，然后再用卫生纸轻轻地拍干会阴伤口，切忌来回擦拭。医生会依照不同产妇的情况，提出冲温水、冲洗液、泡盆等不同的建议。一定要养成良好的清洁习惯，否则如果有严重的会阴感染，可能会需要进行第二次手术，将伤口清创、重新缝合，这对新妈妈将会是很大的打击。

恶露

恶露是产后正常出血。胎儿娩出以后，胎盘从子宫壁剥离排出体外，同时子宫蜕膜脱落，血液、坏死的蜕膜等组织经阴道排出，称为恶露。产后前3天在正常情况下，第一天出血量多一些，此后，子宫就会收缩，流血量也会减至一般经期时的血量。从第二天开始，阴道出血量会明显减少，与月经量相仿。这种分泌物常持续到产后第一次月经来潮。

观察恶露变化，不仅可了解和估计子宫复旧的情况，还可知道子宫腔内有无残留物和感染，产道伤口愈合如何等。正常情况下，产后恶露一般持续3周左右干净，如果是血性恶露并一直淋漓不尽，表明子宫腔内还有部分胎盘或胎膜的残留，导致子宫收缩不良，伤口还在出血。应该尽快去看一下医生，请医生进行诊治。同时，加强产后卫生护理，每日清洗两次，保持会阴干净，并观察出血情况，大小便后用温开水冲洗外阴。经常更换会阴垫，每天换一条内裤，防止子宫发生感染。

贴心提示： 提前多准备一些吸收好的卫生巾来吸收流出的分泌物，不要用内置棉塞，以免引起感染。如果你发现自己在连续几小时的时间里，恶露的量有所增加，不到一小时就需要换一条卫生巾，或者分泌物有异味、有大块的血块，并出现下腹部疼痛或发烧等症状，就很可能是出现了细菌感染，应该及时去看医生。

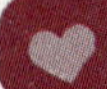

（2）宝宝注意事项

产道挤压

宝宝在通过妈妈的产道出生时，由于受到挤压，难免会在身上留下痕迹。平均每10个新生儿中有2～3个头部会出现血肿，或者是眼睛下出现小出血，甚至用肉眼都可以看见宝宝眼睛里有血丝、血块，额头也可以看见血肿或者水肿。虽然看起来有些心疼，但妈妈还是不用担心，过几天后血肿会自行消失。

妈咪宝贝

不要突然断奶

9个月左右可以尝试着一点一点地断奶，第一次少喂一顿，三天后再少喂一次，让宝宝慢慢减少吃奶的次数。断奶后乳房仍会有胀痛感，不用挤压，几天后乳汁会逐渐被吸收。

在宝宝冲出产道的刹那，静脉承受压力较大，导致血管破裂，形成血肿，不过这对宝宝并没有太大的影响，妈妈也不要帮宝宝揉，揉只会让血肿增大。

眼睛分泌物

有的宝宝出生后眼睛结满眼屎，可能是宝宝在通过妈妈产道时，受到细菌感染。虽然在宝宝刚出生时，医院会给宝宝上眼药水，但还是有部分新生儿在出生后的3～7天感染结膜炎，眼睛出现黄色分泌物。如果眼睛分泌物很多而且浓稠，就需要带宝宝到医院医治了。

此外，宝宝还有可能因为鼻泪管阻塞而造成眼睛分泌物增多，分泌物呈淡黄色的水样状。此时，妈妈可以按摩宝宝鼻翼的两侧，让宝宝的鼻泪管畅通，如果按摩依旧无法使鼻泪管畅通，也要请医生医治。

脐带保养

出生后7～10天，脐带会自行脱落，在脱落之前，为了避免脐带感染，妈妈每天至少要为宝宝进行3次的脐带保养。

方法是，先以小棉棒蘸体积分数为75%的酒精，从脐带根部由内向外消毒，接着用小棉棒蘸体积分数为95%的酒精，从脐带根部由内向外进行干燥处理。需要注意的是，脐带一定要略微拉起，保证脐带和肚脐的接触点，也就是脐根部、脐轮周围都能被消毒。

即使脐带已经掉落，仍要继续保养，直到脐根部完全干燥，若脐带掉落后，脐根部仍有潮湿、泌血的情况，还须继续消毒。

2）从摸索到熟悉的第二周

（1）妈妈的烦恼：产褥热

在生产后24小时到10天内妈妈发烧达到38℃以上，就是俗称的“产褥热”，又称产后感染。

引起产褥热的原因有很多，包括产道感染、泌尿系统感染、乳房感染、上呼吸道感染、血栓性静脉炎等。此外，妈妈在怀孕期间有营养不良、贫血、肥胖、产前照顾不周；在生产过程中有阴道检查过多、破水时间长、生产时间长等情况，也容易产生产褥热。

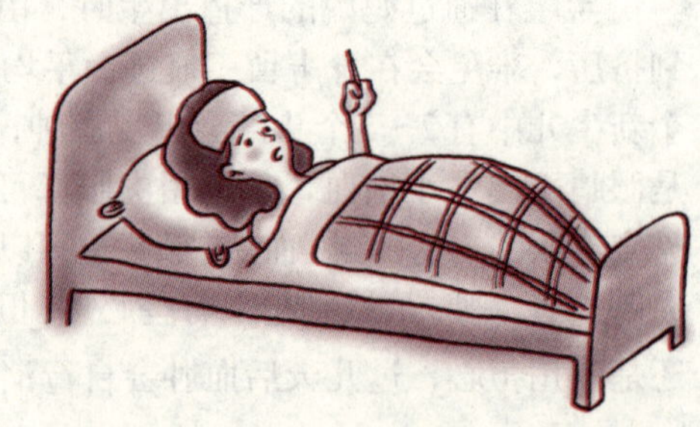

所以妈妈在生产后要养成每天定时量体温的习惯，当体温超过38℃就要小心了，要多补充水分、营养，出现持续高烧就必须立即就医。

（2）宝宝的烦恼：黄疸

新生儿血红蛋白的寿命比成人短，并且生成的胆红素较多，肝脏尚未发育成熟，不能顺利排出大量被破坏的红细胞，因此导致胆红素负担增加，形成黄疸。

10个宝宝有9个半会出现黄疸，它是一种常见的现象，一般会在短时间内消退，称为生理性黄疸，家长不用太过紧张。但宝宝的黄疸若持续不退，则应注意是否是因母婴血型不合所致的溶血性黄疸（又称病理性黄疸），需及时检查确定。

3）母婴之间接触最亲密的第三周

（1）妈妈的威胁：乳腺炎

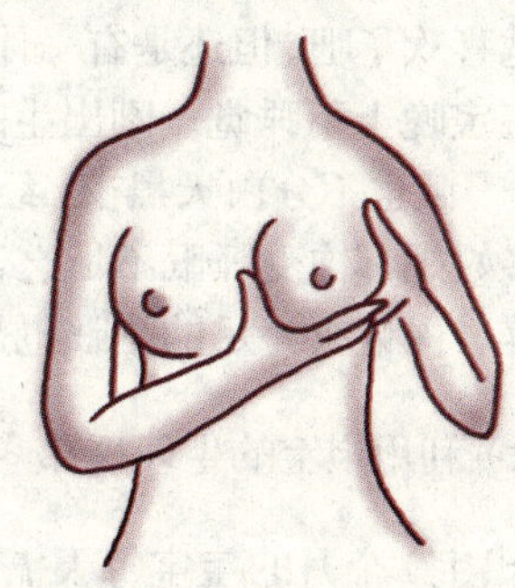

生产后24小时内，妈妈体内开始分泌乳汁叫初乳。初乳一定要喂给小宝宝吃，因为初乳的营养价值无法取代，蛋白质和矿物质的含量要比平时的母乳高，并且还可以增强宝宝抵抗疾病的免疫力。

有的新妈妈在哺育时，因为压迫到乳房，使乳汁滞留，导致乳腺发炎。或者是由于乳头破皮，细菌从伤口进入，引起乳腺发炎，甚至是整个乳房组织都发炎。为了保护妈妈和宝宝的健康，此时可以让妈妈暂停哺乳，乳汁以人工的方式挤出来，以避免胀奶。等复原后再继续哺乳。如果是发炎的情况很严重，必须进行切开引流，妈妈也不必很紧张，因为牛奶也可以给宝宝足够的营养。

因为要给宝宝哺乳，妈妈当然要补充充足的营养，从第三周开始，妈妈的饮食就进入滋养进补周，在这期间，麻油鸡是不错的选择，它对妈妈分泌乳汁很有帮助。

（2）宝宝的挑战：吐奶与溢奶

宝宝好不容易喝下的奶水，竟然咕噜一声吐出来了，让妈妈好心疼。宝宝呕出奶水，可能有两种情况，如果是奶水缓缓从嘴角流出，就是溢奶；如果是呈喷射状从嘴里喷出，就是吐奶了。如果宝宝的精神不错，体重也持续增长，偶尔的吐奶或溢奶问题并不大，可能只是贲门还没有发育好；如果经常发生，则要看医生。

妈咪宝贝

如何保护乳头

每次哺乳后用吹风机的凉风将乳头吹干，每天保持让乳头接触几个小时空气，或者在内衣里放一个奶罩，使空气流通。

要解决宝宝吐奶或溢奶的问题，就要注意在喂奶的时候速度不要太快；在宝宝吃饱后，可以轻轻拍打他的背部，待他打嗝之后再放平，或是抱久一点再放下。

如果溢奶的情况没有减缓，可能与胃、食道逆流有关；若是严重的吐奶，则可能是与幽门肥厚或胃肠道感染有关，如果并发发烧、腹胀，就必须尽快就医。

4）睡眠不足的第四周

（1）宝宝不睡妈妈也别想睡

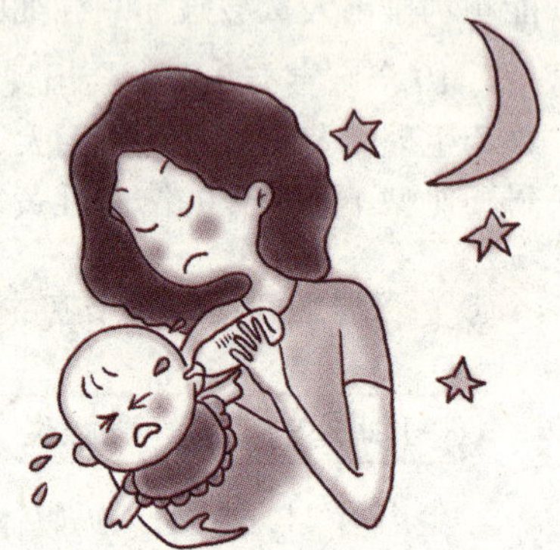

满月喽，妈妈与宝宝亲密相处了一个月，对他是越来越喜欢了吧。但还是有一件事让妈妈不高兴哦，那就是宝宝晚上不睡觉。刚出生的宝宝没有日夜时间观念，肚子饿也不分白天黑夜，经常半夜吵着要喝奶，这让许多妈妈都饱受睡眠不足之苦。“坐月子”除了要补充营养，保证有充足的睡眠也是不可忽视的问题。

（2）利用宝宝的生理规律

出生1个月的宝宝每天需要15～20个小时的睡眠，每隔2个小时就会有短暂的清醒。通常醒过来的原因是肚子饿了，吃饱了就会接着睡。要想建立孩子规律的睡眠习惯，就要利用孩子的这个生理规律。当宝宝吃饱后，将环境的刺激降到最低，让宝宝吃完就睡。理论上，宝宝白天的睡眠时间会逐步缩短，晚上睡得较沉。白天他需要一两次的小睡，但小睡时间若超过4小时，就要叫醒宝宝，这样晚上他就不会太吵了。

5）打造健康基础的第五周

（1）妈妈：运动饮食要平衡

坐满月子的妈妈，第一个念头都是如何减肥。怀胎10月，妈妈的体重会增加10～15千克，生完宝宝后，大约可以减少5千克。至于身材的完全恢复，大多数的妈妈是在一年内完成的。

妈咪宝贝

预防乳头皲裂

哺乳时让宝宝将整个乳晕都含进嘴里，哺乳后保持乳头干燥，是预防乳头皲裂的最好方法。

其实生产后减肥的最佳秘诀就是给宝宝哺乳。妈妈在哺乳时，消耗的热量很大，这样，不但能给宝宝很好的营养，还有瘦身的效果，真是“一举两得”啊。

此外，运动也是不可缺少的。传统观念认为产妇不能下床活动，其实是不对的，只要产妇疼痛消失，就可以下床活动了。缓和的运动不但有助于妈妈恢复身体，也可以达到减肥的效果。当然，减肥不能急于一时，过度的运动和节食对妈妈和宝宝都不好。

（2）宝宝：全力防治皮肤病

在满月后，有的宝宝下巴、前额、脸颊上会出现一些粉色小疹子，这是粉刺，在鼻子上的白色疹子是粟粒疹。这些疹子会自行消失，千万不要去挤。

在1~4个月的时候，宝宝的头、脸上会出现一些黄色的分泌物，像薄薄的酥皮粘在皮肤上。这是一种脂溢性皮肤炎，因为宝宝皮脂分泌旺盛，在四五个月后会自然痊愈的。

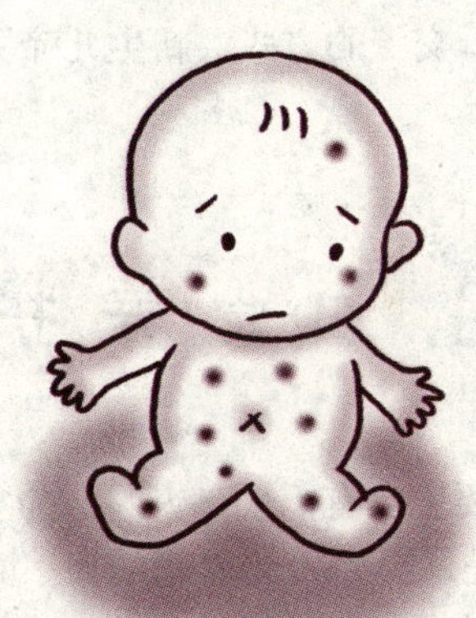

当宝宝2~6个月大时，在脸颊、前额或头皮上如果出现一些红色发痒的小肿块，并逐渐散布到手臂和躯体上，这有可能是皮肤发炎的征兆，要小心处理。

6）产褥期宣告结束的第六周

（1）妈妈

生产并不是阶段性任务的结束，相反的，更艰巨的挑战才展开。如果没有健康的身体作基础，如何能为刚出生的宝宝奠定成功的第一步？分娩后，身体恢复到原来状态所需时间称为产褥期。其时间长短因人而异，一般来说身体恢复至孕前状态需6~8周。新妈妈不仅要让自己的身体尽快复原，还要照顾新报到的小宝宝，手忙脚乱的生活就此开始了。学会如何好好照顾自己和宝宝是每一个新妈妈的必修课，现在课程开始了！

妈咪宝贝

乳汁的保存方法

将挤出的乳汁用滤网过滤，装进干净的瓶子里，盖好盖子，放入冷藏室冷藏，食用时在常温下解冻4个小时就可以了。

正确调配奶粉

妈妈在给宝宝调配奶粉时要严格按照说明调配，不要过稀也不要过浓，否则都会影响宝宝的正常发育。

产褥期新妈妈们面临的问题很多，相信大家的疑虑也很多，所以本节内容作了简要阐述，目的是让各位新妈妈对产褥期的保养建立一个完整的概念。至于新妈妈们关心的产后各种不良反应、不适、疾病等的原因、影响、具体应对措施等内容将在接下来的章节中分别做出详细介绍，相信这样更方便新妈妈们根据自己的情况有侧重地选择相应的解决方法。

（2）宝宝

妈妈在有了6周的照顾经验后，就可以根据宝宝的哭声来判断他的状况了。宝宝的啼哭声并不代表宝宝的健康出现了状况，这只是宝宝适应外部世界的办法，一种与外界进行交流的方式。新生儿啼哭可以由各种不同原因引起，新妈妈应该有足够的耐心。

（三）日常养护全方位集合

只要宝宝有需要，妈妈会为宝宝做许多事。宝宝喜欢有妈妈的陪伴，因为只有妈妈，才是最会为自己着想的人。而有了宝宝的陪伴，妈妈也会有幸福美满的感觉。但是，妈妈只有先照顾好自己，才能照顾好宝宝。那么，妈妈该如何照顾自己呢？

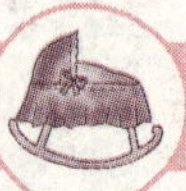

1.对付小毛病

1）科学消肿

症状

下肢小腿水肿不退，体内增加太多水分排不出去时，在体重增加的同时，出现眼皮水肿、脚踝或小腿水肿，致使新妈妈们产后十分虚弱。

妈咪宝贝

漏乳了怎么办

在内衣衬垫垫上乳垫，可以吸收外漏的乳汁，如果漏乳较多的话还可以用塑胶奶套。使用乳垫时要经常更换，否则乳头长时间处于潮湿状态会引起疼痛。

专家门诊

造成这种状况，一方面是因为子宫变大，影响血液循环而引起水肿，另一方面受到黄体酮的影响，身体水分代谢的状况变差，身体会出现水肿。在怀孕后期，全身及脚都很容易出现水肿，但如果水肿严重，就有可能是妊娠毒血症。由于产后身体内有多余的体液，所以你的脚踝和手指都有可能出现水肿。水肿会使您显得身材臃肿、五官变形，严重影响美观。所以，产后消肿几乎是所有新妈妈的头等大事。

消肿方法

产后腰酸背痛、水肿难消，中医会以补肾活血的食疗方法去除身体水分。如薏苡仁红豆汤，可以强健肠胃、补血，也可以达到通乳的效果。红糖生姜汤，生姜连皮用水煮，有活血的效果，也可预防感冒。经常活动一下手指，或让脚踝做一些绕圈的运动会对消肿有帮助。

2）大汗淋漓

症状

产后长时间停留在温室内，因此出汗量大，连衣服都能浸湿。

专家门诊

产后出汗量多，睡眠和初醒时更多，有时可浸湿内衣，主要是产后早期皮肤的排泄功能旺盛，将妊娠期间积聚在体内的水分通过皮肤大部分排泄出体外，尤其是夜间更多，所以产后出汗多不是病态，而是正常的生理现象，不必担心。这也是身体排除孕期体内增加的体液的一种方式——总得让多余的水分有个地方去吧。另外，产后许多产妇喝红糖水、热汤、热粥较多也是产后出汗的原因之一。一般在产后头1～3天较为明显，于产后一周左右则自行好转。所以，别太介意。想想吧，出汗能帮你减轻体重哦。

妈咪宝贝

好像弄伤妈妈了

哺乳时宝宝的位置不对，吮吸时间过长，会让妈妈皮肤红肿或感到疼痛。试着在哺乳时变换宝宝的位置，让乳管承受不同方向的压力，便可以缓解疼痛。

断奶

宝宝到了9个月至1岁的时候就可以考虑断奶了，这个时候宝宝会对母乳失去兴趣，妈妈可以试着减少哺乳的次数，切忌突然强迫宝宝断奶。

注意事项

产后出汗多虽然是正常的生理现象，但要加强护理。首先，室内温度不要过高，要适当开窗通风，保持室内空气流通、新鲜，产妇在空气污浊的室内会增加呼吸道感染的机会。其次产妇穿盖要合适，不要穿戴过多，盖的被子不要过厚。出汗多时用毛巾随时擦干。有条件的话，每晚洗淋浴，没有条件，可以每晚用温水擦洗。但要注意不要受凉，产妇的内衣裤要及时更换。

3）产后感染

症状

产妇发生生殖器官感染时，轻者会阴、阴道、宫颈伤口感染，如会阴侧切口感染，局部出现红肿、化脓，压痛明显，拆线后刀口裂开。如果细菌由胎盘剥离面侵入，则可引起子宫内膜炎和子宫肌层的炎症。大量细菌向外扩散，可以引起盆腔结缔组织炎、急性输卵管炎、腹膜炎、血栓性静脉炎、败血症等。多数产妇在分娩后48小时出现发烧，伴有下腹隐痛，恶露有臭味、量多，严重者可出现寒战、高热、腹部压痛，不及时治疗可引起感染性休克甚至死亡。

专家门诊

在产褥期，妇女的体温绝大多数在正常范围内，但遇有产程延长或过度疲劳的产妇，体温可在产后24小时内略有升高；产后3～4日因乳房血管淋巴极度充盈也可发热，一般不超过38℃，多在产后24小时内降至正常，这些不属于病态。如果产后24小时内体温超过38℃，或持续不恢复正常，多系感染引起。

产褥感染指的是产后生殖道的感染，是常见的“月子病”，也是产妇分娩死亡的重要原因之一。正常妇女的阴道内、宫颈内寄生着大量的细菌，但多数不致病。产后由于机体抵抗力降低，妊娠后期性交，不注意卫生，尤其是胎膜早破，阴道和宫颈内的细菌即可通过胎膜破裂口侵入产妇宫腔引起感染。分娩时及分娩前多次阴道操作，产道损伤以及产妇贫血，产后营养不良，产后不注意会阴部卫生等都是导致产褥感染的原因。分娩后的产妇身体非常虚弱，这也是细菌最容易侵入的原因。

细菌侵入后，按细菌毒力的强弱和机体抵抗力的不同，病情的轻重和发展也有所不同。产褥感染应以预防为主。加强孕期卫生，妊娠末期避免性交及盆浴，接生时避免过多和不必要的阴道检查及肛诊，产褥期注意个人卫生，保持外阴部清洁，注意身体的洁净，宜采用淋浴，以免感染。另外，产后头几天，产妇淋浴时应有人在旁协助，因常发生眩晕。产后发烧时，应及时请医生检查，查出原因，针对病因进行处理，不可滥用抗生素。产褥感染的产妇应取半卧位，能活动者可以经常坐起，有利于恶露的排出。同时也可使体内的炎性渗出液局限于盆腔最低处，减少炎症的扩散。

注意事项

产后早期，产妇应下床活动，加强锻炼，增强体质。据悉，产后24小时内体温达到或超过38℃者，以后出现临床感染的占93%。因此，产后发热的产妇应及时请医生检查，鉴别发热是否系感染引起。另外，分娩后阴道外口充血、水肿或有撕裂伤，也应及时请医生检查。

4）排尿异常

排尿困难。顺产产妇应多喝水，尽快排第一次小便。因为在生产过程中，胎头下降会压迫膀胱、尿道，多喝水、早排尿有利于膀胱功能的恢复。憋尿时间太长，膀胱过度充盈会影响子宫收缩，导致产后出血。所以医生常常告诉产妇要尽早自解小便。一般在产后4小时让产妇小便。

起初产妇由于对会阴伤口疼痛有一定的顾虑而排尿困难。但为防止尿潴留，分娩后应尽快设法小便。应该首先解除产妇的思想顾虑，敦促她起床活动，这样能促进小便排出；也不妨让她浸泡在温水中，如果有少量的尿液流入水中也不要担心，泡完澡后再好好地清洗自己；如果局部有缝线，设法用温热的水做局部冲洗，这样在尿液排出时，皮肤就不会有刺痛感了。鼓励新妈妈坐起来排尿，用热水熏洗外阴，或用温开水冲洗尿道口周围诱导排尿；也可在下腹正中放置热水袋，刺激膀胱肌肉收缩，或用针刺关元、气海、三阴交等穴位；也可注射“甲基硫酸新斯的明”1毫克，兴奋膀胱逼尿肌促其排尿。如果上述方法无效，给予导尿管导尿，也可留置导尿管1～2天。产后第1天排出的小便较多是正常的，因为身体要把妊娠期间的额外液体排泄出去。

尿失禁。生完宝贝后在运动、咳嗽或者大笑的时候，尿会不自主地流出来。你可能会遭遇这种尴尬的经历，这时你该怎么办？

加强盆底肌肉功能锻炼是行之有效的方法。分娩时胎儿通过产道会压迫盆底肌肉、韧带，使之过度伸展或撕裂。如果头盆不称更容易直接造成盆底软组织损伤，导致肌肉软弱无力、弹性下降。而排尿动作不仅受神经系统的控制，同时也受盆底肌和腹肌的控制，所以，有些产妇生完孩子后，就会突然出现尿频或尿失禁的现象，特别是腹压增大，如大笑、运动、便秘或咳嗽时这种现象更会加重。新妈妈应注意在生活中不要憋尿，一产生尿意就应及时上厕所，避免久站、久蹲，避免提重东西。做一些锻炼会阴肌肉的运动可以帮助你恢复那部分肌肉的弹性。

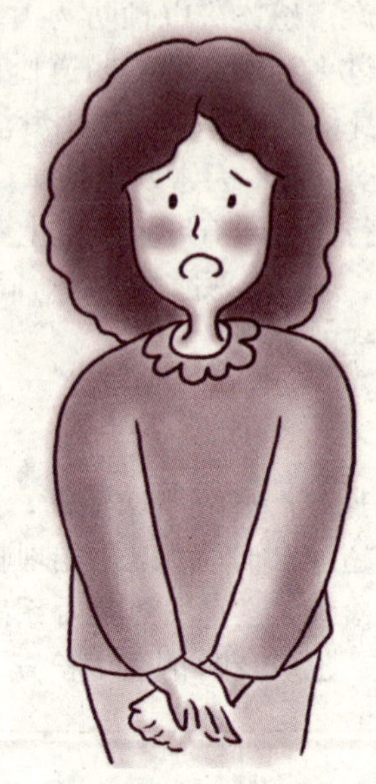

具体做法

自己强有力地收缩肛门，连续做10～20次，休息一下再重复做。也可以坚持肛门收缩数秒，放松后再重复做。这种方法无论何时何地都很方便，坚持下去既可增强盆底肌肉的能力，还可以加强阴道的收缩力，有利于性生活。

注：一般来讲，这种情况会自行好转。如果长时间没有改善，请咨询医生。

5）产后大便异常的预防与应对

依照正常的排便节奏，如果产前灌肠者，产妇产后2～3天才解大便；若产前未灌肠者，产妇可能产后1～2天首次排便。一旦在产后超过3天未解大便，应注意避免便秘的出现 ；如果便秘持续3天以上，则一定要请医生予以适当的处理。

6）产后便秘原因种种

(1) 与孕前有关的便秘

由于女性的生理结构特殊，比如子宫在盆腔内挤压直肠，使直肠的弯曲度增大，阴道肌肉薄弱致使排便腹压不够，排便时间比男性慢，所以女性比男性更易便秘。

便秘与生活习惯不良相关，如任意延迟排便、爱吃辣，使本来正常的排便反射遭到干扰，直肠对粪便压力刺激的敏感性降低，粪便滞留在直肠内，不能及时排便。另外食物过分精细，纤维残渣少也是造成便秘的原因。

（2）与怀孕有关的便秘

怀孕期间体内孕激素水平增高，它使子宫和肠道的平滑肌都松弛，前者有利于胎儿的“安居”，而后者却造成肠蠕动减慢，食物和水分在结肠内停留时间延长，致使粪便干硬。

怀孕后期膨大的子宫压迫肠道，常常加重便秘。

（3）与分娩有关的便秘

分娩前灌肠致使排便延迟
分娩中体力消耗大，腹部肌肉疲劳
分娩后胎儿对直肠的压迫消失，肠腔反应性扩大，肠内容物滞留；产后体质虚弱或手术伤口使自己不能依靠腹压来协助排便；卧床时间多，活动减少，影响直肠蠕动；腹肌和盆底肌肉松弛，排便时收缩无力

7）轻松应对产后便秘

（1）调整自己

当产妇出现便秘后，粪便在肠道里停留时间长，水分被肠管吸收，大便干燥、坚硬，产妇排便异常困难，严重的可引起肛裂、痔疮，增加了产妇的痛苦，再加上分娩时会阴裂伤造成的疼痛，使产妇对大便有一种恐惧感，甚至不愿解大便，这样便形成了恶性循环，因此，产后首先要预防便秘的出现。

产褥期作为一个特殊时期，体内孕激素急剧下降，再加上新生命的到来，这些给新妈妈带来种种不适应。新妈妈应学会尽快转变角色，比如过去不爱吃蔬菜、喝汤，那么现在就需要改变。

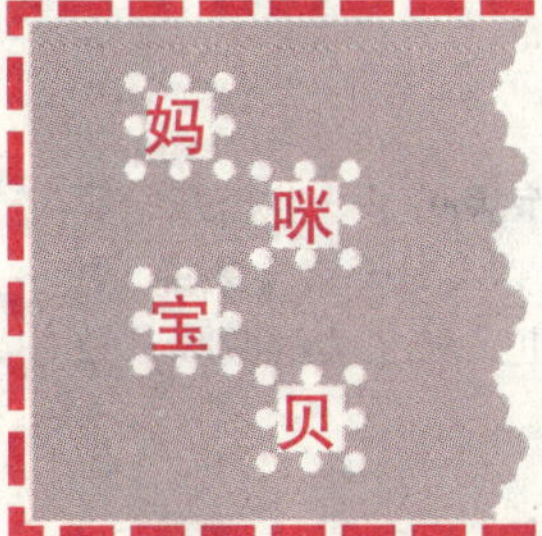

只吃一个牌子的奶粉

宝宝断奶后可以用奶粉代替母乳喂养，妈妈可以根据医生的推荐选择一款适合宝宝的奶粉，中途更换奶粉会让宝宝的肠胃感到不适，尽量不要随便更换其他牌子的奶粉。

（2）学会休息

充分的睡眠是一切之根本，比如奶水充沛、防止产后抑郁和便秘。所以作为母亲，要渐渐将其他工作转交给家庭其余成员，并将自己的生物钟调至和宝宝一致。他睡您就赶紧养神，他醒您就开始“工作”。

（3）不赖床、勤运动

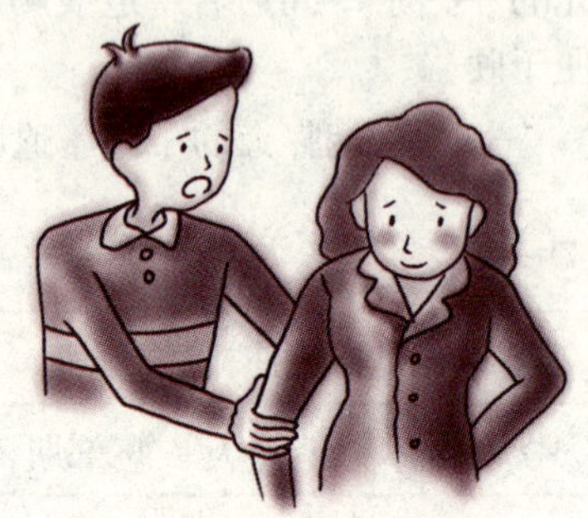

一般自然分娩后6～8小时产妇就能坐起，进行一些翻身活动，采取多种睡姿或坐姿，也可自己轻轻按摩下腹部；第2天就可下地，在室内来回走动，以不疲劳为宜，但避免长时间下蹲、站立。对于剖宫产无合并症者，可于产后第2天试着在室内走动，如有合并症则要遵循医生要求，不可过早下床活动。

早下地、早活动，既有利恶露的排出，也有助于肠道恢复蠕动，防止尿潴留和便秘。

（4）汤水是好物

下奶的汤水一般都含有一定量的油分，可以起到润滑肠道，促进排便的作用。

（5）利用蔬菜通便

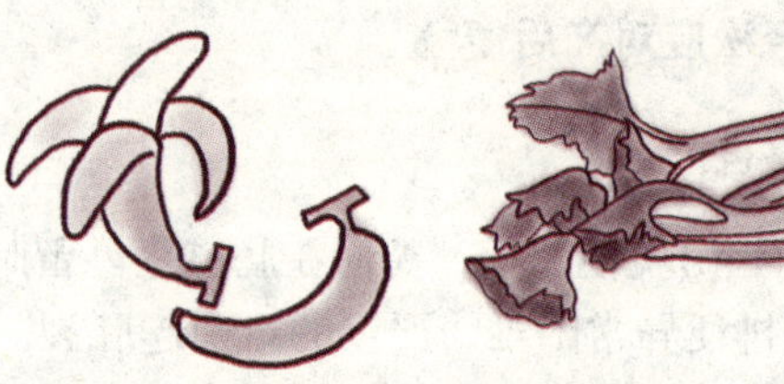

在保证高蛋白同时，一定要吃含纤维素多的水果和蔬菜，比如香蕉、韭菜、芹菜等。

（6）有效的提肛运动

有效的提肛运动——“凯格尔运动”（具体做法请见第192页），只要做法正确且持之以恒，便秘治疗的成功率可达70%左右，而且无论是坐着、躺着，甚至站着，皆可轻松操作。“凯格尔运动”主要锻炼肛提肌（一种围绕直肠和肛管门四周的平滑肌，排便时收缩，保证肛门开放），正常顺产者从分娩第2天开始。

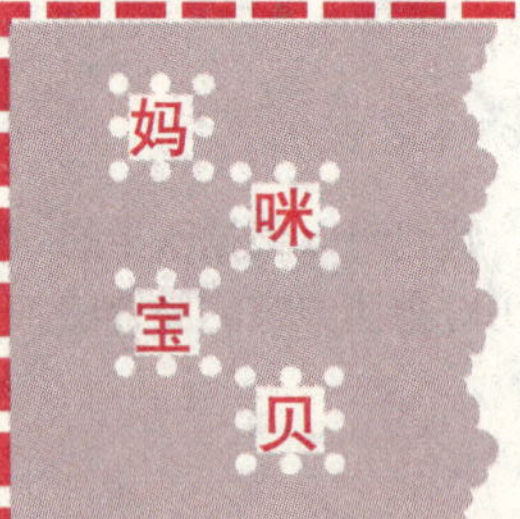

让我自己决定吃多少

许多爸爸妈妈总是怕宝宝吃不饱，在宝宝喝了一半奶开始玩耍时，依然强迫宝宝继续把剩下的奶喝完。其实对于宝宝来说，喝奶也是一种工作，喝累了必然会休息一会儿，饿了会继续喝，放心地让宝宝来决定自己的“温饱”问题吧。

治疗便秘的运动

姿势和力度一定要正确；除了肛提肌群，腹部大腿臀部均不需用力；运动次数和收缩强度需要随产妇体质和手术情况而定，最好事先请示医师。

仰躺在床上，双脚的膝盖弯曲，类似分娩前做妇科检查的姿势。

收缩骨盆底肌肉，就像平常解小便中途忽然憋住的动作。

持续收缩约10秒，再放松10秒，如此重复15次，每天1次。

下列食物要多吃
纤维多的食品：如山芋、粗粮、芹菜等各种绿叶蔬菜
水分多的食品：如雪梨等
能够促进肠蠕动的食品：如蜂蜜、香蕉、芋头、苹果
富含有机酸的食品：如酸奶，有增加消化与通便功能，可常饮用
含脂肪酸的食品：如花生米、松子仁、黑芝麻、瓜子仁

私家小处方
蜂蜜芝麻糊：蜂蜜180克，黑芝麻30克，研碎、调和蒸熟，每天食用2次
红薯粥：将红薯500克洗净，削去外皮，切成块放在锅内，加水适量，煎至熟烂，再加少量白糖调味，临睡前食用
牛奶加蜂蜜：牛奶煮沸，加少量蜂蜜、葱汁数滴，每日早晚空腹服

7）肛裂

发生原因

产后所吃食物过于精细，缺少纤维素。总以为伤口没有复原而不愿下床活动。

妈咪宝贝

吃着奶睡觉觉

宝宝习惯晚上睡觉的时候吃奶，这样可以让他们安然入睡，所以晚上的那次喂奶要最后才能断掉，但是不要让宝宝养成叼着东西才肯睡觉的毛病。

防治措施

不仅要吃富含蛋白质的食物，还要多吃蔬菜和水果。多喝鱼汤、猪蹄汤。应避免刺激性的饮食，如辛辣食物等。当发生便秘时，可服麻仁丸，排便后还要用温水清洗肛门。

8）痔疮

发生原因

怀孕期间激素的变化以及骨盆承受的压力都会导致痔疮。无论你的痔疮是在孕前还是孕后所患，胎儿的发育都会加剧其症状。便秘也容易使痔疮加重。

防治措施

一定要多喝水、多吃粗粮和富含纤维的食品。情况若还未好转，应请医生开药进行辅助治疗。

9）腹泻

发生原因

如产前服过蓖麻油炒鸡蛋的产妇，可能在产后出现腹泻，一天可泻5～6次，这种情况不是因为饮食不洁造成的，请不要过度紧张。

防治措施

服用一些有收敛作用的药物，如易蒙停、次碳酸铋等。但大多数产妇不需服药，1～2天后会自行好转。用药需遵医嘱。若产妇的腹泻持续不断，最好去医院化验便常规，了解肠道是否有感染的情况。经检验后，有感染存在，需服用抗菌素进行治疗，并暂时停止哺乳。否则会使婴儿受到牵连。如果肠道不存在感染，可以多喝点酸奶来调节肠道菌群。

妈咪宝贝

婴儿用品要消毒

每次给宝宝调配奶粉时，都要先将调配器皿放在专用的盆中用沸水冲洗进行消毒，然后用厨房用纸擦干再用。

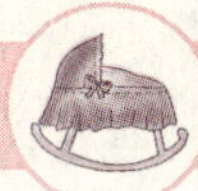

2.害怕也要洗澡啊

1）新妈妈洗浴6项注意

早晚应漱口，保持口腔卫生
坚持早晚梳头，可促进血液循环
正常分娩的妇女，静养一周左右后，可在气温、设施齐备的情形下，会阴伤口拆线后，试着开始洗澡、洗头
剖宫产产妇伤口愈合所需时间较长
洗澡以淋浴方式最佳
千万不要在温度低的地方洗澡，绝对不能用冷水洗，一定要用温热水洗

2）给宝宝洗澡要沉住气

宝宝的身体软软的，又会动来动去，总觉得一只手抓不住，可是另一只手要负责洗。就算上过新妈妈的课程，或是经过专业人士指导，第一次给宝宝洗澡还是会有些紧张。赶快把正确步骤记下来，每一个动作都要记熟，然后记住要冷静一点，因为你的感受会传达到孩子的心里。

用婴儿浴盆准备好温水
帮宝宝脱掉衣服，温声细语的逗弄他："妈妈帮你洗澡哦。""舒不舒服啊？""水里很好玩哦"
撑住宝宝的脖子，手掌绕过脖子抓住宝宝的腋下，让宝宝觉得有安全感
把宝宝放进水盆里，两只手要配合好，手不能滑，帮宝宝洗干净再抱出来就好了

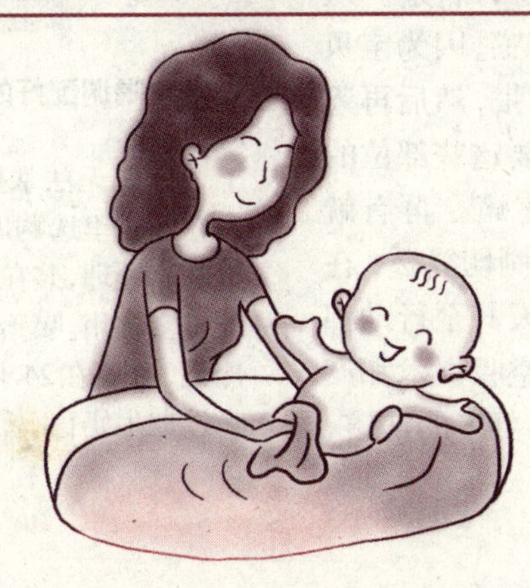

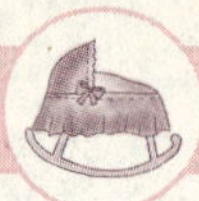

3.产后各种身体疼痛的应对方法

新妈妈们怀孕时对如何减轻分娩痛都很关注，而对产后的一些疼痛就不太在意了。以为只要生完了宝贝就万事大吉，再也不用忍受怀孕带来的各种身体不适。其实，生完宝贝后大多数妈咪会在很长时间内感到身体某些部位疼痛，这是新妈妈们始料未及的，往往在一时之间不知该如何应对。以下将针对各种疼痛，教给您具体应对的方法：

1）肌肉酸痛

一般人都会想到，分娩后会阴疼，或是剖宫产刀口疼，可对为什么胳膊和腿也疼就不太清楚了。这是因分娩时会变换不同的姿势，把腿长时间放在产床的脚蹬上，或身体下垫了一些什么东西，致使腿一直处于比较别扭的姿势，因而引起腿痛。另外，分娩时用力，胳膊也在帮助使劲，或许当时根本没什么感觉，可在之后就会发现胳膊也很酸痛。由此说生孩子就像跑一次马拉松并没有夸张，即使分娩过程很顺利、时间很短，肌肉也可能被拉伤。

应对方法

解除这类疼痛的最好方法是热水浴、按摩和一些能够放松的方法，产后适当做一些运动也能减轻症状。一般来说，这类疼痛无需服药就可自行消失。不过，如果疼痛难忍，应该去告诉医生，他们会告诉你可用哪些药物来缓解。

2）阴部疼痛

这是一般人都会料到的痛楚。从阴道到直肠部位都会有痛感。因为宝贝在娩出时这些部位都要扩张，然后再逐渐恢复到原状，因此，只要这些部位的肌肉肿胀就会让你感到疼痛。再有就是，如果在分娩时进行了侧切缝合，在产后更会感到疼，最初几天甚至行动都很不方便。如果使用了真空吸引术和产钳，那么肌肉肯定会受到更多的伤害，自然也就会更疼了。

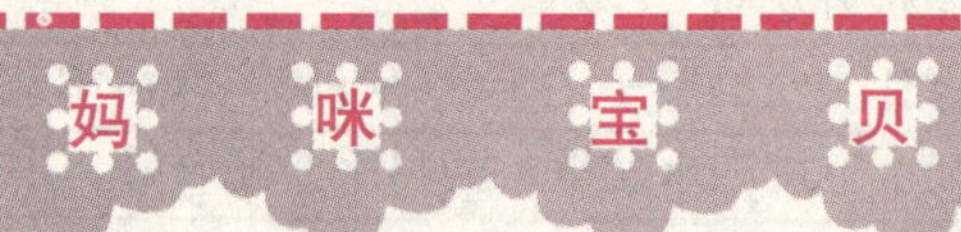

让宝宝喝调配好的牛奶

如果无法掌握牛奶调配的量，妈妈可以在超市里选购调配好的牛奶。这种牛奶经过高温处理，装在密封的纸盒里，可以直接让宝宝食用。喝不完的牛奶一定要放入冰箱冷藏，并要在24小时内喝完，不要让宝宝误喝过期牛奶！

应对方法

产后一定要多注意休息，尽量减少活动，疼痛厉害时需要卧床休息。平时尽量少上下楼梯，少走上坡的路。行走时尽量放慢速度，步子不要迈得太大，以免加重韧带的损伤，使疼痛加重，不利于韧带恢复。产后立即冷敷对会阴处的恢复很有帮助。采取侧卧位能缓解疼痛。另外，坐浴对缓解这类疼痛也很有效，在家里就可进行坐浴缓解。现在市面上有些产品含有植物成分，专门用于坐浴，治疗和缓解这类疼痛的功效都很不错。产后你还可试试使用一种专门可冷却的卫生护垫，这也会让疼痛部位觉得舒服些。如果疼痛难忍，必须用药止痛，则一定要先向医生咨询。

3）头痛

产后头痛的原因，很可能是由激素分泌水平的改变而引起的。还有一种可能，如果在分娩时采用了硬膜外腔分娩镇痛或脊椎穿刺，也会引起剧烈头痛。不过，这种情况并不多见。

应对方法

对于第一种头痛，放松是最好的方法。头痛症状会随着激素分泌逐渐恢复正常而消失，如果需要，也可以适当地吃些止痛药。如果是后一种原因引起的头痛，应平卧几天，必要时可使用咖啡因止痛。由于产后失血过多、气血不足，产妇很容易出现头痛、头晕、目眩等症状。此时应注意营养的补充，待贫血情况得到改善以后，头痛也会随之好转。

4）乳房疼痛

产后乳汁充满乳房，如果乳腺管还没完全畅通，乳汁不能顺利排出，会使你感到乳房发胀、发热和刺痛，不过这些症状都是正常的。

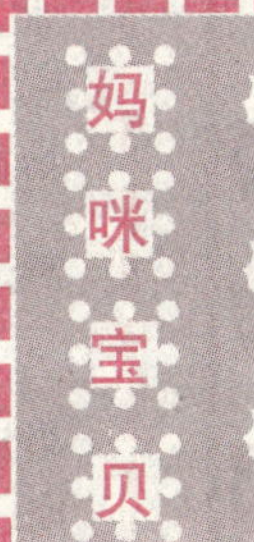

不要让我自己喝奶

许多爸爸妈妈想要从小训练宝宝的自理能力，在宝宝很小的时候就让宝宝自己喝奶，这样是不对的！宝宝喝奶的时候，大人一定要在旁边看护着，否则宝宝很容易被奶水呛到。

应对方法

如果真觉得很疼，哺乳是最好的解决办法。只要宝贝饿了就让他吸吮乳房，而不要考虑定时定量的问题，这样能够帮助乳腺导管尽快畅通。另外，可做局部热敷，轻轻拍打，将乳汁挤出，并要注意乳房的清洁卫生。除非宝贝真的不肯吃奶，一般不要使用吸奶器，那样会使身体分泌更多的乳汁，加剧疼痛。要尽量让宝贝根据需要吃奶，这样乳房会只分泌宝贝需要的乳量。

贴心提示

由于产后要哺乳，所以在遇到各种疼痛的问题时，用药一定要非常谨慎，能够用其他方法解痛就不要服药。如果必须服药，一定要咨询医生，保证用药不会对宝宝有不良影响。

5）下腹部阵痛

胎儿娩出后，胎盘排出体外。子宫缩小，子宫底降至脐下一横指水平，以后每日下降1～2横指。相当一部分产妇对这种变化感觉不明显，但有些产妇在产后第一天给婴儿喂奶时，由于子宫收缩得比较强烈，会感觉到下腹部阵痛，这属于正常现象。它表示你的身体正在向正常恢复，所以是康复的征象。痉挛性疼痛可能要持续数日。

应对方法

如果宫缩的程度很强烈，引起身体不舒服或是焦虑失眠，可以采取下面的步骤改善：

告知医师，视情况停止使用子宫收缩药物或减量

请医师开镇静止痛药物

下床走路，帮助子宫积血排空

采用俯卧的姿势，可以减轻疼痛

避免吃刺激性的食物或是冰冷的食物

按摩足部的三阴交穴，或是背部膀胱经的相关穴道，可以减轻疼痛

妈咪宝贝

调配奶粉要摇匀

用奶粉专用勺子取出定量的奶粉，然后用量杯量取相应量的热水，同时倒入奶瓶中调配成奶水，喂宝宝时要事先摇匀，让牛奶完全溶解。

测试牛奶温度的方法

妈妈可以将加热后的牛奶滴在自己的手腕内侧测试奶水的温度，温度微温为宜。

6）产后手腕痛

产后手腕痛也叫做桡骨茎突狭窄性腱鞘炎。日常生活中频繁使用手部，使肌腱在腱鞘内来回滑动，引起腱鞘的充血、水肿、增厚、粘连，导致狭窄性腱鞘炎。产妇虽然不做重体力劳动，但长时间重复单一的劳动，如用冷水洗尿布、洗衣服、抱孩子等均容易引起本病。另外，产妇体内的激素波动也可能与本病有关系。

应对方法

产妇应该注意家务劳动的合理安排，尽量避免重复劳动的时间过长。当感到手腕部发酸、发胀时，应注意休息，同时用两手交替按摩腕部，直至不适感消失。然后换一种劳动方式。在冬季不可长时间用冷水洗涤，每次洗涤以洗后腕部无酸胀感为度。产妇一旦出现手腕痛，首先应避免腕部活动和冷水刺激，尤其是手腕部有肿胀时更应注意。局部可用热敷，或用红花油涂于患处，轻轻揉擦，每日4～6次。如果上述方法无效或症状加重者可采用封闭疗法，用泼尼松龙5毫克加质量分数为1%的普鲁卡因1～2毫升鞘内注射，每周1次，共2～3次。治疗期间避免腕部过多活动。大多数病人经鞘内注射后可痊愈。对少数病程较长、反复发作或局部封闭治疗无效者可行手术治疗。

7）产后手指酸痛

分娩时，产妇的皮肤毛孔和关节处于张开状态，加之产后气血亏耗，身体虚弱，容易受到风寒侵袭。风寒滞留在手指的肌肉和关节之中，就会引起手指疼痛。月子里产妇要经常照料宝贝，如喂奶、换衣服、换尿布、洗澡等，还得经常抱宝贝，这更加重了手指关节和肌腱的损伤，引起肌腱炎，使日常生活如拿筷子、奶瓶、杯子等受到影响。

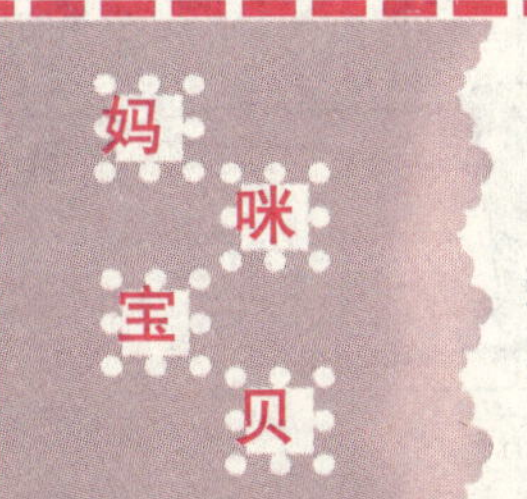

测试奶水流速的方法

奶瓶的奶嘴口不宜过大，也不宜过小。太大，奶水会涌出来呛到宝宝；太小，宝宝喝起来会很困难。将奶瓶倒过来测试奶的流速，如果每秒钟流出2~3滴，说明奶嘴口大小合适。

应对方法

及早去看医生，不要用力按摩疼痛部位。平时注意休息，不要让手指过劳，少与凉水接触，特别是天气寒冷时，否则会使疼痛加剧。

8）小腹坠胀或腰痛

产后，子宫韧带和盆底肌肉会变松弛，使得子宫随体位发生位置变化，子宫沿阴道方向往下移动，形成子宫脱垂。

应对方法

产后充分休息，不要长久站立、做下蹲动作、提重的东西、过早跑步，以及走远路。睡觉时，应勤换睡姿。

在产后恢复期，应尽快纠正便秘、慢性咳嗽等疾病，避免出现腹压增大的情况。俯卧、膝胸卧位可帮助子宫保持前倾位。

9）减痛操：产后减轻背部疼痛的运动

第一节：四肢着地的骨盆摇动

骨盆的摇动可以很有效地减轻背部的疼痛。不过，另一个能采取的姿势，为四肢着地。在做这个动作时，可以让宝宝看着你。双膝着地，双手支撑地板，背部保持平坦，收缩腹部的肌肉，并拱起背，如正发怒的猫一般。头部与背部保持水平状，接着，放松并恢复至中心，试着避免让背部在维持平直之前放松。增强背部的运动，可以令背部肌肉更紧实。

而下面要为你介绍的背部运动，则可以减轻背部酸痛。

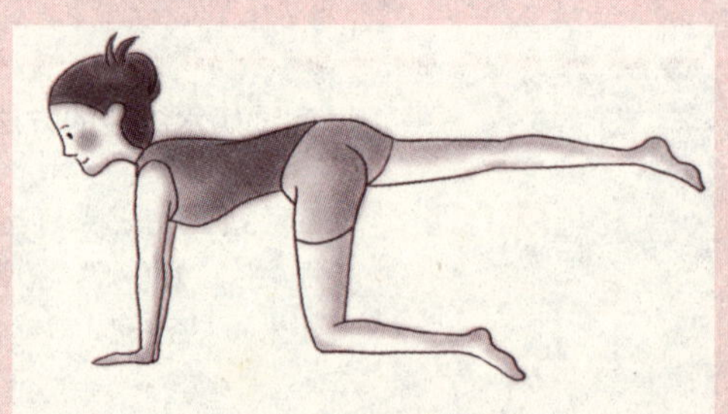

保持背部平坦，低下头来，开始伸直一只脚，维持一只脚与背呈一直线，不要过高，弯曲膝盖，同时将之置于地板上，让头部回到中心位置。重复6~8次，接着，另一只脚又重复6~8次。

第二节：轻微的腿部摇动

生产后的背痛，通常发生在背部的骶髂关节，即脊椎与骨盆连接处。疼痛是发生在脊椎底部的某一侧，但这种疼痛很可能会扩及整个臀部，同时腿部很可能也会感到疼痛。这项运动对于减轻这一类的疼痛非常有效，尤其是左侧的骶髂关节；相反侧的运动则是减轻右侧骶髂关节的疼痛。

仰躺，双脚伸直，并开始弯曲左膝盖。当你做这项运动时，要使你的肩膀、头与右脚维持平贴于地板的状态，将左膝弯曲至胸部，用左手握住左膝部，并用右手握住左脚踝，轻轻地将膝盖往肩膀方向推，以右手将左脚踝压至阴部。慢慢放松压力，重复动作数次，做轻轻的摇摆动作。当你做完这项运动时，要注意的是在站起来时，避免肌肉被拉伤。

这时，换以左脚平贴于地面，慢慢地弯曲右膝。接着，将右脚平贴于左脚旁，使双膝并拢，然后同时抬起双膝，接着以四肢着地。

采取立姿的高跪姿态，然后半跪，一手平贴于地面，小心地成为站立的姿态。

假如背部下方的两侧都产生疼痛感，则仰躺，双膝弯曲至胸部，以双手环抱膝盖，贴紧胸部。抱住大腿，在膝盖上方由一侧摇动至另一侧。按照上述的指导，慢慢地站起来。

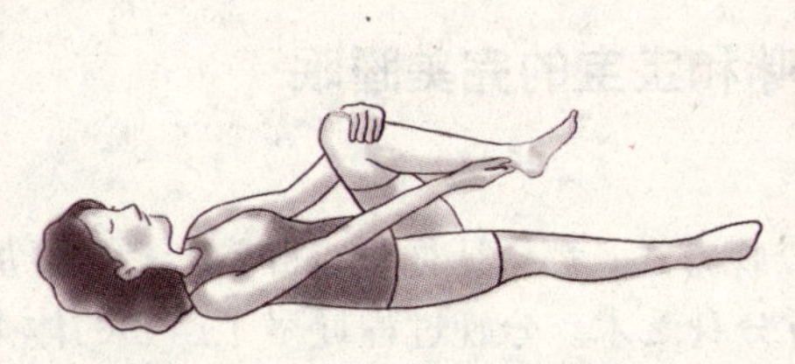

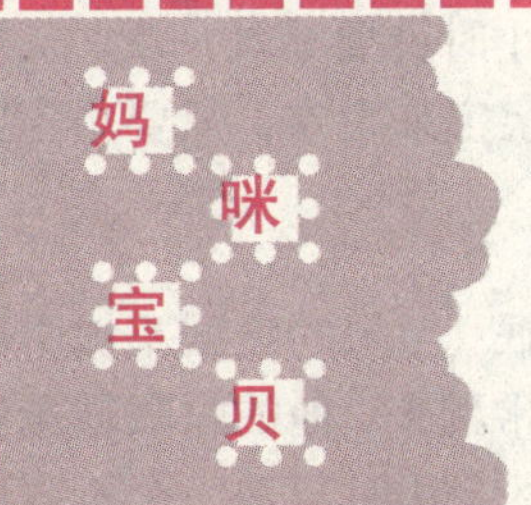

加热奶的方法

将奶瓶从冰箱里拿出来，奶嘴转向上，放在水盆中隔水加热。切忌用微波炉加热，微波炉会将奶的温度加热到很高，但是从瓶子外面却摸不出来，很容易烫伤宝宝。

第三节：手臂向后环绕运动

这项运动有助于减轻背部上方与肩膀肌肉的紧张，并改善姿态。

保持站立的姿态，双脚分开约30厘米，维持膝盖的柔软度，同时不要向后倾。要确保臀部的收缩与腹部的紧缩。手臂向上与向前，高过耳朵绕圈。

另一方式则是坐在没有靠背的板凳上，将双脚平置于地板上。双手置于肩膀上，同时手肘向上与向前绕圈，要以最舒适的方式尽可能地绕大圈，尽量贴近双耳。同时，身体的其他部分要保持正直，不要因为肩膀僵硬而弓起背。

在整个过程中，要有韵律地呼吸。手肘再绕一次圈时，手肘尽量贴近双耳，重复8～10次（双臂不应朝前方绕圈，因为只会徒增肩膀向前拱与不良姿势的可能性）。

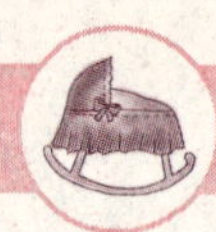

4. 妈咪和宝宝的完美睡眠

无论是采用哪种分娩方式，都会让你觉得非常疲惫。再加上又多了一个小宝宝需要时刻照看，你会感觉分身乏术。分娩过程耗尽了产妇的体力，接下来最重要的是休息，以确保体力的恢复。须知，足够的休息和睡眠对于产妇恢复体力和分泌乳汁都是非常重要的。

但是，明知道充足的睡眠很重要，新妈妈们却还是无法保证自己得到足够的休息。因为现在很多都是母婴同室，宝宝与母亲在一起，每隔3～4小时就要哺乳一次，又要给孩子换尿布。你的睡眠（包括你的生活方式）完全由你的宝宝来主宰，只要小宝宝不休息，那么新妈妈自然也就没办法好好睡觉。

大多数有关婴儿睡眠问题的研究认为，婴儿夜间持续睡眠（宝贝的睡眠不被中途打断）的时间应该达到5个小时，低于5个小时，宝贝因为经常醒来，他的睡眠质量就会受到影响，但是，对新妈咪来说让婴儿每晚一次持续睡眠5个小时只是一个不真实的梦！想让你的小宝宝来配合你的睡眠可不是一件容易的事情哦！不过不用担心，这里特别为您准备了一些相当有经验的妈咪们哄宝贝安睡的成功小窍门，充分掌握这些规律和窍门，就可以保证您和宝贝都享有高质量的睡眠啦！

1）帮宝宝入睡

（1）把握宝贝困倦的信号，及时哄宝贝入睡

当我们感觉困倦时，谁也不想强打精神勉强支撑着与瞌睡虫斗争。一旦宝贝发出困倦的信号，如变得比较安静、对周围人群与玩具失去兴趣等，您就该立刻将宝贝放在小床上，让他（她）入睡。这样可以避免他（她）因为困倦过度感觉难受而吵闹不休。一旦宝贝过了这个困倦的点，就会难以控制，影响正常睡眠。

（2）就寝前通过一些固定的程序给宝贝暗示

就寝前一些固定的程序可以帮助宝贝，即便是非常小的宝贝也能通过这样一些固定的程序养成按时入睡的好习惯。比如，每晚宝贝就寝前，您都该坚持将小宝贝放在大浴缸里用温水足足实实地给他（她）洗个澡，这样既可以让他（她）充分放松下来，也可以促进他(她)更好地入睡。

（3）就寝前给宝贝来一通魔法般的抚触

迈阿密大学的一项研究表明，如果每天坚持在婴儿入睡前给他按摩15分钟，经过1个月的时间，婴儿的睡眠就可得到有效的改善。您也不妨试试，坚持给宝宝睡前按摩，看看是不是真的有帮助？

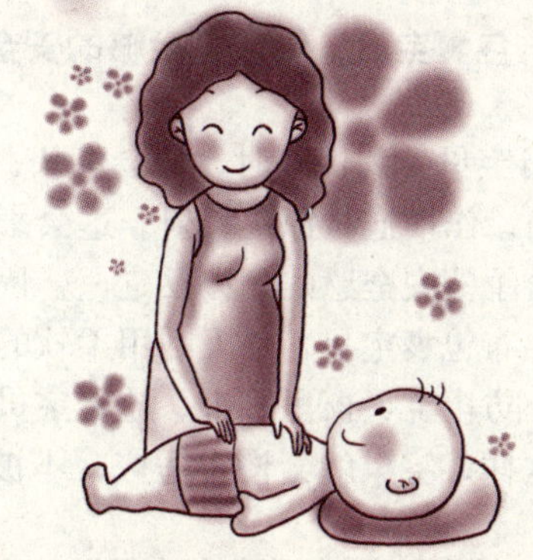

妈咪宝贝

妈妈的手艺最好了

宝宝断奶后，妈妈可以做一些细碎滋润的食物给宝宝吃，比如肉汤、鲜果汁、酸奶酪等，只要将食物打成汁或绞成泥就可以。刚开始吃食物时，宝宝的便便里会有块状的食物，这是正常现象，不用担心。

（4）制造一些有利于宝贝睡眠的声音

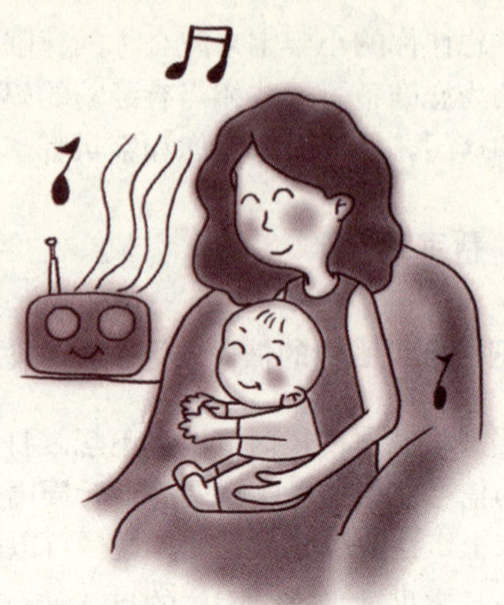

曲调柔美多重复的摇篮曲、来自妈咪的心跳声、羊水流动的声音……这些都是可以让宝贝情绪稳定下来的声音素材。一些混合了母亲心跳声或者噪音（用以掩盖令人心烦的杂音）的婴儿音乐更具有神奇的安抚作用，在夜间尤其如此。宝贝睡着前至宝贝睡着后一段时间里，请新妈妈给他听听录制的这些声音或者音乐，它们确实可以帮助他进入更好的睡眠状态。

（5）轻柔地摇一摇宝贝

将宝贝放在摇篮里，或者抱着宝贝坐在摇椅上摇一摇，也可以将宝贝放在婴儿背带上，轻轻地摇晃身子，这些都是帮助宝贝更快入睡的最好方法。现在有一种宝贝专用吊床，这更是个非常不错的选择。您可以让宝贝睡在吊床上，每次夜里醒来，他的小身体一动，吊床就会晃悠起来，宝贝很快就会在这样轻柔的晃悠中再度进入甜蜜的梦乡。

（6）包裹宝贝，给宝贝足够的安全感

当宝贝受到惊吓时，他会仰头、挺身、双臂伸直、手指张开，然后弯身收臂，紧贴胸前，作搂抱状惊跳反射。这会影响宝贝的睡眠质量。有经验的妈咪们发现包裹宝贝是给予他安全感的好办法之一。因此，当宝贝睡觉时，每逢夏天，您就可以用纱布或薄棉布包裹宝贝，冬天则用柔软的披肩包裹宝贝，这样确实可以给予宝贝足够的安全感，防止宝贝夜里醒来。随着宝贝一天天长大，您再逐渐让包裹的纱布或者披肩放松，这样，宝贝就会慢慢适应，不被包裹也睡得很好。

（7）哺乳的妈咪远离咖啡因

哺乳的妈咪饮用咖啡等饮料，里面的咖啡因也会随着乳汁流入宝贝的体内，影响宝贝的睡眠。所以为了可爱的小宝贝，喜爱咖啡的妈妈们应该戒掉咖啡。

奶嘴不要拧太紧

喂奶的时候，将奶嘴稍微拧松一点，让空气可以进入奶瓶内，宝宝在吮吸的时候，奶嘴就不会变瘪了，奶水也会通畅地流出来。

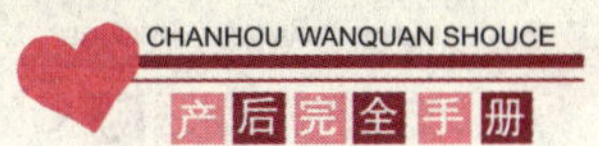

（8）让宝贝逐渐养成白天吃奶晚上睡觉的习惯

小宝贝空空的小肚子总是需要不时地被填饱。随着宝贝一天天长大，他（她）逐渐能够在两次喂奶的间歇睡更长的时间。如果宝贝在白天睡的时间比较长，那么到了晚上，他就会睡得比较少，容易饥饿。因为饥饿，他就会在夜间闹腾。因此，新妈咪们可以让宝贝白天多玩玩，晚上睡觉前给他喂饱肚子，这样就可以保证宝贝在夜间睡得更加香甜。

（9）给宝贝来顿格外的加餐

无论什么时候喂过宝贝，建议您自己上床睡觉之前都给宝贝再喂上几口奶，在宝贝感到饥饿之前就把他（她）的小肚皮填饱。这样，他（她）夜间睡眠的时间会跟着延长，您也就能睡个好觉了。

(10) 尝试给宝贝白天与夜晚的概念

尽量早点给宝贝夜间与白天的概念。比如，晚上把灯关了，或者只使用一盏小夜灯，夜间喂奶的时候尽量保持安静，将玩耍与喋喋不休的谈话放到白天的时间，这样就会让宝贝在潜移默化中明白夜晚与白天的区别，有助于宝贝在夜间的睡眠更加充分踏实。

2）跟宝宝一起睡

（1）注意掌握给宝贝换尿布的时机

夜间给宝贝喂奶的时间尽量避免给宝贝换尿布，宝贝昏昏沉沉正困得不行的时候也要避免给他换尿布，以免弄醒他，让他因此而烦躁得哭闹不已。如果需要给宝贝换尿布，可以先给他喂点奶，趁他睡着之前给他换尿布，换完尿布，再给他喂点奶，这样就可以避免宝贝吵闹，让宝贝睡个安稳觉。

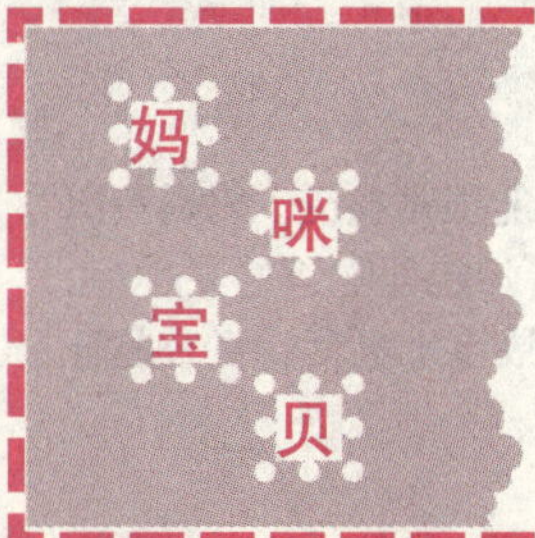

初次给宝宝喂食应注意

第一次给宝宝吃没有吃过的东西要单独喂食，确保宝宝食用后24小时内没有腹泻、恶心、皮疹等症状，才能继续让宝宝食用，如果出现异常现象要赶快就诊，不要再让宝宝食用。

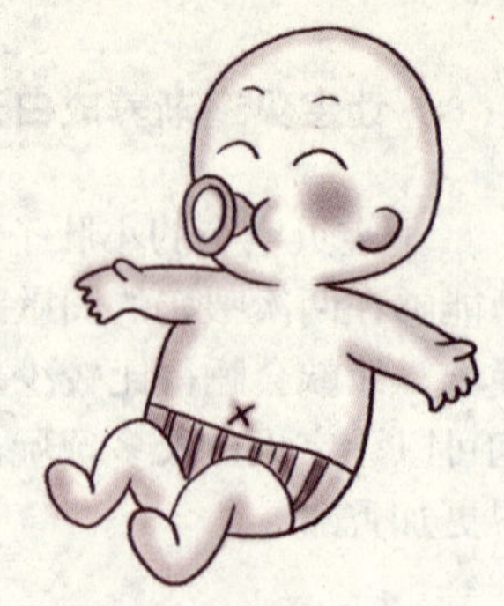

（2）给宝贝一个安抚奶嘴

大多数宝贝吸吮着妈咪的乳头时很容易入睡。如果担心宝贝因此养成不含着妈咪乳头就无法入睡的习惯，可以准备一个安抚奶嘴，交替采用这两种方式安抚宝贝，就不会让宝贝养成必须含着妈咪乳头才能入睡的习惯了。

（3）带着宝贝一同睡

研究显示，妈咪和宝贝同睡可以让宝贝养成与妈咪相同的睡眠规律，因此，那些和宝贝睡在一起的妈咪能享受更多的睡眠时光。不过需要注意的是，妈咪与宝贝同睡一定要防止发生婴儿猝死综合征，最重要的是要给予宝贝一个无烟环境，因此，那些吸烟的妈咪应该避免与宝贝同睡。此外，最好让宝贝仰睡，防止宝贝过热，宝贝的头部不要覆盖任何物件。供宝贝睡觉的床要选用那种坚固的床垫，不能选用水床。与宝贝同睡的妈咪要戒烟戒酒，当妈咪患有疾病处在用药阶段时也最好不要与宝贝同睡。

（4）给宝贝一个替代的妈咪

将妈咪柔软的，还带有体温的T恤放在宝贝的小床上，妈咪熟悉的味道会让小宝贝独自睡眠时产生足够的安全感。您不妨试试看，效果真的不错。

（5）别让钟表成为影响睡眠质量的负担

有的新妈咪每次醒来都会查看一下时间，以了解宝贝一次睡眠持续了多久，醒来了多长时间。因为经常起来查看时间，您会逐渐产生严重的心理负担，总担心自己离开宝贝的时间过长。这种心理会让您变得非常神经质，长期这样您常常会不由自主地跑到宝贝的面前看看他（她）的睡眠状况，以致每次醒来就难以入睡。这样宝贝也会明显地感觉到您的焦虑情绪，从而他（她）的睡眠也变得越来越糟糕。您该学着调整自己的情绪，逐渐排解自己的焦虑情绪，这样宝贝的睡眠质量也会随之提高。

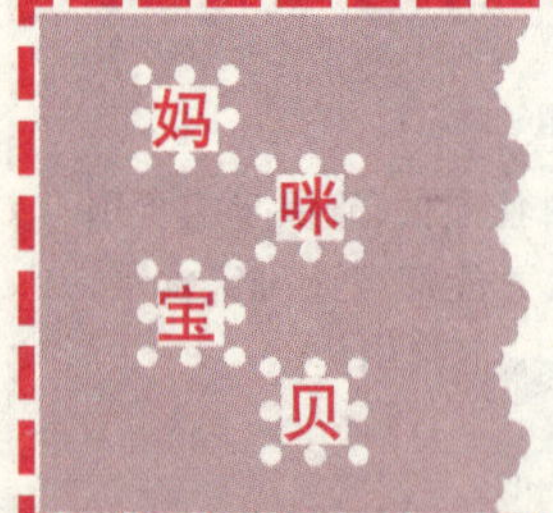

第一次吃固体食物

第一次喂宝宝吃固体食物时，宝宝可能很难接受。妈妈可以选择在早餐或午餐时先喂宝宝一些牛奶，勾起他吃饭的兴趣后，再尝试着喂他吃婴儿饭。在宝宝饿的时候喂宝宝吃食物更容易让宝宝接受。

熟练掌握了以上的规律和绝招之后，渐渐地，您会发现每当您睡足醒来时，宝贝正好也睡够了，而且得到充足睡眠的他（她）不哭不闹，正躺在自己的小床上独自玩耍，那是多么美好的画面呀！这个时候，在睡眠中养足精神的您就可以跑过去，将宝贝抱到您的大床上，抚摸着宝贝娇嫩的肌肤，闻着宝贝身上的体香，让宝贝依偎在自己身边，开开心心地享受这段美好的亲子时光……

（6）谢绝探访

产后，为了保证充足的休息，一方面，新妈妈必须要学会在宝宝睡觉的时候抓紧时间休息；另一方面，产后尽量避免被外人打扰，如果觉得实在应付不过来，可以谢绝一些探访，不用担心，亲友们一定会理解你。

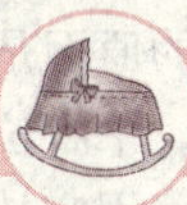

5. 剖宫产后的护理守则

因为剖宫产手术后新妈妈们面临的问题非常多，跟自然分娩的新妈妈们有所不同，所以这里专门拿出一个小节来详细讲解剖宫产的新妈妈们产后护理的注意事项。麻药的效用过后，刀口的疼痛开始慢慢袭来，像其他手术一样，剖宫产手术也需要时间慢慢恢复。如何能够在剖宫产后尽快进入做妈妈的状态，并保持身体的健康和心灵的愉悦呢？以下是来自其他妈妈和医生的建议。

1）剖宫产后的护理

多翻身，鼓励产妇在体力许可的情况下，尽早下床活动，这样可促进肠蠕动，排气及恶露的排出；手术当天禁食，次日清流，第三日半流，第四日起进食；疼痛时可注射止痛剂，但次数尽量减少，以免影响正常肠蠕动；注意阴道出血、排尿情况，一般在手术后七天左右拆线。

温馨提示

尿袋不可上提超过腹部(膀胱位置)或放置在地上。
摄取足够水分，避免尿液颜色深黄。
避免拉扯导尿管，而产生血尿。
避免压折或扭转尿管，造成尿路不通。
尿管粘贴处与尿袋悬挂处应为同一方向。

尿管应放置于膝盖下方，不可高过膀胱。

如有任何不适(如膀胱胀、血尿、疼痛)，应立即通知医护人员。

在医生的允许下，导尿管要尽早拔除，以免发生尿路感染。产妇应试着起床、站立，以及缓缓走动，自己解小便。

3～4小时要排尿一次，并注意排尿时是否有灼热或刺痛的感觉，以防尿道感染。你大约需要在医院里呆5～7天。你也许会发现坐起来和站直都很困难。而且，在手术后至少六周内都应避免提重物或者开车。伤口要仔细护理，尽可能让伤口多暴露在空气中。如果你发现伤处有红肿或者流液，要尽快联络医生，因为有可能是感染的迹象。

(1)产后6小时以内

①躺着的姿势：术后回到病房的妈妈需要头偏向一侧，去枕平卧。平卧的原因是大多数剖宫产选用硬脊膜外腔麻醉方式，术后去枕平卧可以预防头痛；同时，平卧位头偏向一侧，还可以预防呕吐物的误吸。护士会将尿管、引流袋及输液管妥善固定放置在合适的位置，并在产妇臀下垫好卫生巾，还会定时为产妇按摩子宫，观察子宫收缩和阴道流血情况。

②腹部放置沙袋：有时护士会在产妇的腹部放置一个沙袋，这样做是为了减少腹部伤口的渗血。护士们会按规定每隔一段时间为产妇测量血压，查看面色，测量脉搏和体温，每隔一段时间观察小便的颜色、尿量的多少、尿管是不是通畅等等，并将这些情况记录下来。

③及时哺乳：宝宝饿了，护士会把他抱给妈妈，妈妈一定要将这最珍贵的初乳喂给宝宝。这是值得回味的经历，留给宝宝也留给自己。宝宝的吸吮还可以促进子宫收缩，减少子宫出血，使伤口尽快复原。

④禁食：在术后6小时内应当禁食。这是因为手术容易使肠子受刺激而使肠道功能受到抑制，肠蠕动减慢，肠腔内有积气，因此，术后会有腹胀感。为了减轻肠内胀气，暂时不要进食。

妈咪宝贝

6～8个月的宝宝饮食

6～8个月的宝宝适宜吃用面糊糊、鱼肉、动物肝脏、谷类，或将食物切细碎与酸乳酪一起做成的黏稠状食物，他基本上已什么都能吃，只是妈妈必须将不容易消化的部分挑去，将剩下的部分碾碎再喂给宝宝吃。

（2）产后第一天（6小时以后）

躺着的姿势：产妇产后平卧6小时以后就可以枕枕头了，这时最好采用侧卧位，可以将被子或毯子垫在背后，使身体和床成20～30度角，这样可以减轻身体移动时对伤口的震动和牵拉痛，会让产妇觉得舒服一些。

止痛的办法：麻药劲过了以后，大多数产妇会感觉腹部伤口疼痛，这时可以请医生开些处方药，或者可以使用镇痛泵缓解痛苦。

尽快进食：剖宫产6小时后可以饮用一些排气类的汤，如萝卜汤等，以增强肠蠕动，促进排气，减少腹胀，同时也可以补充体内的水分。但是，一些容易发酵、产气多的食物，如糖类、黄豆、豆浆、淀粉类食物，应该少吃或不吃，以防腹胀更加严重。

尽早活动：此时特别需要注意保暖以及各种管道的畅通情况；勤换卫生巾，保持阴部清洁；腹部的沙袋需放置8小时；12小时后，产妇在家人或护士的帮助下可以改变体位，翻翻身、动动腿。术后知觉恢复后，就应该进行肢体活动，24小时后应该练习翻身、坐起，并下床慢慢活动，条件允许还应该下地走一走，运动能够促进血液循环，使伤口愈合更加迅速；并能增强胃肠蠕动，尽早排气；还可预防肠粘连及血栓形成而引起的其他部位的栓塞。

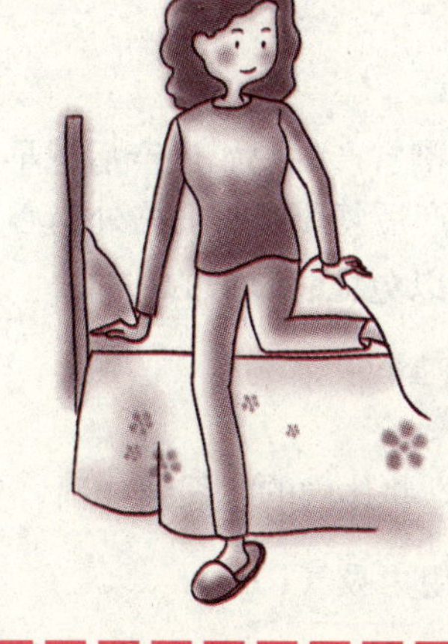

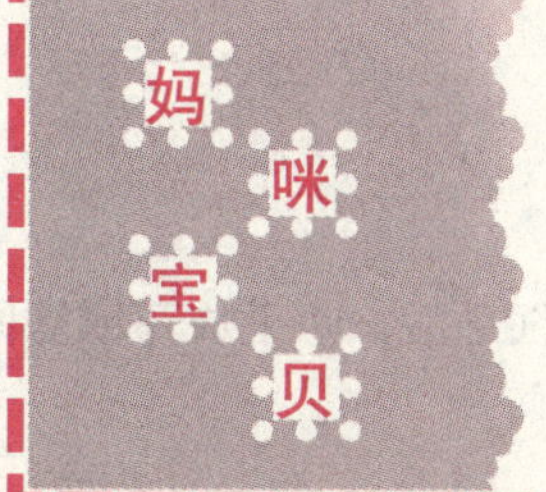

10~12个月宝宝的饮食

10~12个月的宝宝基本上可以和家人一起吃饭了，但是烹饪的时候还是不要加过量盐，妈妈要提前将食物弄成易嚼的小块，多让宝宝吃蔬菜和水果，不要让宝宝吃花生米、果仁、果冻等容易进入呼吸道的食物。

温馨提示

- 剖宫产伤口的照顾必须遵循两个原则：一是保持干爽；二是在手术隔天视情况换药，但是不可天天换，以免伤口刚愈合又撕裂。由于伤口会疼痛，要特别注意翻身的技巧。
- 第一周内不可下水，如果要洗澡，必须贴上防水胶布。
- 伤口一周内尽量保持干爽并视情况换药，若有渗湿或出血应马上通知护理人员。
- 伤口疼痛可视情况给予止痛药。
- 伤口未愈合前勿弄湿或弄脏，万一弄湿的话，必须立即擦干。
- 在咳嗽、大笑、下床前，以手及束腹带固定伤口部位。
- 翻身的时候，用一只手扶住伤口，另一只手抓住床边护栏，利用手部力量翻身(而不是肚子的力量)。
- 下床时先围上束腹带，用手脚的力量将身体移到床边，然后请家人帮忙摇高床头，侧身扶住床缘，先放下一只脚，再放另一只脚，之后坐5分钟再下床，家属应在旁适时扶助。不要因为伤口疼痛而不愿意动。

2）复原运动

跟自然生产的妈咪一样，剖宫产的妈妈们产后越早开始合理锻炼，身体就恢复得越快。不过，剖宫产妈妈在做产后复原操时需格外当心，锻炼应分三个阶段循序渐进地进行，千万不可操之过急，以免扯裂腹部的伤口。

第一阶段：产后深呼吸运动

- 仰躺床上，两手贴着大腿，将体内的气缓缓吐出；
- 两手往体侧略张开平放，用力吸气；
- 一面吸气，一面将手臂贴着床抬高，与肩膀呈一直线；
- 两手继续上抬，至头顶合掌，暂时闭气；
- 接着，一面吐气，一面把手放在脸上方，做膜拜的姿势；
- 两手慢慢往下滑，手掌互扣尽可能下压，同时吐气，吐完气之后，两手放开回复原姿势，反复做5次。

注：第一阶段的锻炼应持续到伤口愈合之后。

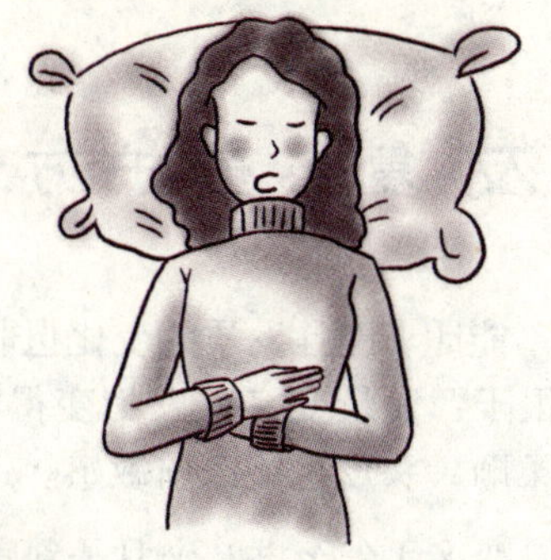

产后深呼吸

第二阶段：下半身伸展运动

- 仰躺，两手手掌相扣，放在胸前；
- 右脚不动，左膝弓起；
- 将左腿尽可能伸直上抬，之后换右脚，重复做5次。

第三阶段：腹腰运动

- 平躺床上，旁边辅助的人，以左手扶住产妇的颈下方；
- 辅助者将产妇的头抬起来，此时产妇暂时闭气，再缓缓吐气；
- 辅助者用力扶起产妇的上半身，产妇在此过程中保持吐气；
- 最后，产妇上半身完全坐直，吐气休息，接着再一面吸气，一面慢慢由坐姿回到原来的姿势，重复做5次。

3）促进伤口愈合的方法

保持伤口清洁干燥
温水坐浴
避免疤痕产生
注重营养摄取
适度运动
保持身体清洁
勿提重物
性生活勿急躁

妈咪宝贝

用勺尖取食物

妈妈第一次喂宝宝吃果泥、米糊之类的食物，会让宝宝有一种差异感，他们不知道那是什么东西，会不敢吃。这时候，妈妈要鼓励宝宝，并用勺尖取一点食物放在宝宝唇间，让他自己尝试着去吃。切忌将勺子硬塞进宝宝嘴里喂食。

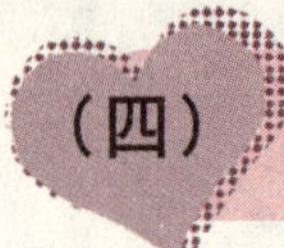

（四）妈咪头发复苏养护方法

产后的发量和产前实在不能比，而且发质的变化也非常大。那么，头发到底会产生哪些变化呢？发丝会变得很干；发量变多；发梢变得粗糙，有分叉；头发直径变粗；头皮容易出油，手感不柔顺；头皮也比以前敏感。这些改变极有可能会发生。

产后为什么会脱发？白发变多了怎么办？坐月子到底能不能洗头？产后最初的六个月，有的妈妈会有脱发现象，还有些人出现大量白头发。这些问题令初为人母的女性颇为烦恼。本节内容围绕发丝及头皮的困扰，作出了详尽的解释，愿您的秀发重现炫人光彩。

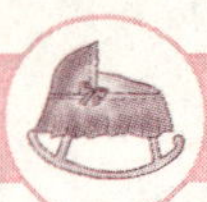

1.头发的周期

如同每个人都要经历青少年时期、中年时期和老年时期一样，头发的生长也分为成长期、退化期和休止期。在一头秀发中，每一根头发所处的阶段也是不一样的。比方说，在100根头发中，大约有85根头发是处于成长期，这个时期一般是2～3年；2～5根是处于退化期，一般持续2～3天；其他的10～13根头发就处于休止期，一般持续2～3周就会逐渐脱落。

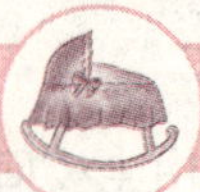

2.发量的改变

1）增发

怀孕期间，激素改变，因此头发的直径也会跟着发生变化。有些女性到了怀孕末期，发现头发慢慢变多了，而且也变得更粗了。此时，皮脂腺的分泌较旺盛、血流量增加，因此头皮会感觉比较油腻、敏感。但这种现象不会一直持续下去。产后，随着激素的变更，发量会逐渐改善，慢慢恢复正常。

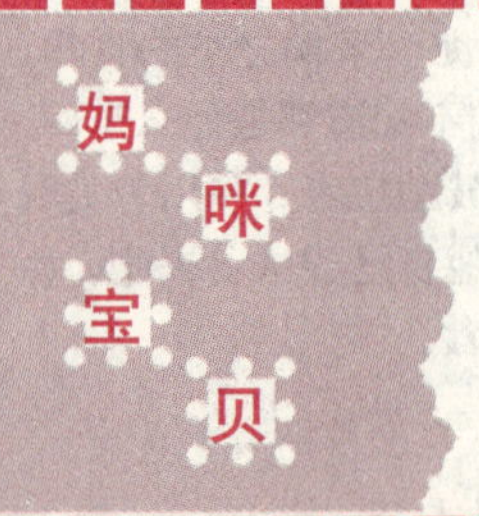

新妈妈的得力帮手

尽管对生产和做妈妈有了足够的思想准备，但身体上的不适、忙乱、焦虑混杂在一起，让新妈妈不知所措。母亲或婆婆的体力难以支撑照顾你的辛苦。此时，如果有生产和带孩子经验的姑姑或姨妈能帮着照顾你和宝宝，那简直是雪中送炭了。

2）脱发

天呐！产后的妈妈为什么会频繁脱发？而且随手一扯就掉一大把，这种状况十分令人担忧，以后头发会不会越变越少？脱发的原因究竟是什么？

（1）激素变化

其实在生产后的半年内，脱发是一种正常的生理现象。产后4~6周后卵巢功能才逐渐恢复，而与毛发最密切的雄激素就是卵巢产生的。在卵巢功能未恢复之前，雄激素代谢受到影响，毛发的生长也受到影响，尤其是卵巢功能恢复得更慢的哺乳母亲，所以很多产妇出现头发脱落的现象。不过，随着内分泌功能逐渐恢复，脱发大多在数月之内即可停止，不必过于焦急，否则反而会影响卵巢功能的恢复。

应对方法

妈妈们可以放心，是由于激素的变化，使得这些处于青春期的头发快速老化，越过中年期走向老年期。这些快速老化的头发，不仅变得没有光泽，而且在2~3周后就会大量脱落，造成了这场恐慌。其实头发只是恢复到了原本的正常量，这种情形到宝宝1岁左右就会改善。千万不要相信一些夸张不实的生发广告，白白浪费钱来治疗这种原本就会好的症状！

2）精神紊乱

新妈妈要照顾宝宝，往往身心比较疲劳，有时难免情绪低落，神经功能紊乱，头皮血管神经供血减少，造成毛发营养不良。

妈咪宝贝

宝宝不宜吃咸味

宝宝断奶后，妈妈可以做一些简单的食物给宝宝吃，食物内不要放任何调料，因为宝宝的肾脏发育还不完全，吃太咸会损伤他娇弱的肾脏。

宝宝总是哭

宝宝出生后3个月内都是用哭闹来表达他的需求，这时候妈妈不要慌乱，更不要不理会他，要把他抱在怀里安抚，看看他是不是饿了或者该换尿布了。

应对方法

应加强对头发的护理，如经常梳梳头，或用手指腹有节奏地按摩头皮，这都可以促进头皮的血液循环，有利于头发尽快长出。

（3）头皮感染

许多产妇坐月子期间不洗头， 头部卫生欠佳，结果在头上积聚一层油脂、灰尘，而产后出汗又较多，这样汗与灰尘积聚在一起，容易引起毛囊炎或头皮感染，使头发自然脱落。

应对方法

只要注意头部卫生，即可改善毛囊发炎的现状。如果由于家庭条件差，实在不允许您洗头，那就利用稀疏的按摩梳子轻轻理顺头发，尽量避免弄脏头发，等出了月子再好好洗干净吧！

（4）营养不良

产后的妈妈非常虚弱，起初可能会因为伤口疼痛而食欲下降，等到身体好了，又会为了减肥而克制进食。无论是厌食、挑食、偏食还是节食，都可能引发毛发营养不良，头发也会因此易折、易断、易脱落。

应对方法

要想克服头发营养不良的难题，其实并非只能靠食疗哦！如果室内温度舒适，您可以在洗澡前，用两个鸡蛋、两汤匙蜂蜜、一汤匙橄榄油搅拌均匀后涂在头发上，再用毛巾包住头发，过半小时后用热水洗净。这样也可以给无聊的月子期增添一份趣味呢！

妈咪宝贝

宝宝喜欢的味道

想要知道宝宝是否喜欢新食物的味道，可以用干净的小指蘸一点食物，放在宝宝的唇边让宝宝舔舔，如果宝宝很抗拒这种食物，说明他不太喜欢这种味道。

3. 为什么头发会变白

有些妈妈很苦恼，因为头发不仅会大量脱落，甚至还会出现变白的现象。这是由于多种原因造成的。一方面也许是因为头发老化、色素逐渐缺失，从而使得发色变淡；另一方面也可能是由于产后照顾小婴儿，压力过大或情绪不稳定，导致头发脱落、发色发灰，继而变白。当然了，这只是两种最为寻常的可能性。如果头发变白的发量过多，甚至局部头发掉落情况严重，那么您一定要尽快找皮肤科医师做进一步的诊断和治疗。

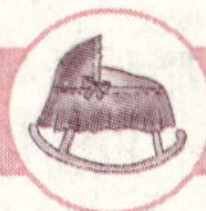

4. 坐月子能洗头吗

新妈妈们最关心的问题就是，坐月子期间能否洗头？在老一辈人看来，产妇在月子期间不能洗头，更加不能洗澡，是怕妈妈们受风寒。所以不仅不能洗头，还要把身体捂得严严的。如果在夏季分娩，又要遵循传统的坐月子方法，那新妈妈要遭的罪可就大了。其实这种说法是不科学的。只要洗完头不吹冷风，适度的清洁还是可以的。毕竟只有妈妈整洁干净、心情愉快，才能更好地哺育刚出生的小宝宝！妈咪讲究卫生，对宝宝的健康也很重要。

但是，新妈妈洗热水澡时，一定要调节好水温，最好稍高于体温，以感觉舒适为宜。而且洗澡的时间也不能太长。如果产后的身体十分孱弱，可以让产妇坐着洗头，这样可以节省体力。另外，产妇用普通的洗发液洗头也没关系，因为洗发液里的化学成分较少，只要冲洗干净了，就不会危害到新妈妈的健康。

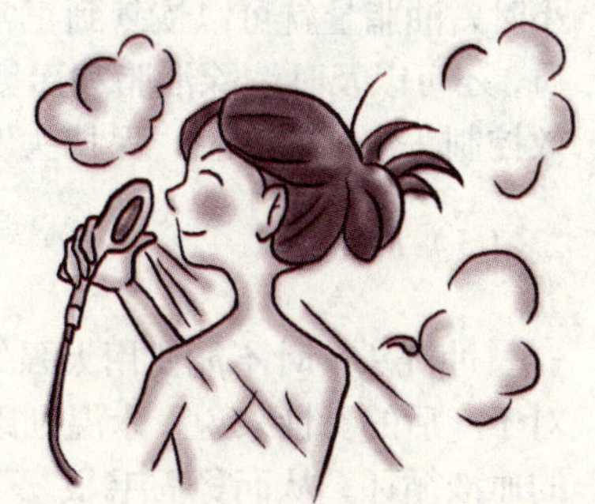

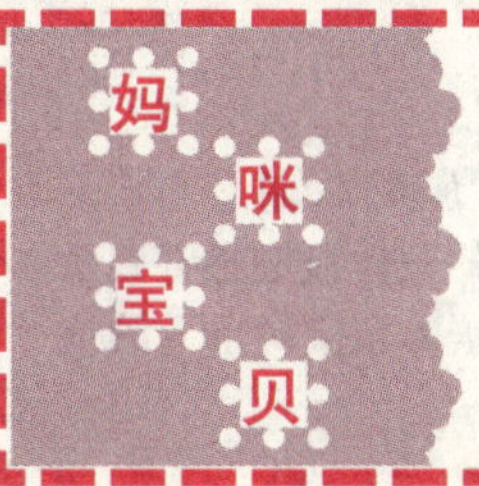

吃奶粉的宝宝便便较稀

吃奶粉的宝宝的便便与母乳喂养的宝宝便便有所不同。吃奶粉的宝宝的便便是灰黄色，或者有点发绿，比较稀薄；而母乳喂养的宝宝的便便则呈黄色糊状。

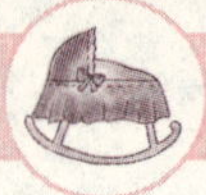

5．保养心爱秀发

产后是一段“非常时期”，这段时期的一切异常现象，都有可能是自然的生理现象。而这些现象大多会随着时间好转，不再使人烦恼。但保养仍旧是十分必要的。头发就像是健康的一面镜子，保持头发的健康靓丽，就是维护健康的一种表现哦！

1）适度清洗

（1）清洁

无论在何种情形下，健康毛发的前提就是清洁。由于发根的毛囊皮脂腺持续不断地活动，因此每天都会分泌出油脂。这部分油脂容易黏附环境中的灰尘，也会增加梳理头发时的摩擦力。过多的油脂容易造成头发表面的毛小皮翻翘，头发会变得暗淡、干燥、开叉，甚至断裂脱落。同时也是真菌、细菌的培养基地，能够间接引起头皮屑等问题，因此，头发必须保持清洁。

（2）除污

经有关专家试验证明，头发有自己的恢复调节功能。头发清洗以后，只要过四个小时，油脂量就可以恢复到正常的状态。每天采用正确的方法洗头，不但不会洗坏发质，还可以及时清除油脂和污垢，防止头发干燥、开叉，减少头发受损、断裂机会，有效控制头皮屑的产生，保持头发整洁秀丽，令头发更健康亮泽。

（3）冲水

冲洗头发时不能使用太强的水柱，只需用水轻轻地顺着头发生长的方向冲洗即可。对于产后的女性来说，水温则以比温水稍热的温度为佳。辅以按摩，因其能促进头皮的血液循环，从而稳固毛根。

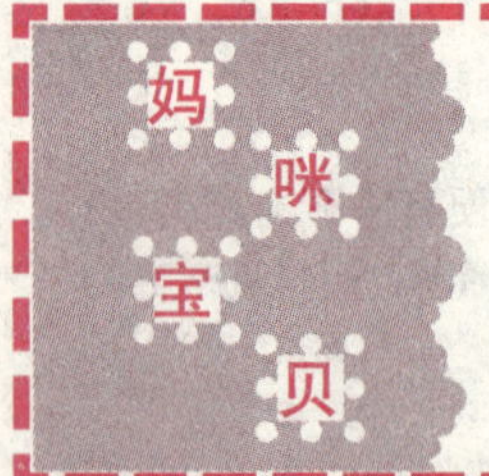

经常抱抱宝宝

许多父母怕宠坏了宝宝，不希望宝宝养得太娇气，总是吝啬于搂抱宝宝，这样是不对的！宝宝要通过与父母的肢体接触感觉到爱和保护，这样可以让他有安全感，还可以从小培养宝宝对别人的信任心理。

（4）次数

洗发的次数取决于新妈妈的身体状况及发质，虽然笔者鼓励新妈妈保持身体清洁，但仍建议尽量减少洗头的次数，以免着凉、受风。因为坐月子期间，如果感冒了会很麻烦哦！有可能留下头疼、关节酸痛等后遗症，因此，只要头发相对干净，还是不要像平常人一样任意清洗为好。另外，洗头时动作要轻柔，用指腹轻轻按摩头皮即可，千万不要大力搔抓，以免将原本就处于休止期的头发扯下或损毁了头皮。

（5）吹干

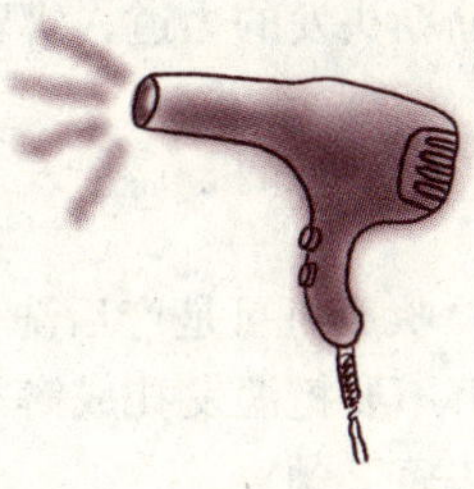

清洁后，要迅速用吹风机吹干头皮和头发。吹头发前可以先用干毛巾拍干，避免长时间的吹整。应该手脚麻利、速战速决。吹风机的温度不要过高，以免高温造成毛鳞片损伤，使头发变得脆弱而易断。

2）整发工具

（1）洗发液

选择温和的洗发液。认真针对自己的发质来挑选洗发用品，如果干性发质使用油性发质的洗发水，那确实存在越洗越干的问题。选用滋养型的洗发液可以保护发丝，让头发不会纠结毛躁，并在洗发后加上润丝精使头发较柔顺好梳理，也能改善每次洗发就掉一大把头发的情形。

在洗发后最好再用一些含水解蛋白、毛鳞素的护发素，以防止头发干涩、分叉或纠结，保持头发的光滑柔顺。新妈妈们在涂抹护发素的时候，最好涂抹在头发的中部或尾部，而不要大量直接涂抹在头皮上，以免造成毛囊堵塞，引发毛囊发炎。

（2）大梳子

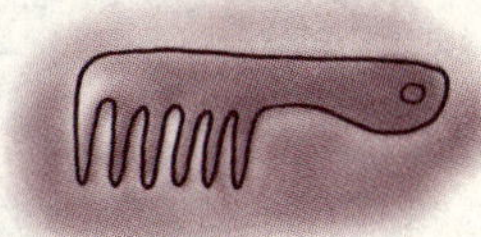

应选用柄针稀疏且有按摩作用的大梳子，这样梳理起来头发不易受损。但最好还是减少使用梳子的次数，以免扯动秀发，伤到头皮。若头发不是乱糟糟的，用手稍事整理，盘在脑后为佳。

妈咪宝贝

让宝宝安静下来

宝宝在哭泣的时候会吸进去很多空气，妈妈要将宝宝竖着抱起来，让他趴在你的肩膀上，用手轻轻地拍抚他的后背，帮他把气体拍出来，同时安抚他的情绪。

梳头应由发尾先梳。别小看梳头，它也是一门学问。正确的方法，应选用宽齿扁梳，先从发尾处梳起，另一手握住头发中段固定上端，先将发尾纠结的头发梳开，再由发根向发尾梳理，这样可以防止头发因外伤而发叉、断裂。如此才不易将头发扯下。绑头发时也不要太用力，以免因外力过大而加速头发的脱落。

（3）粗皮筋

选用布罩的粗皮筋草草将头发一绑，既休闲又整齐，而且有布罩裹盖着，减少了皮筋勒头发的力道，绑紧一点也不用担心伤到头发。

（4）吹风机

吹风机可是产后洗头必备的哦！洗完头发后，在头发还没有干的时候新妈妈记得千万不要把湿发扎成辫子，更不要这样去睡觉。否则很容易使湿邪侵袭身体，日后引起头痛、颈痛。

3）饮食均衡

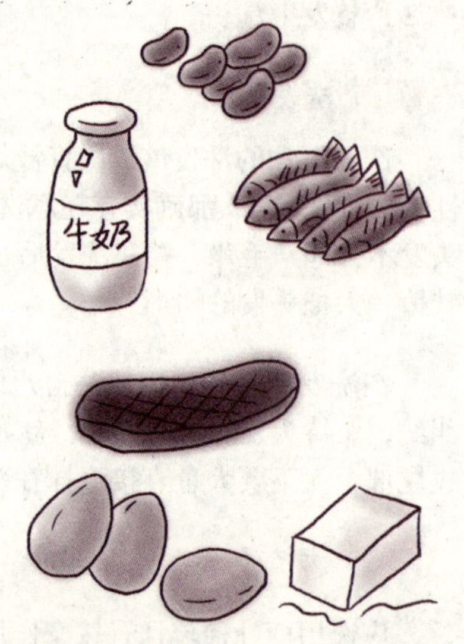

头发最重要的营养来源就是蛋白质。所以，妈妈们应该多补充一些富含蛋白质的食物，例如：牛奶、鸡蛋、鱼、瘦肉、核桃、葵花子、芝麻、黑米等，尤其是动物性蛋白质(如牛肉、猪肉、鱼肉)极为重要，因其与头发的角质形成有关。另外维生素A(鱼肝油、黄绿色蔬菜、胡萝卜、动物内脏)或维生素H(豆类、谷类、肝脏)不足也会使头发变得脆弱。还要注意多摄取维生素B、维生素C、锌和铁等。

妈咪宝贝

三月腹痛

宝宝到了第3周时会出现尖声哭啼的现象，一般出现在黄昏时分，他会哭很长时间，而且无论妈妈怎么安抚都没用，这种现象被称作“三月腹痛”或“傍晚腹痛”，一般会持续到12~14周症状才会消失。第一次出现此症状时，妈妈要带宝宝去医院就诊，以免引发其他症状。

4）指腹按摩

建议妈妈们在洗头发的时候，避免用力去抓扯头发，应用指腹轻轻地按摩头皮，以促进头发的生长以及脑部的血液循环。此外，每天用清洁的木梳梳头100下也是不错的一种按摩方式。也可以定期为头皮做SPA，使毛囊吸收到精油的养分，达到活化组织、促进血液循环的功用。

5）放松心情

保持心情愉快，这是最重要的一点。产前产后容易精神紧张，在养育小宝宝的过程中，妈妈又容易过度疲劳，还会担心宝宝出现各种各样的问题，心情不能放松，导致自主神经功能紊乱，头皮血液供应不足，引起头发营养不良，这也是造成脱发的原因之一。心情舒畅，没有焦虑、恐惧等情绪，不仅对头发有益，还可美容，做个容光焕发的妈妈。

6）避免染烫

在生产完后的6个月内，应避免在头发上做各种各样的改变。因为此时的头发仍属易脱落之时期，染烫发的药水本身，或是上卷时力道太强，都会很容易使头发脱落。染发膏对头皮伤害很大，而且染发后再接触孩子，也有可能造成不良影响。

妈咪宝贝

当心花粉过敏

中国人讲究人情，朋友手捧鲜花来看望产妇和宝宝也属人之常情，无法回拒。但这样有可能会引起妈妈和宝宝咳嗽，皮肤出现疹子，这对宝宝不是很好。如果实在难以回避，最好通知前来探望的人别带鲜花，因为宝宝或妈妈都有可能会对花粉过敏。出于对妈咪宝贝的健康和卫生的考虑，索性迟一点再把好消息发布出去，就可免去尴尬了。

分散宝宝的注意力

宝宝哭得很厉害，妈妈又找不到让宝宝哭的原因时，可以拿一些颜色鲜艳的东西吸引宝宝的注意力，宝宝会因为对不明食物的着迷而忘记哭泣。或者抱着宝宝照镜子，也会起到同样的效果。

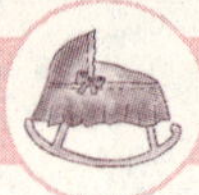

6. 秀发大忌

忌糖	甜食在新陈代谢过程中会产生大量酸性物质，有碍头发生长
忌油腻	令皮下的脂肪增厚；皮脂腺分泌过盛，导致皮脂外溢，影响毛囊功能而使头发易脱落
忌烟酒	香烟会使头皮微血管的循环功能受到影响。酒能酿湿生热，妨碍皮脂腺的正常分秘，令头发脱落
忌辛辣	辛辣食品如葱、蒜、辣椒、胡椒、芥末、咖喱等刺激性食物，使头发失去滋润而焦枯易落
忌染烫发	染发剂及烫发剂会溶于毛皮质的脂肪中，伤及毛髓质，引致脱发及变白发。烫发太多会使头发失去光泽，容易折断脱落
忌经常戴帽	长时间戴假发及帽会令头皮长时间不透气，热气和汗水挥发不去，头皮易造成细菌感染，导致头发脱落
忌生活无规律	情绪紧张、熬夜、便秘会致内分泌失调，影响头皮油脂分泌

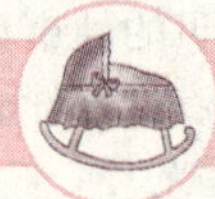

7. 滋养秀发的食品

绿色蔬菜	菠菜、韭菜、芹菜、圆辣椒、芦笋等有助于黑色素的活动，使头发乌黑靓丽
豆类	大豆能起到增加头发的光泽、弹力和滑润度的作用，防止头发分叉或断裂

海藻类	海菜、海带、裙带菜等含有丰富的钙、钾、碘等物质，能促进脑神经细胞的新陈代谢，还可预防白发

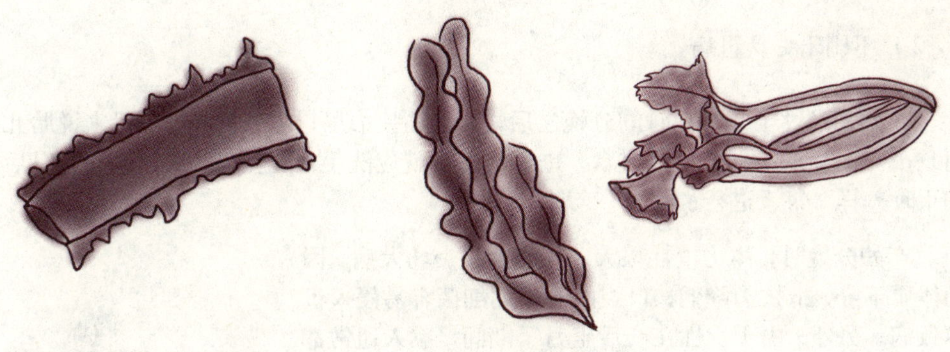

（五） 护眼、护齿、护甲知多少

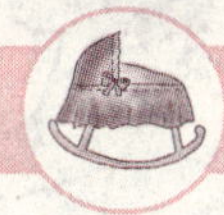

1.产后护齿

民间有一个传说，说是生八个孩子掉九颗牙。老一辈认为月子里刷牙漱口会动摇牙根，伤及牙肉，造成牙齿过早松动、脱落或牙龈流血等。因此，很多产妇在月子里不敢轻易刷牙。为什么民间形成了月子里不刷牙的习俗？这种习俗究竟从何而来呢？

1）牙还是需要刷的

在怀孕期间，孕妇在内分泌激素的作用下，会出现牙龈充血、水肿、易出血的现象，特别是在刷牙时。加之过去营养知识不普及，孕妇对在孕期如何摄取钙质了解不

给宝宝喝水

宝宝开始吃调配奶粉后，妈妈要注意多给宝宝补水。如果宝宝喝奶的时候很急可能因为他口渴了，妈妈可以在两次喂奶之间的空当给宝宝喂一些温开水。

够多，结果导致身体缺钙，结果很多人在生完孩子后，牙齿确实变坏了。由此，很多人就认为产妇不能刷牙。其实，许多产妇每天照常洗脸、刷牙，既不会引起牙疼，也没有造成牙齿过早松动，相反，每日保持口腔清洁、舒适，更有益于身心健康。

2）不刷牙更易患病

产妇在经过十几个小时的分娩之后，往往筋疲力尽，蓬头垢面。一般来说胎儿娩出1～2小时后产妇即应好好进食，进食前首先就应洗手、洗脸、刷牙或漱口，以后则和平时一样，每天进行。

产妇分娩时，体力消耗很大，犹如生了一场大病。因为体质下降，抵抗力降低，口腔内的致病细菌容易侵入机体致病。另外，由于女性在产后坐月子期间，家人通常都会给予她各种富含维生素、高糖、高蛋白的营养食物，尤其是各种糕点和滋补品，都是含糖量很高的食品，如果吃完以后不刷牙，食物残渣长时间地停留在牙缝间和牙齿的点、隙、沟凹内，待到发酵、发酸后，不仅会引起口臭，还很容易损坏牙齿，促使牙釉质脱钙，牙齿质地软化。为了能及时清除口腔的陈腐酸物，保护牙齿，勤漱口、勤刷牙便显得极为必要。如果1~2个月不刷牙，不注意口腔卫生，那么牙龈炎、牙周炎、龋齿等牙病就会陆续侵来。所以，为了产妇的健康、预防牙病的发生，产妇坐月子期间，必须加强口腔护理和保健，不但应该早晚用温水刷牙，而且应做到餐后漱口。

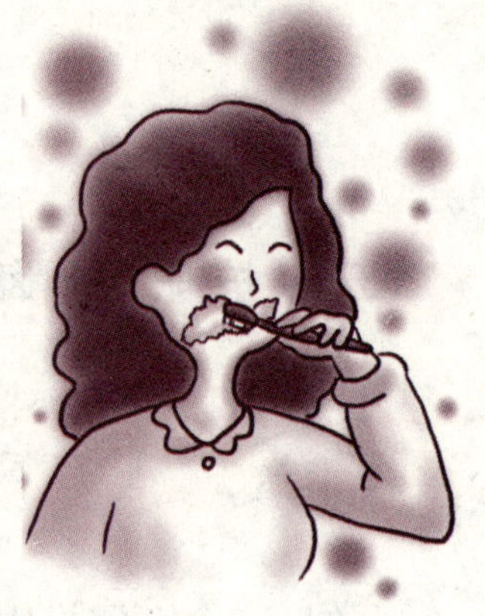

若要用些清洁、消毒效果较好的含漱剂，则应在漱口前，先用热水将漱口水稀释。不能直接使用冰凉的药水漱口。新妈妈刷牙必须用温水，但也不要太热，以觉得舒适为宜。且饮食方面应适当补充钙剂，以消除分娩带来的牙齿松动情况。

妈咪宝贝

和宝宝一起跳舞

有些宝宝脾气不好，经常无缘无故哭闹，把妈妈弄得心烦意乱。这时候，妈妈可以放一些柔缓的音乐，将宝宝抱在怀里带着他跳舞，宝宝随着你的身体起伏忽高忽低会变得异常兴奋，一会儿就会开心地笑起来。

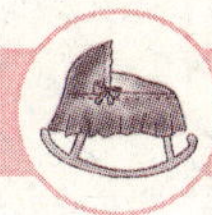

2. 产后护眼

在产褥期，特别是产后一个月内，产妇应以休息、适当活动、增加营养、恢复体力为主，不能过度劳累。有的新妈妈，主要是职业女性，由于平时工作和家务十分紧张，很少有空余的时间，就在产前准备下大量的书籍或毛线，想用产褥期多学点东西，看些小说或织毛衣，充分利用这难得的休息时间。其实这种做法是很不可取的。

看书需要长时间盯着书本，入迷以后又很少交换姿势，特别是对于一些患有孕期合并症的产妇，会使眼睛过于疲劳，造成眼的劳累，时间长了会留下看书眼睛疼的病根。织毛衣也是如此，不但会使眼睛疲劳，而且由于必须长时间采取坐位，会影响颈项、腰背部肌肉的恢复和休息，引起腰背疼痛。所以，产妇在产褥早期不宜多看书或织毛衣。当然，身体各方面恢复以后可以量力而行，但是仍以不影响视力、休息和不引起疲劳为限。

贴心提示：产后不能过早或过长时间看电视、上网哦，因为这样会使产妇特别是孕期合并妊娠高血压者眼睛劳累，日后再长久看电视或上网时容易发生眼痛。

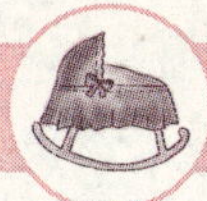

3. 产后护甲

产前一个月至产后一个月内，产妇的指甲应修短些。因为孩子出生后，新妈妈要抱孩子，而孩子的肌肤非常娇嫩，手上指甲太长有可能划到孩子。同时应该暂时停止涂指甲油，不然，指甲会变色，变成极难看的淤红色。在这段时间，可以使用橄榄油或绵羊油，每星期按摩指甲1～2次，为指甲补充营养。当然了，顺便也可以滋润一下手上的皮肤。

贴心提示：修剪指甲不仅可以保证新妈妈产后的饮食卫生，而且还可以有效避免对宝宝的娇嫩肌肤造成伤害呢。

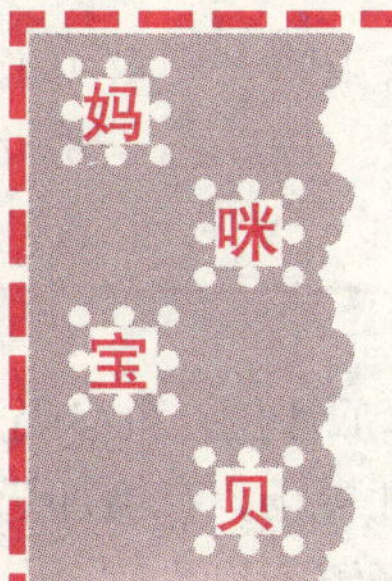

耐心地哄宝宝

宝宝有许多不喜欢做的事情，比如穿衣服、脱衣服、洗澡、吃药……但是又不能不做，于是他会用啼哭来表达抗议。在他哭闹的时候，妈妈不要用责备的语气责骂宝宝，而是应该抱着他哄他安静下来。

Q&A

疑点解惑

Q：　以前老公的内衣都是我洗，但他从未给我洗过，刚刚生完孩子没有过百天，我无法自己洗……

A：也许丈夫不是不想为你洗衣服，只是男人不如女人那般细心，可能他并未发现你的需求。其实，你只需提出要求，他说不定就会帮你洗了。产后短期内可不能碰凉水，与丈夫好好沟通一下吧。

Q：儿子每天6点左右醒来，我还想睡，他却不停地细细啼哭，我哪里还睡得着……

A：宝宝每天都是一个时间醒来吗？如果他每天晚上都好好睡觉，不在夜里哭闹，则说明这是好事，这说明宝宝已经养成了一个好习惯，早睡早起。作为妈妈，应该配合宝宝的习惯才是。如果你家的宝宝已经出了满月，那你每天早上醒来后，抱着他到户外转转，呼吸新鲜空气，权当晨练。这对你和孩子的健康都有好处。不过，6点稍嫌早了点，若是寒冷季节，早上出去容易着凉，应等到8点左右，再出去散步。

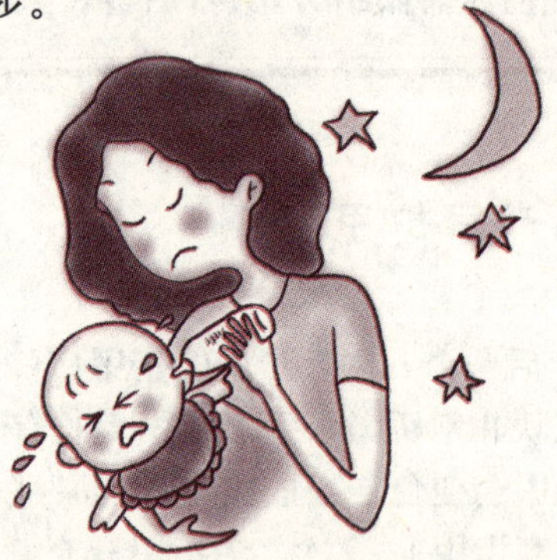

Q：没胸的女人是否很惨，面对丈夫时也还罢了，断奶后发现原本就不大的胸几乎只剩下一张皮了……好羡慕别人丰满的胸部……

A：建议你多吃点鲜木瓜沙拉，再多喝点鱼汤试试看，比如本书第三章中介绍的猪脚汤、红枣汤。在增加营养的同时，勤做乳房按摩，照本书中第四章的内容来做，只要持之以恒，就一定会见到效果的。

笔者有个朋友，已经是个一岁孩子的母亲，可是胸部跟幼童没什么区别，像是还没有发育过。起初，她也为此特别心烦，常常躲起来哭。但是，随着孩子一天天长大，她开始变得不以为然了，也渐渐有了自信。其实，只要身体健康，胸部大小没关系。胸小不也一样能将孩子哺育得健康漂亮吗？不要羡慕别人，也不应鄙弃自己。

Q：和长辈们营养观念不同怎么办？我不认为老一辈的说法就一定是正确的，长辈们也不理解我。那么，孩子的营养问题该听谁的？

A：现代的家庭多为独生子女，一个孩子同时被爸爸妈妈、爷爷奶奶、姥爷姥姥等六位家长关爱着。这种家庭看上去很美满，实际上内部也难免会有矛盾。比如，孩子在长身体的时候，应该吃“好的”，可究竟什么是“好的”呢？老人家们总会用一些固有观念来给小辈们上课，对此，年轻的父母们根本无法辩驳。从何辩起呢？你就是他老人家一口一口喂大的。但是年轻人们受到新事物的影响，有着自己的一套营养观念。关于这一点，双方也许都很难被对方说服。当孩子还在襁褓中的时候，自然还是由当妈的说了算。一旦把孩子交给老人家带，两代人通常就会由此发生关于宝宝饮食的纠葛。其实，这个问题很好解答，道理就摆在眼前。谁做得对、做得好，就应该谁做主。毕竟都是一家人，彼此都在为孩子的健康着想。只要以此为出发点去理解对方，也就没有什么理不清的分歧了。

Q：医生说不能把孩子捂得太严，家里温度跟医院相仿，但我总觉一层棉罩衣有点凉呀……

A：民间有这样一种说法，男婴比女婴抗冻，因为“小伙子火力壮”，只有女孩子才比较怕冷。这种说法有一定科学根据，但是不完全对。其实刚出生不久的婴孩是既怕冷又怕热的，妈妈要用手摸摸宝宝手脚的温度，最好让孩子一直处在均衡的温度下。照医生的说法是，从医院把孩子抱回家后，室内温度应在25 ℃左右为佳（成年人可能会觉得有点热的温度）。另外，绝对不能盖得太厚，因为孩子的体温调节能力差，盖得过多会引起生理性高热。若是在夏季，可以适当多喂宝宝喝点水来散热，如此体温可逐渐恢复正常。

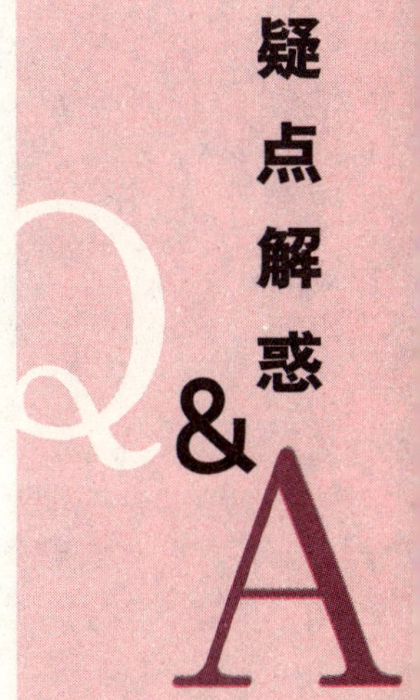

Q&A

疑点解惑

Q：本来孩子很乖，喂饱了就能哄着或自己玩儿。交给姥姥带了半个月，回家后就放不下了，只要不抱着他就一直哭，这是怎么了……

A：新妈妈一直同时照管家务和带孩子，如果孩子听话还好点，否则真是要闹个手忙脚乱。容我来猜猜，估计问题是出在把宝宝交给姥姥带的那半个月里吧！你既然是自己带孩子，老人家见到小宝贝的机会自然不多，难得能亲手带几天，肯定会百依百顺、爱不释手的抱个不停。说到这儿，你也应该明白了，宝宝明显是被“惯坏了”。小孩子就像是一张白纸，涂下什么就会留下什么印迹。大人时常抱着他软语逗弄，哄着他玩儿，他也就养成了习惯，一旦放下他就会不习惯，因此，只要在必要的时候给孩子情感上的满足，给予亲昵的哄抱和逗弄就好。不要让孩子养成不良的习惯。

Q：有次孩子在午睡，不知谁关电视前把音量开得很大，我一开电视，爆出一声极大响动，孩子忽然大声哭起来，怎么哄都哄不好……

A：即使是成年人，受到强烈的光线、巨大的噪音、骤然的颠簸等刺激，也会感到强烈的不安。何况是襁褓中的婴孩呢？如果孩子在此时的反应是握起小手，爆出洪亮的啼哭声，那就说明不要紧。孩子可能只是受了一点惊吓。你可以拍拍孩子的后背，轻声哼出温柔的语音，转移他的注意力，多抱他一会儿。当然，家长们应该提高警惕，不要让幼小的孩子受到惊吓。轻微的惊吓也许只是造成一时的哭闹，但是过度的惊吓，可能对孩子的心理造成不良影响。笔者有一个朋友，她家的孩子正在咿呀学语，而且已经能说出几个完整的句子了。某天，这孩子被邻居家的狗吓着了，当时大家都没发觉有何异常，只觉孩子说话有些结巴。等到孩子两岁多，才被证实竟已被吓成一个小结巴。综上所述，我们应该接受这些惨痛的教训，尽量为宝宝创造一个安静、舒适的环境和成长氛围。

Q：我家宝宝哭得好凄惨，听得人心疼死了。听说宝宝是用哭来表达意见，我有必要为此烦躁不安吗？

A：倾听宝宝的啼哭声，的确能了解到宝宝的要求呢。比如，当宝宝的啼哭声高亢而尖锐时，你会觉得听起来非常刺耳，这种声音会令你烦躁不安。通常这种啼哭声说明宝宝有可能患上了中枢神经系统的病，如颅内出血、脑损伤等，宝宝如果拒绝吃奶、声音发直，甚至有抽搐现象，应该立即送医院就诊。而当宝宝哭声嘶哑、呼吸困难，则有可能是呼吸系统的病症，也许你应注意抱孩子的方法。比如，是否用小被子捂着了他的口鼻？室内温度是否过于闷热了？这些都应引起你的注意。如果宝宝哭声软弱无力、微弱困倦，而且白天正常无恙，一到夜晚才会啼哭，如若不是饿了或弄脏了，则有可能是因为缺钙或缺乏维生素B_6而引起的。此时你要喂宝宝喝一些热水冲泡的钙溶剂，并将维生素B_6的药片磨成粉末，用稍微带点甜味的果汁冲泡了给宝宝服用。这样你就不用这么不安啦。

Q：孩子脸上长的小白泡是什么？他还什么都不会吃，难道是对牛奶过敏吗？真担心……

A：许多孩子刚出生时都会出现这种小白泡，没关系，不要担心，过两个月左右这些小白泡会自己消失的。如果孩子表现出难受，或数量过多，则有可能是过敏，应及时停吃现在使用的奶粉。如果条件允许的话，就让孩子先吃母乳。孩子刚出生的那几天，妈妈的奶水也许不充足，但只要多喝一些下奶的汤品，情况就会有所改善。关于催乳餐，请参见本书第三章。实在不行的话，就换一种奶粉喂孩子。笔者认为，还是不要挑选含营养素种类太全面的奶粉为好，因为添加剂太多只会妨碍奶制品的原味。妈妈可以自己先尝一下，如果你觉得味道好的话，我相信孩子也会喜欢的。

一般情况下，这种小白泡的产生，多半是因为妈妈怀孕期间吃得比较咸。或是孩子所处的室内温度过高。既然知道了问题所在，就不要吃太咸了。这种小白泡虽无大碍，但总会让妈妈担心一场。

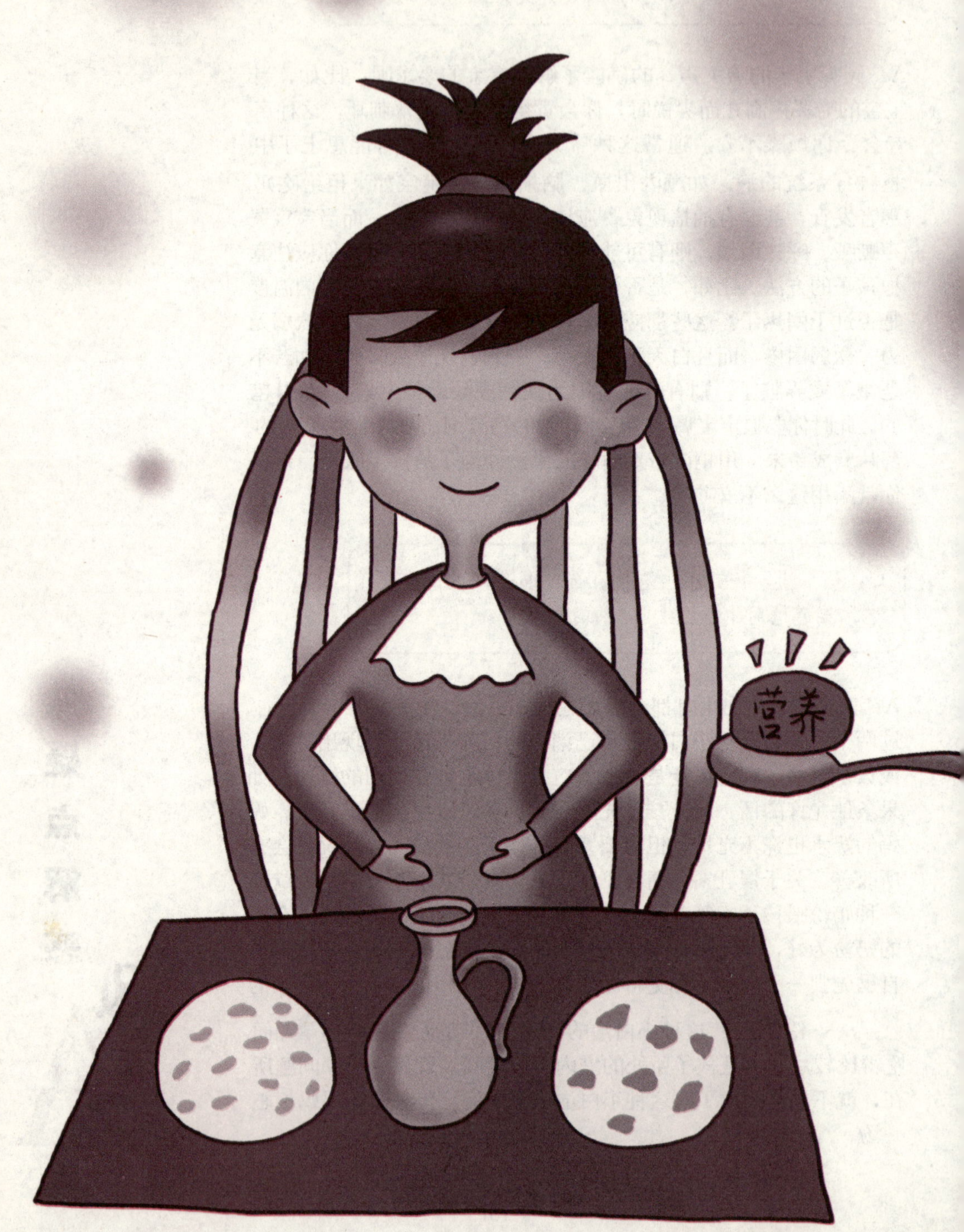
营养

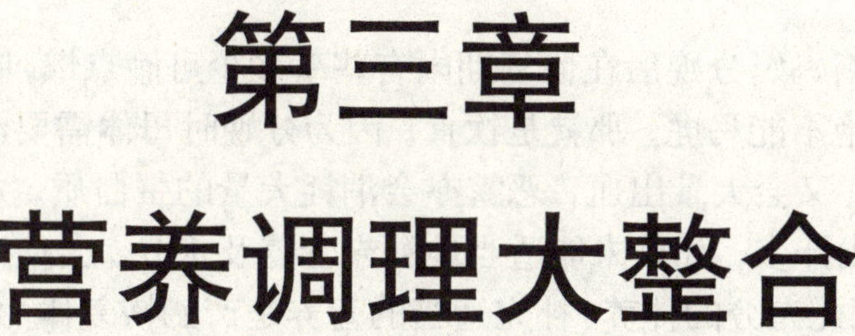

第三章 营养调理大整合

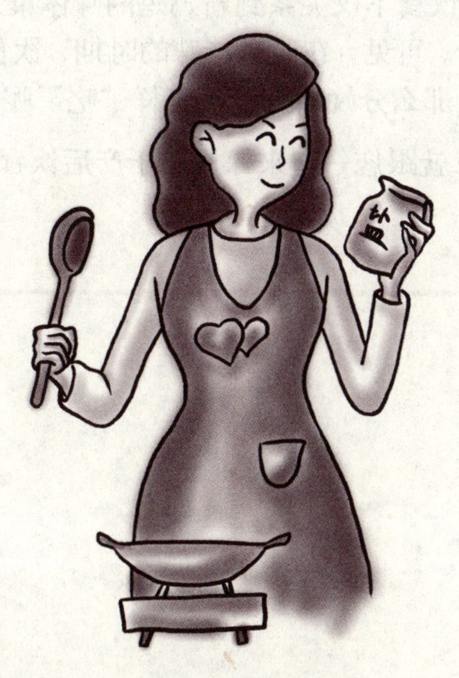

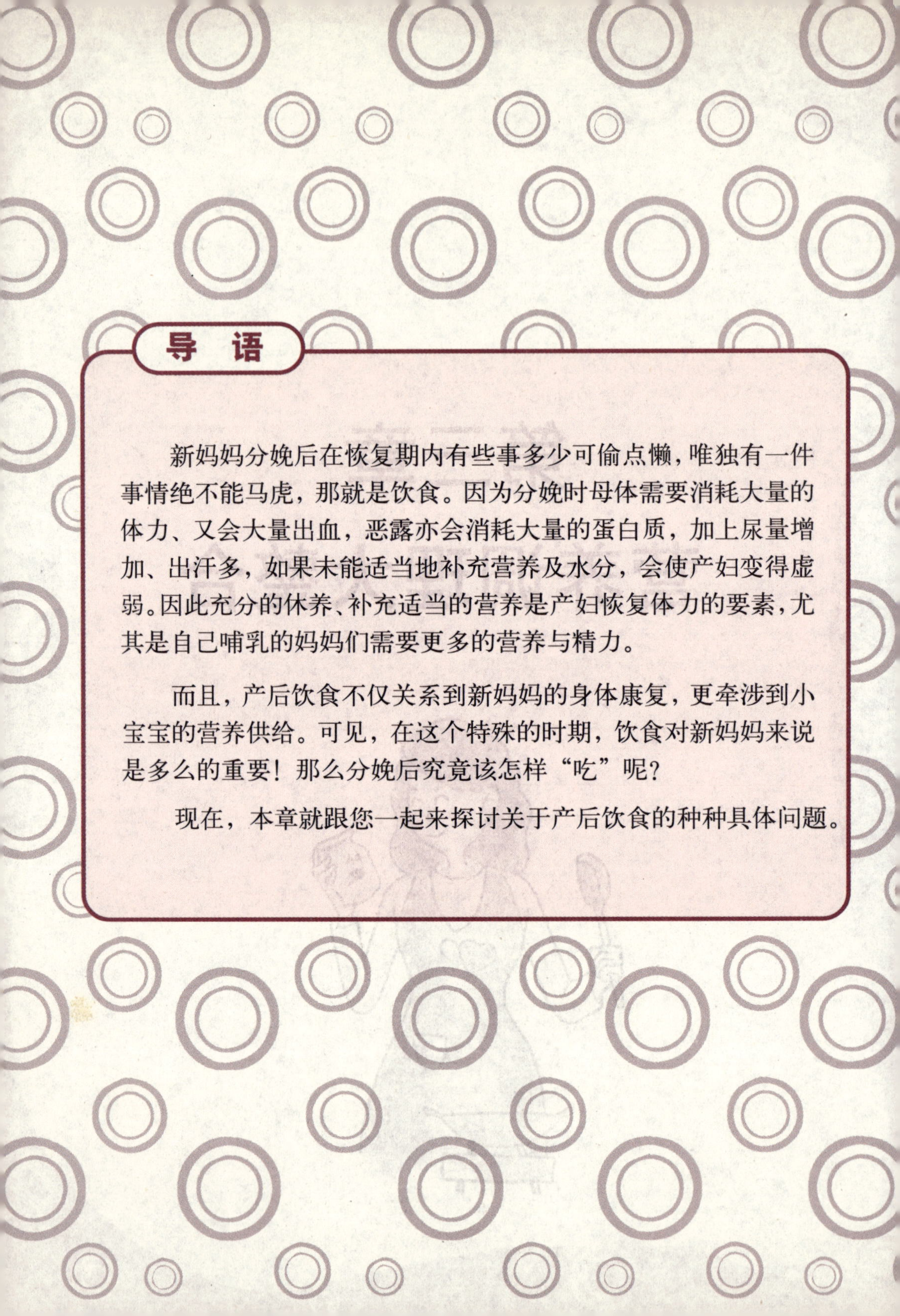

导 语

新妈妈分娩后在恢复期内有些事多少可偷点懒，唯独有一件事情绝不能马虎，那就是饮食。因为分娩时母体需要消耗大量的体力、又会大量出血，恶露亦会消耗大量的蛋白质，加上尿量增加、出汗多，如果未能适当地补充营养及水分，会使产妇变得虚弱。因此充分的休养、补充适当的营养是产妇恢复体力的要素，尤其是自己哺乳的妈妈们需要更多的营养与精力。

而且，产后饮食不仅关系到新妈妈的身体康复，更牵涉到小宝宝的营养供给。可见，在这个特殊的时期，饮食对新妈妈来说是多么的重要！那么分娩后究竟该怎样“吃”呢？

现在，本章就跟您一起来探讨关于产后饮食的种种具体问题。

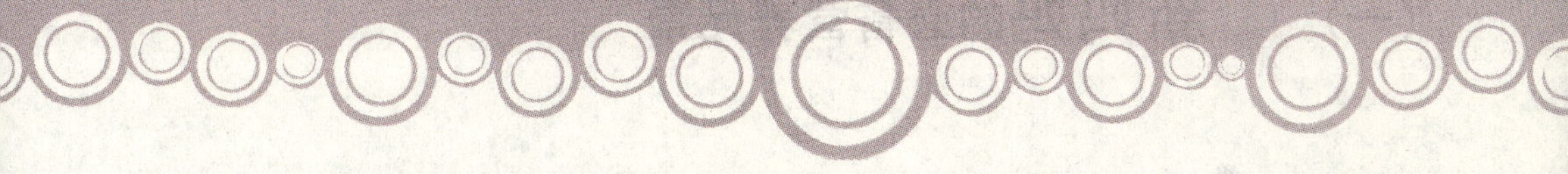

妈妈的健康就是宝宝的健康

生完宝宝一周了，宝宝很健康，我也进入了身体调理期。我要尽快把分娩时消耗的养分统统补回来，变成充足又营养的乳汁哺育宝宝，让他能够茁壮地成长，所以我每天都强迫自己吃下许多滋补品。婆婆说喝母鸡汤下奶，嫂子说喝鲫鱼汤有助于乳汁分泌，于是每天都有不同的汤汤水水让我喝下肚，再加上每餐不断的鸡鸭鱼肉，我真怕哪天自己会变成个大胖子！

后来，通过查阅资料，我了解到原来不是油水越足补得越好，而是要科学搭配着进补。月子里最好的营养补充方法是“粗细搭配，干稀混合”，还要根据母亲的身体情况，补充所缺的营养元素，这样我的身体才能恢复得更快更好，宝宝也能吃到营养充足的奶水。

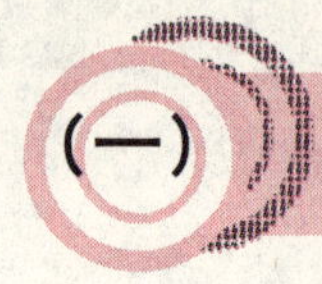

（一）新妈妈的必备营养元素

分娩以后，母体在妊娠期间为适应胎儿生长发育需要以及为分娩做好准备而发生的种种变化，都要逐渐消退并恢复到妊娠前状态（乳房除外），这些复原变化需要6～8周才能完成，这段时期称为产褥期。

在产褥期，子宫的变化最为明显，随着子宫体肌纤维的恢复，子宫在短时间内迅速缩小，在产后6周时可以恢复到孕前水平。分娩结束后，母体内雌激素和孕激素水平急剧下降，对于乳汁分泌的抑制迅速解除，乳房逐渐开始泌乳，乳房胀大，直到哺乳期后逐渐恢复至孕前状态。由于妊娠过程中积蓄的能量和营养物质在分娩过程中已经消耗殆尽，产妇需要额外补充营养以弥补产后因失血或恶露所损失的蛋白质，而且哺乳过程也是一种营养的消耗，乳汁的质量将直接受到母体营养状况的影响。

不过，产后补充营养也不能操之过急，在头1～2天，由于劳累，产妇的消化能力减弱，应该吃些容易消化、富有营养又不油腻的食物，如牛奶、豆浆、藕粉、面片，大米或小米等谷类煮成的粥、挂面或馄饨等。以后随着消化能力的恢复，可进普通饮食，但在产后的3～4天里，不要喝太多的汤，以免乳房淤胀过度。待泌乳后才可以多喝汤，如鸡汤、排骨汤、猪蹄汤、鲫鱼汤、桂圆肉红枣汤、肉骨汤煮黄豆等，这些汤类既可促进乳汁分泌，又含有丰富的蛋白质、矿物质和维生素等营养素。等待疲劳消除，食欲恢复正常后再调整食谱。否则可能导致食欲不振而影响补充。

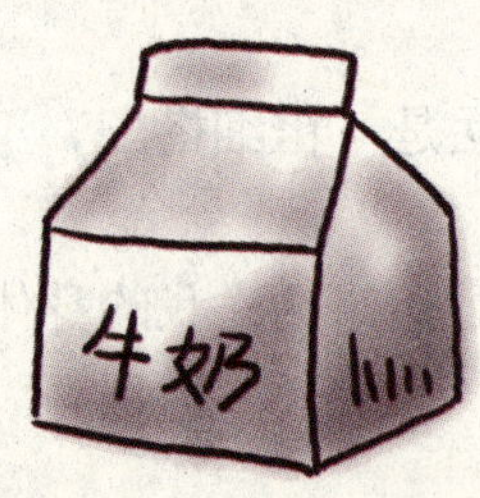

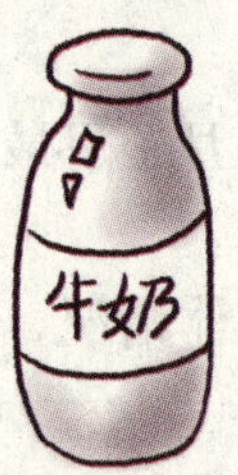

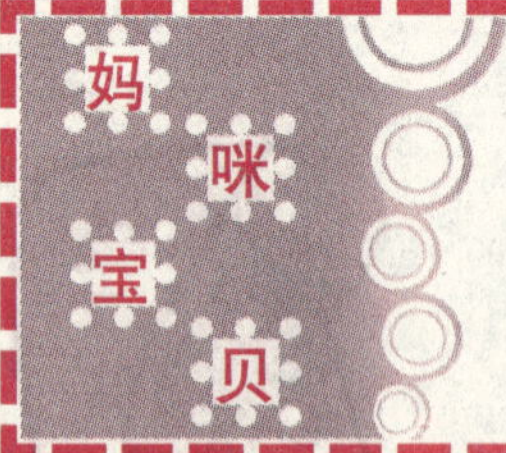

宝宝的眼睛要避光

适合宝宝的室温是在25℃左右。用手摸摸宝宝的脖子，如果有潮湿感，说明宝宝盖得太多或者穿得太多了，要脱掉一些衣服，把他身上的汗擦干，让宝宝凉快一些。不要用灯光或阳光直接照射宝宝的眼睛！

产后乳母营养不良主要影响宝宝神经细胞数目增殖和体积的发育。动物实验发现，断乳前营养不良可引起脑重量及脱氧核糖核酸含量的减少，其中小脑最为明显，而且这种损害在宝宝断乳后即使补充营养也无法弥补。

在对产后第1年内因严重营养不良而死亡的婴儿进行检查时发现：这类婴儿脑组织脱氧核糖核酸、核糖核酸和蛋白质含量及脑重量都明显低于正常婴儿。产后早期母乳营养不良，会严重影响宝宝大脑各部位细胞数量的增长，以及脱氧核糖核酸的堆积。此外，产后营养不良还会影响婴儿脑的髓鞘化及细胞内酶的成熟，妨碍宝宝的智力发育。

蛋白质

哺乳期要对新妈妈增加蛋白质的供应。产妇每天哺乳时，婴儿要消耗母体10~15克蛋白质。因此对新妈妈的蛋白质供应显得极为重要。如果新妈妈膳食中蛋白质含量不足，就会导致乳汁分泌减少，还会降低乳汁中赖氨酸、蛋氨酸的含量，影响乳汁的质量。哺乳期产妇的膳食中每天应增加供应25克蛋白质，其中优质蛋白质要占到1/2以上。

含有蛋白质的食物：蛋白质可以从肉、鱼、蛋、奶、鸡鸭等含有大量动物蛋白的食物，以及花生、豆类和豆类制品等含有大量植物蛋白的食物中摄取。

脂肪

肉类和动物油中含有动物脂肪，豆类、花生仁、核桃仁、葵花子、菜子和芝麻中含有植物脂肪。脂肪也是能量的主要提供者。

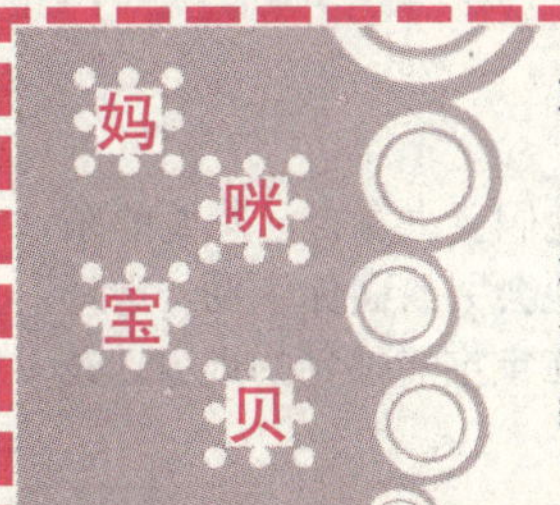

妈妈的情绪会影响到宝宝的情绪

也许你会发现你围着宝宝团团转了一天，可他依然在无休止地哭闹，这会使你的脾气变得很差，不停地抱起他，然后又放下，或者频繁地给他换尿布、喂奶，你的焦躁会直接影响到宝宝的情绪，也许他只是想让你抱抱他，只要心平气和地抱着他哄哄就没事了。

矿物质

油菜、菠菜、芹菜（尤其是芹菜叶）、雪里蕻、荠菜、莴苣和小白菜中含有较多的铁和钙；猪肝、猪腰、鱼和豆芽菜中磷含量较高；海带、虾、鱼和紫菜等碘含量较高。

含有矿物质的食物：产妇在哺乳期补钙有利于母婴的健康。正常乳汁中的钙含量是恒定的，每天婴儿要从妈妈乳汁中摄取300毫克的钙。如果妈妈的膳食中钙供应不足，就要动员母亲体内的钙储备来维持乳汁钙的稳定。因此，多次分娩、反复哺乳的妈妈由于长期缺钙，不但会腰酸背痛，严重时还会造成骨质软化、牙齿松动和发生骨质疏松症。因此，母亲要补充含钙食品，每天要保证摄入1500毫克钙才能维持体内钙的平衡。由于我国膳食结构的特点，膳食中影响钙吸收的因素如植酸、草酸、纤维素等摄入较高，使母亲的钙摄入远远达不到上述要求。因此，哺乳期补钙要引起产妇及其家属足够的重视。新妈妈平时可以吃些钙制剂，以增加体内钙的含量。另外，应该多晒太阳，以促进钙的吸收。

维生素

产妇膳食中维生素的供应也不可缺少。水溶性维生素，如维生素B_1、维生素B_2、尼克酸、维生素C等都能通过乳腺进入乳汁，而脂溶性维生素中只有维生素A能进入乳汁。因此，新妈妈要多食用富含维生素A、B族维生素和维生素C的食品，以确保乳汁中有足够高的维生素含量。妈妈每日约需摄入维生素A1200微克，维生素B_1和维生素$B_2$2.1毫克，尼克酸21毫克，维生素C100毫克，才能满足母亲和婴儿的需要。

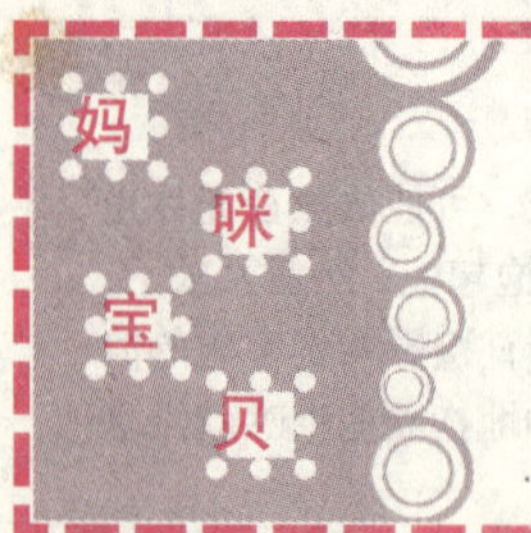

鼓励宝宝自己动手

宝宝稍微大一些会有自己的想法，他们会去拿自己想要的东西，但又会因为力所不及而失败，然后他会哭着向你求助，这时妈妈不要替他拿东西，而是要将东西放在宝宝能够到的地方，鼓励宝宝再尝试一次。

含有维生素的食物

维生素A：鱼肝油、蛋、奶都含有较多的维生素A；菠菜、胡萝卜、韭菜、苋菜和莴苣叶中含胡萝卜素量较多，胡萝卜素在人体内可以转分成维生素A。

维生素B：小米、玉米、糙大米、面粉、豆类、肝和蛋中都含有大量的维生素B，青菜和水果中的含量也十分丰富。

维生素C：各种新鲜蔬果中都富含大量的维生素C，如柑橘、橙柚、草莓、柠檬、葡萄，红果等 ，尤以猕猴桃中含量高。

维生素D：鱼肝油、蛋黄和乳类中含量丰富。维生素D能够辅佐人体对钙的吸收，它有两个来源，一个是摄入动物肝肾、柑橘类水果、蛋类等食物，从这些食物中摄取维生素D，医学上称为外源性维生素D；另一个来源是晒太阳，让人体皮肤在阳光中紫外线的刺激下“制造”维生素D，医学上称为内源性维生素D。如果新妈妈拒绝阳光，又有偏食习惯，不吃富含维生素D的食物，这样体内维生素D供给不足，导致钙元素吸收不良，会影响宝宝骨骼的正常发育。所以一方面新妈妈要纠正不良的饮食习惯，不可偏食、挑食，食谱力求广泛，荤素搭配，切不可冷淡富含维生素D的食物；另一方面，要多接触阳光，尤其是在冬季，更要多做户外活动，不要坐在屋里隔着玻璃晒太阳，应让皮肤直接接受阳光照射。

糖

在哺乳期也要增加妈妈热能的供应。妈妈体内每产生1毫升乳汁约需3.7千焦的热能。再加上喂哺婴儿会增加热能的消耗，因此乳母的能量供应要相应增加。乳汁的分泌量越多，热能的需要也就越大。一般建议乳母在正常妇女热能供应量的基础上每天增加一些热能。所以产妇的膳食中每天要有适量的米面主食。

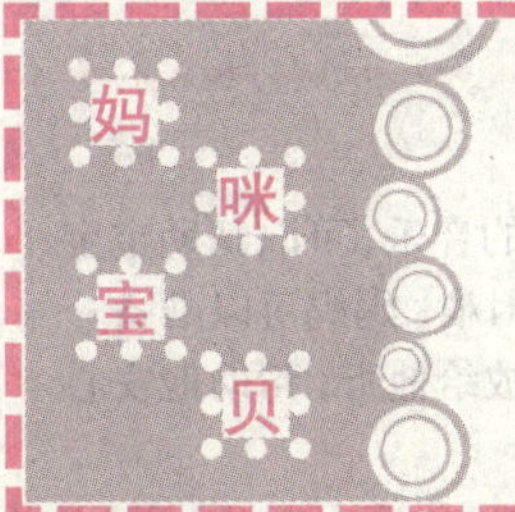

宝宝的睡觉时间

如果是爸爸妈妈自己带宝宝的话，要尝试着让宝宝适应你们的睡眠时间。最好让宝宝在你们两个都回到家后再睡觉，但时间不要过晚，在爸爸妈妈的陪同下入眠，宝宝可以睡得更踏实。

含有糖的食物： 糖也称碳水化合物。所有的谷物类、白薯、土豆、栗子、莲子、藕、菱角、蜂蜜和食糖中都含有大量的糖类。糖类是提供给人体活动的主要热能的营养素。

水　分

由于母乳中有88%的水分，所以产后应多补充汤汁，防止缺水。而且在哺乳期对营养的需要还应超过妊娠后半期，每天热能需要约12552千焦。哺乳期母亲应多喝些水、汤、鲜果汁等来补充乳汁中的水分。水分如果供应不足，会减少乳汁的分泌量。尤其在产后1个月内，俗称"坐月子"时，产妇要多吃汤类如鸡汤、猪蹄汤、鲫鱼汤等。这些汤汁中除含有大量的水分外，还含有丰富的氨基酸、无机盐等，可以补充妈妈分娩时的营养消耗，并促进乳汁的分泌。但是在产后最初两周内，产妇常感到胃口较差，此时可以吃得清淡些，以后再逐步增加营养。

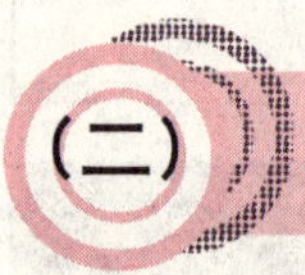

新妈妈一定要吃

月子里产妇需要大量营养，以补充在孕期和分娩时消耗的能量，但在产后一两天最好吃些清淡且易消化的食物，以后逐渐增加含有丰富蛋白质、碳水化合物以及适量脂肪的食物。每日包括主食500克（馒头、面包、面条、米饭），肉类或鱼类150～200克，鸡蛋3～5个，豆制品100克（豆腐、腐竹、豆腐皮等），豆汁或牛奶250～500克，新鲜蔬菜500克（菠菜、白菜、芹菜、萝卜、菜花、油菜、芸豆、黄瓜等），饭后半小时吃1～2个水果（苹果、橘子、香蕉、梨等）。

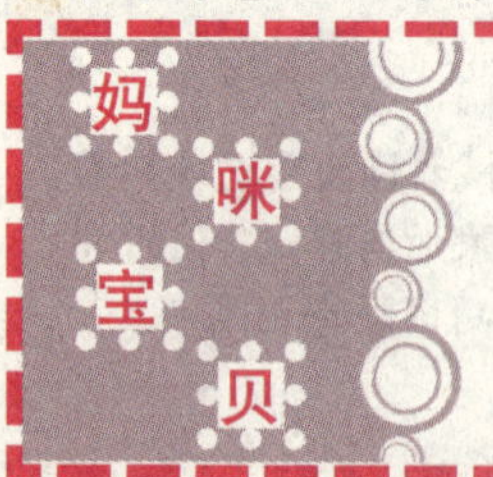

听着音乐睡觉

在宝宝睡觉时，小声地放一些轻柔舒缓的音乐，可以帮助宝宝睡得更好，而且不易醒来。有些宝宝入睡很困难，妈妈可以准备一些录有子宫内声音的录音带，在宝宝睡觉时放给他听，帮助他安心入睡。

产后饮食要多样化，要注意粗细、荤素搭配。菜肴以汤菜为主，每餐都要有一个汤（鸡汤、鱼汤、菜汤、稀饭等）。饭菜既不要过甜，也不要过咸。夏天水果洗净去皮即可食用，不需要加温；但刚从冰箱中取出的水果，应放在室内过一会再吃；北方冬季寒冷，可将水果放入温水中浸泡半小时再吃。

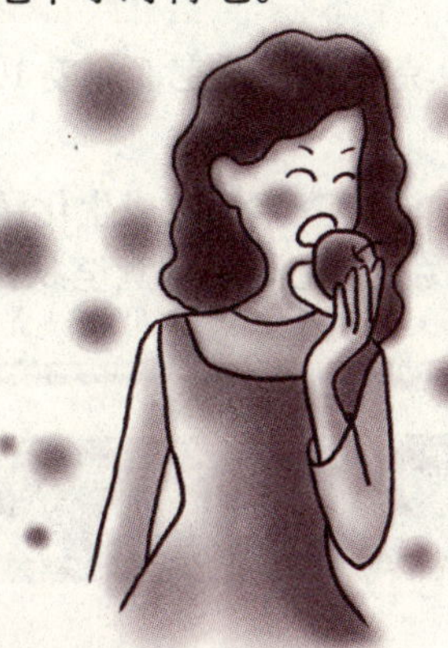

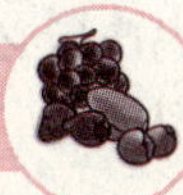

1. 妈妈必食谷类

无论是产前还是产后，谷物都是维持身体正常运转的重要食物。妈妈在分娩过程中丢失了大量的蛋白质，这就需要在产后的饮食中补充回来，与肉类相比，谷类中所含的植物蛋白更容易被人体所吸收，还不会为母体带来负担，所以谷类是补充母体蛋白质的最佳食品。食用谷类时还要注意粗细搭配，不要只吃细粮或只吃粗粮，否则会造成营养摄取不均的现象发生。

1）小米

小米富含丰富的维生素B_1和维生素B_2，纤维素含量也很高。食用后会刺激肠蠕动，增进食欲。但是不能因为小米粥营养丰富，就完全以小米为主食，这样做只会造成其他营养的缺乏。

2）芝麻

芝麻富含丰富的蛋白质、脂肪、钙、铁、维生素E，可提高和改善膳食营养质量。黑芝麻比白芝麻食用价值更高。

妈 咪 宝 贝

在襁褓中安睡

宝宝出生后3个月内要睡在襁褓中。妈妈可以用一张毯子斜着对折，将宝宝包起来，这样可以阻止宝宝胡乱伸展四肢，让他睡得更好更安全。

2）营养谷类美食

生化粥

主料：当归24克，桃仁10克，川芎6克，炮姜10克，炙甘草3克，粳米100克。

调料：红糖适量。

做法：用水先将药材煎好，滤去渣滓，做成生化汤。

将粳米淘洗干净，放入生化汤中熬煮至黏稠，加入红糖调味即可。

贴心提示

生化汤是女性产后的常用方剂，某些地区习惯将这个方子作为新妈妈产后必服的汤剂。中医认为，瘀血不去，新血不生。而这个方子能化瘀生新，所以名为“生化汤”。

生化汤有增强子宫平滑肌收缩、抗血栓、抗贫血、抗炎及镇痛作用。主治产后血虚受寒，瘀阻胞宫所致腹痛等症状。由于分娩时失血耗气，所以产后多血虚，寒邪乘虚而入，寒凝血瘀，容易致使恶露不能畅行，瘀血凝滞，引起小腹冷痛。这种产后腹痛是因血虚、血瘀夹寒引起的，在治疗上，用药的基本原则应是补虚、化瘀、散寒，生化汤就是针对这种情况而设的。

生化汤中当归味甘、辛，性温，能补血活血，温经祛寒，化瘀生新，正合病机，且在方中用量最大，为方中主药；川芎辛温走串，能活血化瘀，又能行气，为“血中气药”；桃仁能活血化瘀；炮姜辛温，能入血散寒，温经止痛，又兼有止血作用；炙甘草能益气健脾，又能协调药性；诸药相配共成养血祛瘀、温经止痛之剂，可补虚、化瘀、散寒，从而达到化瘀止痛的治疗目的。 女人产后，体质多虚寒，出血与瘀血多并存。对产后寒凝血瘀腹痛之症，若单纯或过量应用温热、活血化瘀之药，恐有耗气伤血之虑。

所以，本方虽重在温通化瘀，但其药物配伍特点为“温中寓补，补中寓通，通中寓塞”。炮姜、甘草、当归同用，是温中寓补；当归、桃仁、川芎同用，是补中寓通；川芎、桃仁、炮姜同用是通中寓塞（止血）。生化汤兼顾了产后体质虚寒，出血与瘀血并存的病理机制，补不留瘀，活不伤血。

应用要点

生化粥常用于治疗产后疾病，如胎盘残留、人流及引产等阴道出血，子宫复旧不良，产后尿潴留，产后缺乳及妇科疾病，如宫外孕、输卵管梗阻不孕症、子宫内膜炎、子宫肌瘤等。但临床应用本方，必须以中医辨证施治为指导，根据临床具体情况加减应用，绝不可以现代医学病名为依据选用生化粥。

红薯小米粥

主料：小米50克，红薯1块。

调料：红糖适量。

做法：将红薯洗净去皮，切成小块。
将小米淘洗干净。
将小米和红薯放入锅内，注入适量清水。
用中火煮沸，然后用小火慢慢熬至黏稠
加入红糖食用即可。

贴心提示

红薯小米粥可以治疗产后乏力，元气损耗，食欲不振，乳汁少等症状。

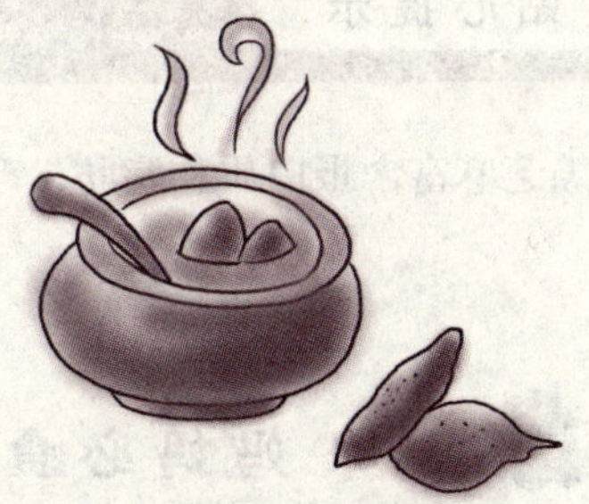

红枣珍珠粥

主料：红枣10粒，珍珠米50克。

调料：红糖适量。

做法：将红枣洗净去核，将珍珠米洗净。
将红枣和珍珠米一同放入锅内，注入适量清水煮40分钟。
加入红糖食用即可。

贴心提示

红枣不但能够补血，还可以补气养心，红枣配合珍珠米煮粥食用既营养又容易消化，是产后滋补的佳品。

芝麻粥

主料：粳米250克，黑芝麻70克。

调料：白糖适量。

做法：将黑芝麻淘洗干净，晾干，投入锅内干炒成熟，然后碾成碎末。

将粳米淘洗干净，注入适量清水煮沸，然后转小火熬至黏稠。

将黑芝麻末放入米粥中加入白糖搅拌均匀，粥再次沸腾后即可。

贴心提示

黑芝麻富含蛋白质和脂肪，产后食用能够迅速恢复妈妈分娩时所消耗的养分。

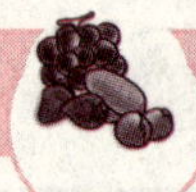

2. 妈妈必食营养菜

新妈妈因为分娩丢失了一部分血液，消耗了一定的元气，生殖器官也需要修复。因此除了多吃些肉、蛋、鱼等食品补充蛋白质外，还要多吃一些蔬菜，用来补充维生素、铁等营养元素。有一些蔬菜是妈妈月子里最好的选择：

①莲藕

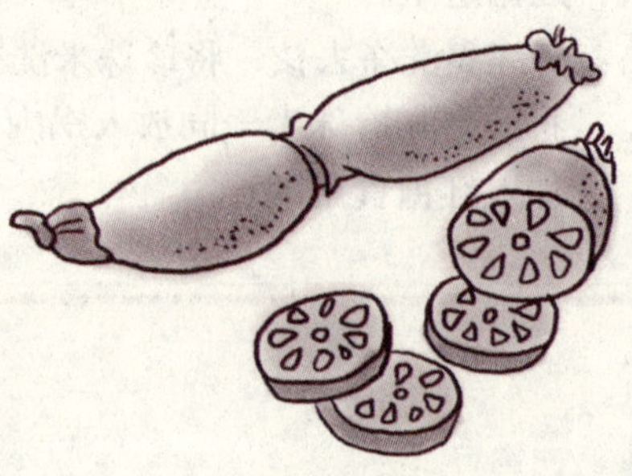

莲藕含有大量的淀粉、维生素和矿物质，是祛瘀生新的佳蔬良药。新妈妈多吃莲藕，能及早清除腹内积存的瘀血，增进食欲，帮助消化，促使乳汁分泌，有助于对新生儿的喂养。

2）黄花菜

黄花菜含有蛋白质、维生素A、维生素C及磷和铁等矿物质，营养丰富，味道鲜美，尤其适合做汤用，产褥期容易发生腹部疼痛、小便不利、面色苍白、睡眠不安，多吃黄花菜有助于消除以上症状。

3）黄豆芽

黄豆芽含有大量蛋白质、维生素C、纤维素等，蛋白质是生长组织细胞的主要原料，能修复生产时损伤的组织，维生素C能增加血管壁的弹性和韧性，防止出血，纤维素能通肠润便，预防便秘。

4）海带

海带含碘和铁较多，碘是制造甲状腺素的主要原料，铁是制造血细胞的主要原料，新妈妈多吃这种蔬菜，能增加乳汁中铁和碘的含量。

5）莴笋

莴笋含有钙、磷、铁等多种营养成分，能助长骨骼、坚固牙齿。尤其适合产后少尿和乳汁不畅的新妈妈食用。

6）营养蔬菜美食

雪花扁豆

主料：扁豆200克，鸡蛋1个，火腿末15克。

调料：油、盐、味精、淀粉各适量。

做法：将扁豆摘洗干净，火腿切成末，鸡蛋打散，加入盐、淀粉和水搅拌至起泡。

锅内倒油烧热，放入扁豆翻炒均匀，加入盐、味精和水，炒熟后出锅。

锅内倒油烧热，倒入蛋液，摊成一张鸡蛋饼。

将鸡蛋饼盖在炒好的扁豆上，撒上火腿末即可。

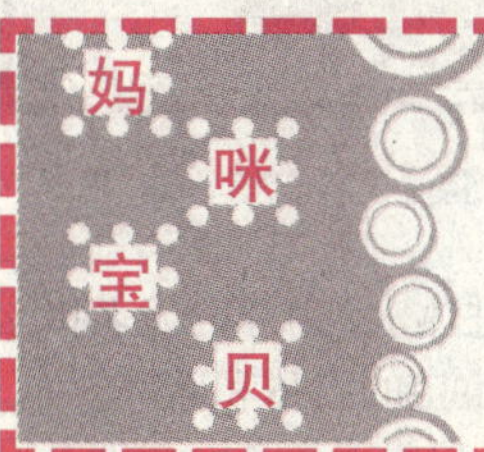

宝宝要自己睡

为了夜间喂奶方便，很多妈妈喜欢让宝宝睡在自己和丈夫中间，如果爸爸妈妈睡相好的话，睡着后不会压着宝宝，而且还能第一时间安抚半夜醒来的宝宝，但是长时间下去，会让宝宝产生依赖感，不愿意独立睡觉，以后想要分开睡会很困难。

贴心提示

扁豆具有解暑行气的功效，鸡蛋和火腿又是补充营养的佳品，非常适合夏天生产的产妇。

鲜藕粳米粥

主料：鲜藕100克、粳米50克。

做法：将藕洗净，切成块；将粳米淘洗干净。

把藕块和粳米放入锅内，注入适量清水，用大火烧沸，然后转小火熬至黏稠即可。

贴心提示

藕是产后调理身体的宝贝，生食可以散血化瘀，熟食可以健脾开胃，能够快速补充体力，具有生血止恶露等功效。

南瓜炒肉丝

主料：南瓜250克，猪肉100克。

调料：油、盐、酱油、姜片各适量。

做法：将南瓜洗净、去皮、去子，切成小块，备用。

将猪肉切成丝，用酱油腌渍入味。

锅内倒油烧热，将姜片爆香，放入肉丝翻炒均匀。

放入南瓜块，加入盐、酱油和水，盖上盖子焖熟即可。

妈咪宝贝

给宝宝洗脸

往宝宝专用的洗脸盆里放进冷水，再混合进热水，用你的无名指试一下水温，温热即可。然后用棉花蘸水擦洗宝宝的眼睛和面部。

贴心提示

南瓜具有消炎止痛的功效，而且含有丰富的蛋白质，产后食用能够补气养身。

香酥海带

主料：水发海带200克，水发香菇20克，面粉500克，玉米淀粉250克，泡打粉15克，糯米粉100克，生粉150克，蛋黄50克。

调料：油、姜丝、盐、味精、白糖、料酒、椒盐各适量。

做法：将面粉、玉米淀粉、泡打粉、糯米粉、生粉、蛋黄和水混合做成酥炸糊，将海带和香菇分别摘洗净，切成丝。

将海带煮软，加入姜丝、香菇丝、盐、白糖、料酒搅拌均匀，腌渍入味，然后放入酥炸糊挂匀。

锅内倒油烧热，将挂好浆的食材，分成小扎放入油锅中炸至金黄色，捞出沥油，洒上椒盐即可。

贴心提示

此款菜肴口感清爽不油腻，有助于新妈妈产后碘的补充，注意烹煮时一定要煮烂，才容易被孕妇虚弱的身体吸收。

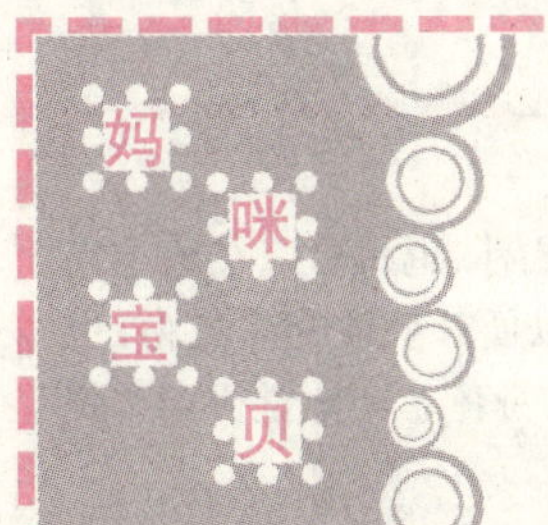

睡前必备互动

宝宝睡觉前要和爸爸妈妈进行一套规律的睡前活动 ：妈妈要先给宝宝洗澡，让宝宝放松心情；然后给宝宝喂奶；宝宝吃饱后让他躺在自己的婴儿床里，由爸爸来给他讲睡前故事，哄他睡觉；宝宝睡着后，爸爸不要马上离开，最好在宝宝的身边再陪他一会儿，直到他安然沉睡再关上灯悄悄离开。

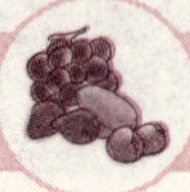

3. 妈妈必食营养蛋奶

1）鸡蛋

鸡蛋含有丰富的蛋白质、脂肪、卵磷脂、核黄素和钙、磷、铁以及维生素 A、B、D 等，确实是营养素比较全面的很好的营养品。烹煮方便，且口感清淡，是大多数孕产妇喜爱吃的营养品之一。于是有的产妇为了增加营养，就吃很多鸡蛋，甚至以鸡蛋为主食，认为这样可以使产后的虚弱身体尽快恢复。其实这样很不科学，原因在于：

首先鸡蛋中并不包括所有营养素，比如维生素 C 和纤维素就不如其他食品，甚至很缺乏。过多食用而忽视其他营养素的摄取，会使产妇营养不均衡，影响产妇身体的恢复及婴儿的生长发育。同时还会引起产妇消化功能紊乱和身体生理机能失调。

其次过多地食用鸡蛋会影响产妇的食欲，使产妇不由自主地拒绝鸡蛋。

因此坐月子吃鸡蛋也要讲究科学，要适可而止。一是不可吃得太多，否则，多余的蛋白质不但吸收不了，造成浪费，而且还会引起产妇的消化不良。据验证，每天吃 10 个鸡蛋的产妇和每天吃 3 个鸡蛋的产妇比较，她们的身体所吸收的营养量是一样多的；吃多了，多余的营养物质不能被身体消化吸收，还会增加肠胃负担，时间长了还容易引起胃病。因此，产妇每天吃 3 个鸡蛋就够了。

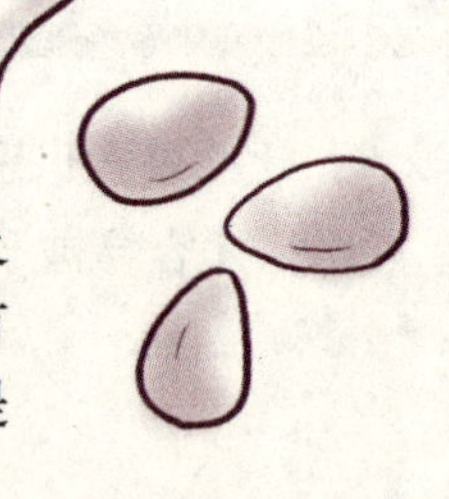

二是烹调鸡蛋的方法要多样。不要单纯地煮着吃，可以用鸡蛋做清蒸蛋羹、鸡蛋汤、鸡蛋皮、蛋糕、荷包蛋、鸡蛋饼，以及配炒其他蔬菜等。

三是半生的鸡蛋吃不得。由于鸡蛋带有足以致命的沙门菌及大肠杆菌，若不注意，很可能会因为吃了半生的鸡蛋而丧命。曾有人在进食半熟的鸡蛋后，出现呕吐、腹泻及头痛等症状，故专家提醒人们，宜将鸡蛋彻底煮熟后食用。

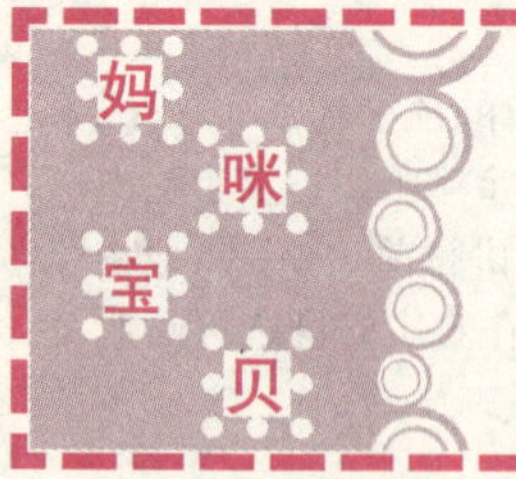

给宝宝穿衣服

许多宝宝会在穿衣服或脱衣服的时候哭闹，妈妈可以在给宝宝穿衣服的时候，用鼻尖蹭他或者和他聊天，以便分散他的注意力，也可以一边帮他脱衣服，一边教他认识自己的身体，让他觉得穿、脱衣服像是在做游戏一样。

另外，有些人用煮沸的豆浆、牛奶、开水等冲鸡蛋也是不科学的，因为100 ℃左右的瞬间温度，碰到凉鸡蛋后，会迅速下降，不足以杀灭有害微生物。

2）牛奶

牛奶中含有丰富的钙、维生素D等，包括人体生长发育所需的全部氨基酸，消化率可高达98%，是其他食物无法比拟的。牛奶中的钙最容易被吸收，而且磷、钾、镁等多种矿物质搭配也十分合理，孕妇应多喝牛奶。

煮牛奶时不要加糖，须待煮熟离火后再加。加热时不要煮沸，也不要久煮，否则会破坏营养素，影响人体吸收。科学的方法是用旺火煮奶，奶将要开时马上离火，然后再加热，如此反复3～4次，既能保持牛奶的养分，又能有效地杀死奶中的细菌。不要空腹喝牛奶，同时还应吃些面包、糕点等，以延长牛奶在消化道中停留的时间，使其得到充分消化吸收。

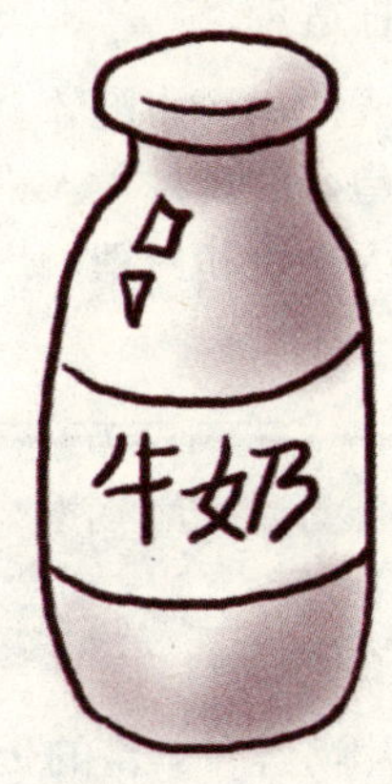

3）营养蛋奶美食

蛋奶布丁

主料：牛奶250克，鸡蛋2个。

调料：白糖、植物油各适量。

做法：将牛奶分成两份，一份加入白糖，用小火将白糖溶化。

锅内加入少量水，放入白糖，用小火熬成金黄色的糖浆，在布丁模具里面刷上一层油，注入2毫升糖浆。

将鸡蛋打散，加入冷牛奶，再加入含糖的热牛奶，然后用纱布滤去结块。

将蛋奶液倒入模具中，放入蒸笼中蒸20分钟，冷却后扣在盘子里即可。

贴心提示

蛋奶布丁是美味又营养的甜品。

牛奶麦片粥

主料：牛奶1杯，麦片120克。

调料：白糖适量。

做法：将麦片用冷水泡软。

将泡好的麦片放入锅内，注入适量清水，用大火烧沸。

加入牛奶和白糖，用小火煮至黏稠即可。

贴心提示

牛奶麦片粥含有丰富的蛋白质和糖，适量食用可以益气养血、生精催奶。

牛奶焖饭

主料：粳米250克，牛奶2杯。

做法：将粳米淘洗干净，放入电饭煲内。

注入牛奶和适量清水，煮熟即可。

贴心提示

用牛奶煮米饭比用水煮米饭更有营养，口感也更加细腻，容易被吸收，能够促进乳汁分泌，补养五脏。

照顾宝宝需要爸爸妈妈的配合

妈妈的注意力很自然地会全部放在宝宝的身上。对宝宝的照顾和关心固然重要，但千万不要忽视自己和丈夫自身的需要。新妈妈和宝宝会得到很多的关注，而新爸爸可能会感到有点被冷落。让新爸爸多花一些时间，享受做父亲的乐趣，这是很重要的。

鸡蛋糯米粥

主料：糯米100克，鸡蛋2个。

调料：白糖适量。

做法：将糯米淘洗干净，鸡蛋放入碗中打散。

将糯米放入锅内，加入适量清水熬至汤汁黏稠。

加入鸡蛋液和白糖，搅拌均匀，烧开即可。

贴心提示

鸡蛋是产后补血养气的佳品，与糯米一起熬粥食用可以滋阴润肺、增强体质。

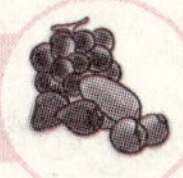

4. 妈妈必食营养水果

水果的营养丰富，味道鲜美，男女老幼都爱吃。有些人认为，水果是生冷的食物，产妇怕着凉，吃生冷的水果对身体有没有好处呢？实践证明，产妇适当吃些水果，不仅能增加营养，帮助消化，补充维生素和矿物质。而且水果还有一些特殊的治疗作用，对产妇的身体健康很有帮助。因为水果含有丰富的维生素C、水分、矿物质以及纤维素，这些是人体所需的营养；而维生素C亦是造血的要素，不仅能保护皮肤，且能促进伤口的愈合；多吃纤维素则可防止便秘，这些食物均须在均衡饮食的原则下调节。那么，产妇应吃哪些水果呢？

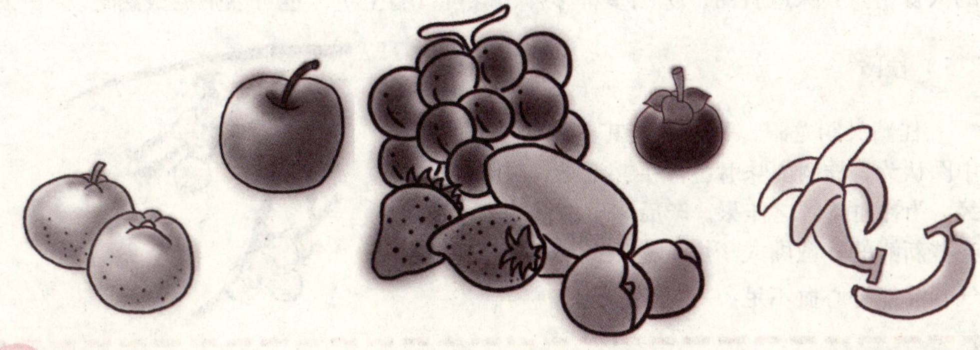

1）香蕉

香蕉中含有大量的纤维素和铁质，有通便补血的作用。妈妈多爱卧床休息，胃肠蠕动较差，常常发生便秘。再加上产后失血较多，需要补血，而铁质是造血的主要原料之一，所以妈妈多吃些香蕉能预防产后便秘和产后贫血。妈妈摄入的铁质多了，乳汁中铁质也多，对预防婴儿贫血也有一定帮助作用。

②橘子

橘子中含维生素C和钙质较多，维生素C能增强血管壁的弹性和韧性，防止出血。妈妈生孩子后子宫内膜有较大的创面，出血较多。如果吃些橘子，便可防止产后继续出血。钙是构成婴儿骨骼牙齿的重要成分，妈妈适当吃些橘子，能够通过妈妈的乳汁把钙质提供给婴儿，这样不仅能促进婴儿牙齿、骨骼的生长，而且能防止婴儿发生佝偻病。另外，橘核、橘络有通乳作用，产妇乳腺管不通畅时，除可引起乳汁减少外，还可发生急性乳腺炎，影响对婴儿的喂养。吃橘子能够避免以上现象的发生。

③山楂

山楂中含有丰富的维生素和矿物质，对妈妈有一定的营养价值。山楂中还含有大量的山楂酸、柠檬酸，能够生津止渴、活血化瘀。妈妈生孩子后过度劳累，往往食欲下降、口干舌燥、饭量减少，如果适当吃些山楂，能够增进食欲、帮助消化、加大饭量，有利于身体康复和哺喂婴儿。另外，山楂的活血化瘀作用，能帮助排出子宫内的瘀血，减轻腹痛。

④红枣

红枣中含维生素C较多，还含有大量的葡萄糖和蛋白质。中医认为，红枣具有补脾益胃、益气生津、通调血脉、和中解毒的作用，尤其适合产后脾胃虚弱、气血不足的人食用。其味道香甜，吃法多种多样，既可口嚼生吃，也可熬粥蒸饭熟吃。

⑤桂圆

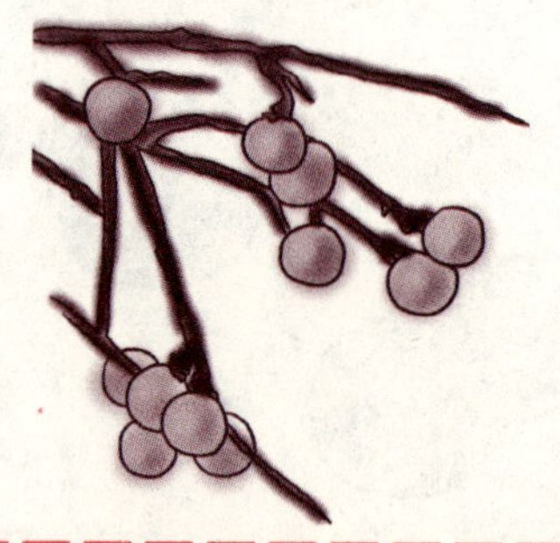

桂圆又叫龙眼，是营养极其丰富的一种水果。中医认为，桂圆肉味甘、性平、无毒，入脾经、心经，为补血益脾之佳果。产后体质虚弱的人，适当吃些新鲜的桂圆肉或干燥的龙眼肉，既能补脾胃之气，又能补心血不足。

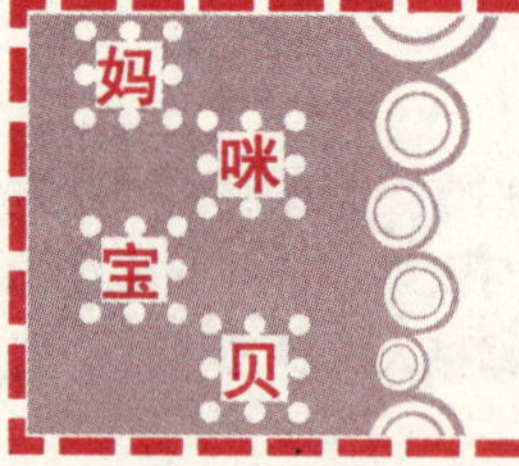

宝宝害怕洗澡怎么办？

许多宝宝害怕洗澡，一碰到水就会大声哭泣。如果宝宝还很小，可以暂时不给他洗澡，每天用湿棉花帮他擦洗身体，2~3周后，再尝试着用水洗澡，如果宝宝还是害怕，妈妈可以抱着宝宝和他一起洗，以消除宝宝的恐惧感。

贴心提示

若真有禁忌，可折中选择一般人所认为较温和的蔬菜水果来吃，像红苋菜、菠菜、高丽菜、胡萝卜、哈密瓜、木瓜、葡萄、苹果、桃子。而需禁忌的凉性(寒性)食物有番茄、梨、西瓜、香蕉、冰、白萝卜、冬瓜、空心菜、白菜、茄子、海鲜(寒性)、茶等。

6）营养水果美食

牛奶梨片粥

主料：大米150克，牛奶2杯，鸡蛋3个，梨2个，柠檬汁少许。

调料：白糖少许。

做法：将大米洗净，沥干水分备用；将鸡蛋打散备用；将梨去皮、核，切成厚片，撒上白糖上锅蒸15分钟，出锅后淋上柠檬汁。

将大米倒进米锅里，用小火熬至黏稠，再倒入鸡蛋液搅匀。然后将牛奶倒进锅里，煮沸后加糖。

将牛奶粥盛入碗内，铺上一层梨片，再淋上梨汁即可。

贴心提示

这款甜品粥具有清热排毒，助消化的作用，能够治疗产后便秘等症状。

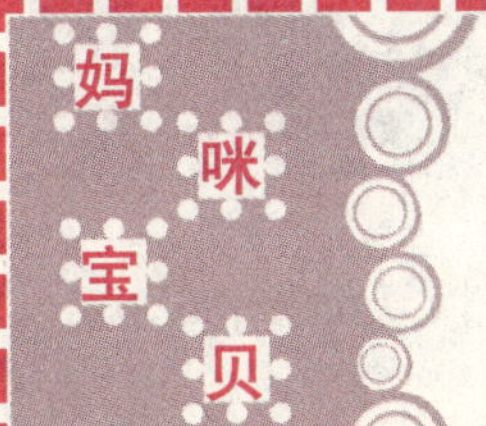

换尿布的时间很宝贵

给宝宝换尿布的时间是妈妈和宝宝交流的好时机。妈妈要在宝宝熟悉的环境里给宝宝换尿布，比如宝宝的房间，或者他经常玩儿的地方。妈妈要一边换尿布，一边和宝宝说话，逗宝宝开心，让宝宝觉得换尿布也是一件有趣的事情。

苹果煎饼

主料：面粉50克，鸡蛋1个，苹果2个，牛奶1杯。

调料：白糖、奶油少许。

做法：将鸡蛋打散，加入面粉、牛奶和水搅拌成稀面糊，用纱布滤去结块；苹果去皮去籽，切成小菱形块。

将炒锅烧热，放入奶油融化，倒入苹果块，加入白糖炒成苹果馅。

平底锅倒油加热，倒入面糊，用推柄推成圆形面饼。

将苹果馅铺在面饼上，对折成半圆形，再对折成扇形即可。

贴心提示

用含有高蛋白的牛奶、鸡蛋和含高维生素的苹果烹制而成的这款甜品不但能够补充新妈妈在生产时所消耗的热量，还能增加乳汁分泌，治疗产后便秘、盗汗等。

木瓜蒸鸡

主料：鸡肉1000克，木瓜30克，玉蕈20克。

调料：白糖、味精、酱油、料酒、鸡油、水淀粉、葱段、姜片各适量。

做法：将木瓜切成滚刀块；玉蕈用水泡发、洗净。

将鸡肉剔除骨头剁成块，加入白糖、味精、酱油、料酒、鸡油、水淀粉、葱段、姜片腌渍入味。

将腌好的鸡块和木瓜、玉蕈一起放入碗内，上锅蒸40分钟即可。

贴心提示

这道菜具有补虚养气、散寒除湿的功效，适于产后滋补，恢复元气。

豆沙香蕉

主料：香蕉3根，豆沙100克，面粉5克，鸡蛋2个。

调料：油、淀粉、白糖各适量。

做法：将香蕉去皮切成3厘米长的段，再将每段切成两片。

取少量豆沙馅夹在两片香蕉中间做成豆沙香蕉生坯。

将鸡蛋清打散，加入淀粉和面粉，做成鸡蛋糊，将豆沙香蕉生坯放入鸡蛋糊中挂匀。

锅内倒油烧热，放入豆沙香蕉炸至表皮脆硬呈金黄色，捞出沥油，撒上白糖即可。

贴心提示

这道水果甜品不但能够补充新妈妈所需热量，还具有清热消肿、养血生精的功效，能够缓解水肿、便秘、燥热等症状。

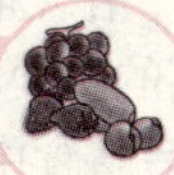

5. 妈妈必食营养肉

1）鸡肉

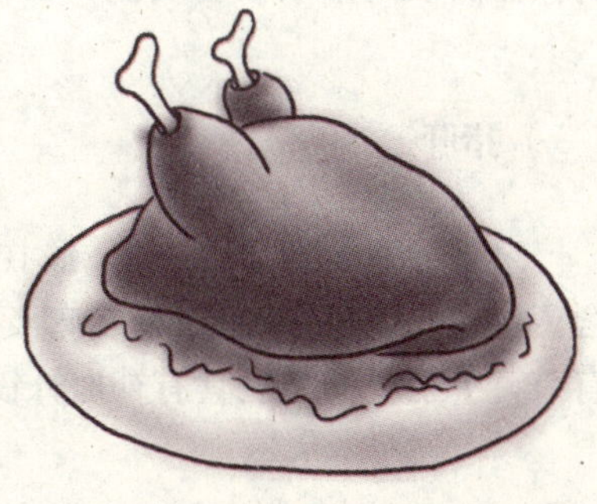

鸡全身都是宝。鸡肉性平，它是蛋白质含量最多的动物食品。每100克鸡肉含蛋白质23.3克。鸡肉富含铁质，在维生素的含量中尤以B族丰富。由于其含脂肪少，容易消化，有益五脏、健脾胃、补虚亏、强筋骨及美容等功效。鸡肉、鸡汤是产妇滋补的传统食品，有助于产妇的身体恢复，促进乳汁的分泌，是月子里不可缺少的营养品。

鸡的各个部位分别有不同的作用。鸡肝可以补肝明目、益肾安胎、养血 、活血及止血。鸡心有补心安神、镇静降压、理气舒肝之功效。鸡肾有防治头晕、眼花、咽干、盗汗及水肿等作用。鸡脑可以补脑益心、宁神静志，可治疗多梦易惊。鸡油有润肤生肌、美容秀发之功，可治疗脱发秃发。鸡血是防治缺铁性贫血的食疗佳品。鸡蛋可以治疗心悸怔忡，食用后有稳定情绪的作用。鸡胆汁有清热、凉血、解毒之功效，一般用于药方。鸡肫皮有消食、化积之功效，用于治疗食积等。

但是产妇吃鸡肉有讲究。如果产后2周内乳汁分泌不足，不要吃母鸡肉。因为母鸡肉富含雌激素，能使乳汁分泌减少。产妇应该吃公鸡肉，公鸡肉富含雄激素，可以对抗雌激素而催乳。此外，所选用的炊具与鸡肉的营养及味道也很有关系。如果用高压锅炖，虽然不到半小时连骨头都能碎了，可是吃起来不够鲜香。因为高压锅有高压和高温双重作用，尽管肉质很快炖熟了，但由于时间过短，食物中的氨基酸、肌苷等有鲜味的物质很难溶解于汤中，来不及散发应有的香味。另外，过高的温度及高压对某些营养素有一定程度的破坏作用。

炖鸡等动物性食品最好用砂锅。虽说砂锅的传热比铁、铝等金属锅要慢一些。但是，砂锅受热均匀，菜肴的各种营养成分可以逐渐地溶解并释放出香味。如果没有砂锅，厚铁锅也可以。铁锅底厚，受热均匀，煮沸时有少量铁元素溶于汤中，有益于铁质的摄取及防治贫血。

2）猪血

猪血中含有人体不可缺少的无机盐及微量元素，如钠、钙、磷、钾、锌、铜、铁等，特别是铁含量丰富，每100克猪血中含铁量45毫克，比猪肝几乎高2倍（猪肝每100克含铁25毫克），比鲤鱼高20倍，比牛肉高22倍。铁是造血所需要的重要物质，是能为人体吸收的血色素型铁，具有良好的补血功能，因此，妇女分娩后膳食中要常有猪血，既防治缺铁性贫血，又增补营养，对身体大有益处。

3）猪肝

猪肝富含维生素A、C，每100克含维生素A10克，含维生素C20毫克。此外，还含蛋白质、脂肪、硫胺、核黄素及钙、磷、铁等矿物质。这些营养成分不仅对养生健体有益，更重要的是它具有补血补铁、补肝明目、防治妇女分娩后贫血的作用。

4）鱼肉

鱼肉含有大量的蛋白质、多元不饱和酸、脂肪酸、维生素A、维生素B群、维生素D、维生素E以及钠、钾、钙、磷、铁、锌、硒等矿物质，而且鱼肉所含的脂肪较低，特别是草鱼和鲫鱼，草鱼具有治疗产后出血的功效，鲫鱼则有助于新妈妈下奶，非常适合刚刚生产后的妈妈食用。

5）营养肉类美食

八宝鸡汤

主料：母鸡肉1000克（约1只母鸡），猪肉150克，党参10克，茯苓10克，炒白术10克，炙甘草6克，熟地15克，白芍10克，川芎7克。

调料：葱段、姜片、盐、味精、高汤各适量。

做法：将7味药材用纱布扎成药材包，将猪肉和母鸡肉洗净。

将猪肉、母鸡肉、药材一起放入锅中，注入高汤，用大火煮沸，撇去浮沫，放入葱段和姜片，用小火炖至肉烂。

将药材包和葱姜挑出，再捞出母鸡肉和猪肉切成小条，放入碗内，注入汤汁，用盐和味精调味即可。

贴心提示

月子里用鸡汤调理身体是自古流传下来的传统。鸡肉中含有丰富的蛋白质、脂肪、甲硫氨酸、钙、磷、铁、维生素A、B_1、B_2、C、E等。鸡肉炖出来的汤品极其适合产妇食用，具有增强体力、补气养血的功效。烹制鸡汤时要注意选择鸡肉的种类。一般刚刚生产的妈妈适宜喝公鸡汤，公鸡肉中所含的雄性激素可以抗击妈妈体内雌性激素的生成，有利于催乳素的发挥，促进乳汁分泌。而母鸡汤则应该在产乳后2周后饮用，可以起到补虚、补血、下奶的作用。烹制鸡汤时最好选用砂锅慢炖，这样，鸡肉和鸡骨中的养分可以充分融于汤中，使汤汁营养含量更高。

红枣枸杞鲫鱼汤

主料：鲫鱼1条，枸杞50克，红枣5枚。

调料：姜片、盐各适量。

做法：将鲫鱼清理干净，红枣洗净、去核。

将鲫鱼、红枣、枸杞、姜片放入砂锅内，注入适量水，用大火烧沸，然后改小火煲150分钟。

出锅前加入盐调味即可。

贴心提示

让新妈妈产后最为痛苦的事情无疑是下奶困难。滋补的东西吃得不少，乳房也感觉胀胀的，就是挤不出奶来，看着宝宝饿得哇哇啼哭，当妈妈的只能干着急。其实解决办法很简单，那就是喝鲫鱼汤！鲫鱼中含有丰富的蛋白质、磷、钙、铁和维生素A、B、D、E等，具有开胃健脾、增进食欲、消水肿、止呕吐、发乳、补虚等功效，是妇女产后滋补的佳品，而鲫鱼汤也成为新妈妈通络下乳的必食补品。鲫鱼性温，诸食不忌，尤以秋、冬季节的鲫鱼营养最佳，挑选鲫鱼时应以小的为佳，重量在250克以下为好，过大的鲫鱼肉质偏老，品质不佳，而小鲫鱼则肉嫩骨细，用砂锅小火煲几个小时，鱼肉和鱼骨中的营养都融入汤汁之中，故味道鲜美，营养丰富，是新妈妈补虚通乳的必备滋养品。

鸡丝馄饨

主料：馄饨皮50张，猪瘦肉125克，熟鸡肉丝25克，蛋皮15克，紫菜15克。

调料：小葱末、酱油、姜末、盐、高汤、香油各适量。

做法：将猪瘦肉剁成泥，加入酱油、盐、小葱末、姜末、香油搅拌成馅料。

用馄饨皮将馅料包成馄饨生坯。

将紫菜和蛋皮切成丝，将高汤烧沸。

锅内倒水烧热，放入馄饨煮熟，捞入碗中，撒上紫菜丝、蛋皮丝、鸡丝，注入高汤，最后淋上香油即可。

贴心提示

产后的新妈妈适宜干稀搭配着吃东西，容易消化，又便于吸收，每天食用可以补气补血、健脾益胃。

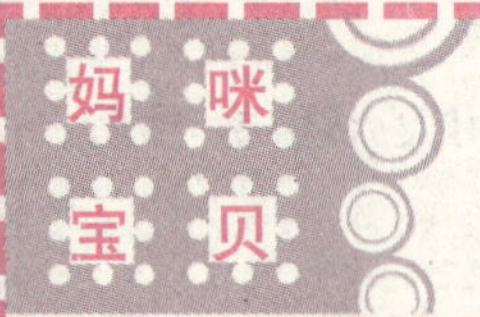

给宝宝剪指甲

宝宝的指甲十分细小薄嫩，给宝宝剪指甲要用婴儿专用指甲刀，不要剪得太深或太短，以免剪伤宝宝的手指或损伤甲床。

牛肉枸杞汤

主料：牛肉100克，枸杞10克。

调料：盐、味精、香油少许。

做法：将牛肉洗净、切成小块备用；将枸杞用温水泡开备用。

锅内放水煮沸，再放入牛肉块氽烫，撇去浮沫和残渣，用中火炖1个小时。

将泡好的枸杞放入锅中，改小火再炖30分钟。

最后加入盐、味精、香油调味即可。

贴心提示

这道牛肉枸杞汤具有补脾壮腰的功效，适宜产后脾虚失血过多的妈妈。

（三）产后一周的饮食

新妈妈在经历了分娩这一紧张、痛苦、消耗体力的过程之后，身体非常虚弱。分娩后，营养对于产妇来说更为重要，需要量也比孕期要高，但不宜过度。高营养的食品也不是多多益善，要注意营养平衡，不可偏食。

产妇分娩后的食疗，也应根据生理变化特点循序渐进，不宜操之过急。尤其在刚分娩后，脾胃功能尚未恢复，乳腺开始分泌乳汁，乳腺管还不够通畅，不宜食用大量油腻催乳食品；在烹调中少用煎炸，多食用易消化的带汤的炖菜；食物以偏淡为宜，遵循“产前宜清，产后宜温”的传统，以清淡易消化又营养丰富的食物为好，少食寒凉食物；避免进食影响乳汁分泌的麦芽、麦乳精、啤酒等。

产后24小时内，应吃流质或半流质饮食，如小米粥、大米粥、藕粉、鸡蛋汤、挂面、薄面片、馄饨、豆浆等。随着体力的恢复和食欲的增加可逐渐恢复普通饮食。热量要充足，应摄入含蛋白质高的食物。

有条件的，可适当多吃些肉、蛋、鱼、乳、豆制品，新鲜蔬菜及水果，以促进乳汁的分泌。如为条件所限吃不到这些食物，也要经常吃些鸡蛋、豆制品、青菜等。

总之，产后要合理营养，吃多种食品。膳食做到荤素搭配、干稀搭配、粗细粮搭配，满足机体对各种营养的需要，这对产妇的健康与小儿的生长发育都是十分有益的。

下列食疗方可在产后一周左右选用

丝瓜鲫鱼汤：活鲫鱼500克，洗净、背上剞十字花刀。略煎两面后，烹黄酒，加清水、姜、葱、盐等，小火焖20分钟。丝瓜200克，洗净切片，投入鱼汤，旺火煮至汤呈乳白色后加盐，3分钟后即可起锅。具有益气健脾、通调乳汁之功。如根据口味和习惯 ，将丝瓜换成豆芽或通草，效亦相仿

清炖乌骨鸡：乌骨鸡肉1000克，洗净切碎，与葱、姜、盐、酒等拌匀，上铺党参15克，黄芪25 克，枸杞子15克，隔水蒸90分钟即可。主治产后虚弱、乳汁不足

花生炖猪爪：猪爪2个，洗净，用刀划口。花生200克，盐、葱、姜、黄酒适量，加清水用武火烧沸后，再用文火熬至烂熟。对阴虚少乳者有效

母鸡炖山药：母鸡1只，洗净，将黄芪30克、党参15克、山药15克、红枣15克，置入鸡肚，在药上浇黄酒50克，隔水蒸熟。可用于脾胃虚弱少乳者

熘炒黄花猪腰：猪肾500克，剖开，去筋膜臊腺，洗净，切块，加少量盐、淀粉码味。起油锅，九成热时放姜、葱、蒜 及腰花爆炒片刻。猪腰熟透变色时，加黄花菜50克，盐、糖适量，煸炒片刻，加水、生粉勾芡，加味精即成。有补肾通乳作用。产后妇女由于大量失血，常造成气血两虚，而出现乳汁不足、大便秘结、血虚体弱、头晕、乏力，甚至产后腹痛、阴冷、性生活不适等，影响正常生活，若能在饮食上采取对症进补，则可使产妇早日康复

妈咪宝贝

宝宝的便便

宝宝出生后1小时内会排出黑绿色的黏稠大便，这种大便叫做“胎粪”，一般每天排2～3次，2～4天会排干净，之后宝宝的粪便会变成黄色糊状。

（四）新妈妈饮食 X&V

生产后的妈妈是最美的！她们在完成了人生中最重要的任务后，犹如重获新生般成为完整的女人。这时候的妈妈也是最虚弱的，在分娩时消耗的大量体力、营养和血液如果不能及时补充的话，就会严重地影响到妈妈的身体。没有一个好的身体，又如何能照顾好自己的宝宝呢？所以产后正确的饮食安排对新妈妈来说极为重要！

严格控制脂肪的摄取 V

为了哺乳通畅，母体在怀孕时就储备了足够的脂肪，因此，产后不宜食用脂肪含量过高的食物，否则会导致乳汁黏稠和乳腺导管阻塞。

拼命吃零食 X

很多新妈妈生产后开始疯狂地“善待”自己的嘴巴，怀孕期间戒掉的零食终于可以毫无顾忌地一次吃个够。其实这样是不对的。零食会在身体中转为大量的脂肪，从而破坏产后的均衡饮食，导致营养摄取不均，使母体不能得到良好的修复，而且大量地食用零食对于体形修复也会造成很大的影响。

煮过的蔬菜比生的好 V

新鲜的蔬菜中含有母体所不可缺少的丰富维生素。维生素被母体吸收后通过哺乳传给宝宝，使宝宝健康成长。产后的妈妈肠胃比较脆弱，蔬菜炒熟后比生食容易吸收，并可以增进脂溶性维生素 A 和 D 的吸收。

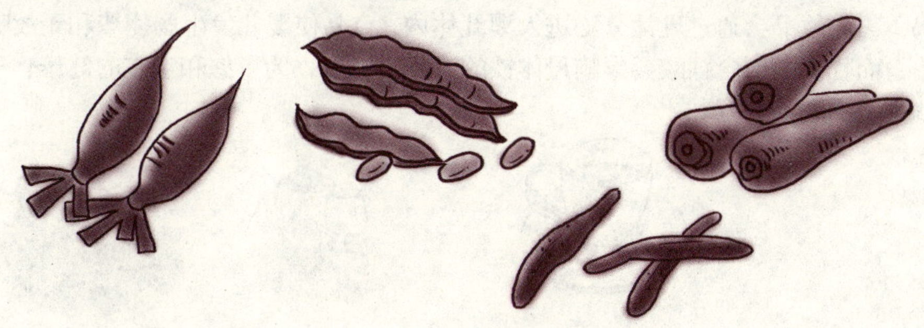

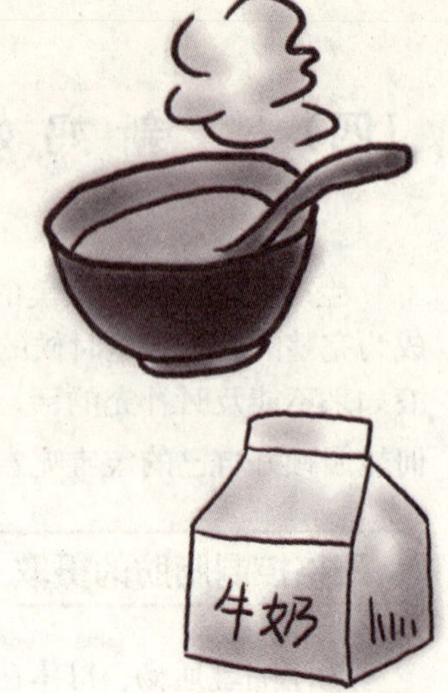

多补充水分 V

刚刚生产后的妈妈身体各个系统都发生了改变。生殖、心血管、内分泌、泌尿等系统都变得异常脆弱。比如产后几天经常感到口渴、食欲下降、大量排汗等，这是因为胃液中盐酸分泌减少，胃肠道的肌张力及蠕动能力减弱、皮肤排泄功能变得旺盛所造成的。再加上每天要供给宝宝大量的乳汁，母体中的水分便会大量流失，这就需要妈妈及时补水。补水不一定只喝白水，也可以从果汁、牛奶、汤品中获得水分，不但补充了水分还补充了营养，缓解了疲劳，可谓一举多得。

补充钙质 V

妈妈在哺乳时身体中的钙质会大量流失，所以一定要摄取足够的钙供给母婴两人。摄取维生素D可以帮助钙的吸收。

养成吃早餐的习惯 V

突然多出来的小家伙总是在半夜哇哇大哭，吵得新父母无法睡个好觉，从而打乱了规律的作息时间，结果总是将早餐忽略掉。其实哺乳期的早餐应比平常更丰富、更重要，切记不可破坏一天三餐的基本饮食模式。

饮用咖啡、酒和茶 X

很多妈妈都有饮酒、茶和咖啡的习惯，建议哺乳期的妈妈戒掉这种嗜好。因为妈妈喝下去的饮品会通过乳汁分泌进入婴儿体内，容易使婴儿发生肠痉挛和无故啼哭等现象，而且茶中所含鞣酸会影响母体铁的吸收。所以，为了您和宝宝的健康，不要饮用咖啡、酒和茶为好。

长时间食用红糖 X

红糖含有大量的铁和微量元素，具有补血、利尿、排除恶露等功效。红糖虽好却不宜长时间食用，一般不超过10天为好，否则会增加血性恶露，夏天还会导致产妇出现多汗少盐等症状。

用鸡蛋养身体 X

鸡蛋一直是月子补养品中不可缺少的一员，产后吃鸡蛋补充营养也已成为一种传统。的确，鸡蛋中不但富含极易被人体吸收的蛋白质，还含有卵磷脂、卵黄素及多种维生素和矿物质，对于新妈妈的体力恢复是非常有益的。但是每天吃3个就已经足够，过多食用不仅会使蛋白质过剩而诱发其他营养病，而且还会影响其他营养物质的吸收。

吃太咸太酸食物 X

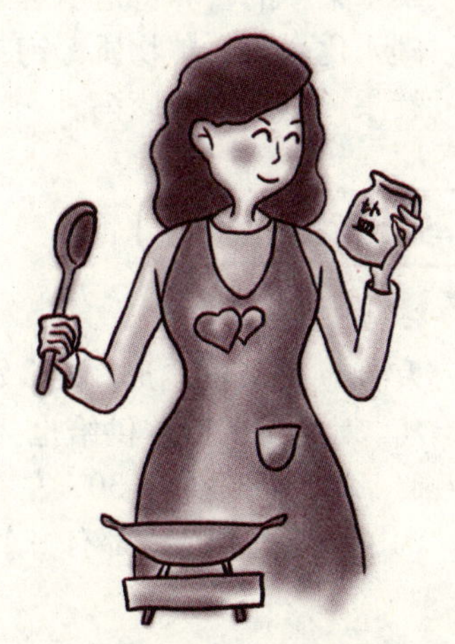

很多妈妈在生产后都会出现水肿或乳房下垂、皮肤松弛、出现妊娠纹等情况。这是由于妈妈产后饮食不当产生的。许多妈妈为了尽快恢复身材而食用大量酸性食物，从而导致肌肉无力肌肤松弛，而食用过咸的食物，会使身体中多余的水分不易排除体外，引起水肿。

多吃母鸡能强身增乳 X

传统的坐月子饮食习惯是一定要吃鸡，而且是老母鸡！其实这是不对的。

鸡肉中的确含有母体所需的大量蛋白质，可以让妈妈尽快恢复元气。但是母鸡中含有大量的雌激素，食用后会出现回奶现象。刚生产的妈妈血液中激素浓度大大降低，这时催乳素便会发挥作用，促使乳汁形成，如果在这个时候食用母鸡，母鸡中的雌性激素便会抑制催乳素的形成，致使催乳素功能减弱甚至消失。相反，公鸡体内含有大量的雄性激素，具有对抗雌性激素、帮助催乳素生成的作用，因此坐月子时应该食用公鸡肉而不是母鸡肉。

及时补充盐分 V

刚刚提到新妈妈在月子里不能多吃盐，于是有人干脆就不吃了。这样也是不对的。新妈妈在产后极易出汗，身体中的盐分会随着汗水和乳汁大量流失，从而造成产妇缺水、缺钠盐的症状。其实适量地补充盐分对妈妈的身体也是十分重要的，它可以帮助妈妈补充体力，及早恢复健康。

多吃蔬菜、水果 V

很多妈妈在生产后都会大量地摄取肉蛋类食物，从而忽略了蔬菜和水果的重要性。这种补法很容易导致母体营养吸收不均衡，从而引起营养不良或肥胖等症状。母体由于生产时失血、生殖器损伤及产后哺乳等需要，应得到全面的营养，除了肉、蛋、鱼以外，蔬菜水果中的营养也是不可或缺的，妈妈可以从蔬果中摄取丰富的维生素、植物蛋白、碳水化合物、矿物质、钙、铁、碘等营养元素。但是，切忌食用西瓜、柿子等性寒的蔬果，以免引起腹泻。

产后马上节食 X

为了尽快恢复产前体形，很多妈妈在产后马上采取节食减肥。这种做法不但对母体本身有害，对宝宝的营养供给也会造成危害。生产后的新妈妈每天至少要吸收11760千焦的热量，摄取比平时多30%左右的食物才基本能保持母体中的水分和脂肪在哺乳时够用。为了让妈妈和孩子都有一个健康的身体，请各位新妈妈不要急着减肥。

产后吃辛辣温燥食物 X

因为辛辣温燥食物可助内热，而使产妇上火，出现口舌生疮、大便秘结或痔疮等症状，并通过乳汁使婴儿内热加重，因此饮食宜清淡，尤其在产后5~7天之内，应以软饭、蛋汤等为主，不要吃过于油腻之物，特别应忌食大蒜、辣椒、胡椒、茴香、酒、韭菜等辛辣温燥食物。

喜吃冷食 X

夏天生宝宝的妈妈由于天气炎热的缘故会比较容易偏好冷食，这样虽然可以降低体温，避免上火，可是长时间食用对身体是有害的。生产后的妈妈身体各个部位都非常虚弱，过早过多地食用冷食会伤害脾胃，影响消化，造成腹泻，严重者还会造成瘀血滞留，从而引起产后腹痛、恶露不行等疾病。另外，过早地食用生冷、坚硬的食品，容易落下胃寒、牙齿松动等“月子病”。

喝麦乳精 X

虽然麦乳精是滋养饮品，却不适合产后妈妈饮用。因为麦乳精的主要原料麦芽糖和麦芽酚都是从麦芽中提取，而麦芽是中医退奶的主要药物，产妇大量饮用后不但没得到滋养，还造成了回乳的现象，所以坐月子期间不能饮用麦乳精。

产后马上大力滋补 X

产后滋补固然重要，但是要讲究适度。过度滋补容易导致妈妈身体肥胖，体内糖和脂肪代谢失调，引发各种疾病。此外营养太丰富，会使奶水中的脂肪含量增多，如婴儿胃肠能够吸收易造成婴儿肥胖等疾病；若婴儿消化能力较差，不能充分吸收，就会出现脂肪泻，长期慢性腹泻，还会造成营养不良。

产后吃人参进补 X

人参是进补的佳品，具有益智、强身、抗病、抗疲劳、抗衰老和改善机体神经系统的功能，适当进补可以帮助妈妈恢复体力，但是人参不宜过早、过量食用。人参能产生兴奋作用，使用后会出现失眠、烦躁、心神不宁等现象，使产妇不能很好地休息，影响产后的恢复；人参还会加速血液循环，这对刚刚生产的妇女不利，在分娩过程中，女性内外生殖器的血管多有损伤，若服用人参，不仅妨碍受损血管的自行愈合，而且还会加重出血。

食用人参的最佳时机是产后2周以后，此时产伤已基本愈合，恶露明显减少，每天食用3克左右的人参可以帮助妈妈迅速恢复体力。

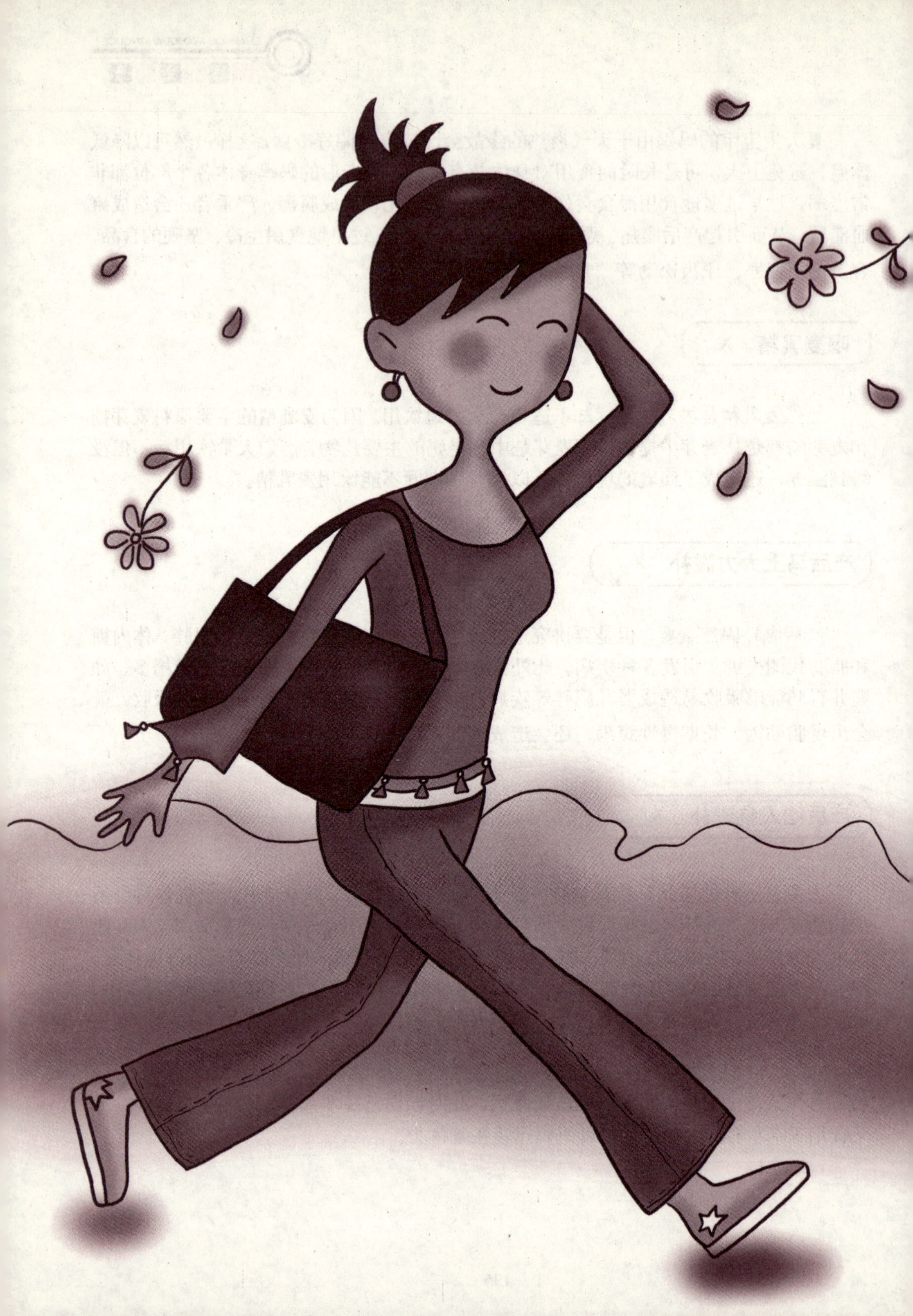

第四章
窈窕曲线全攻略

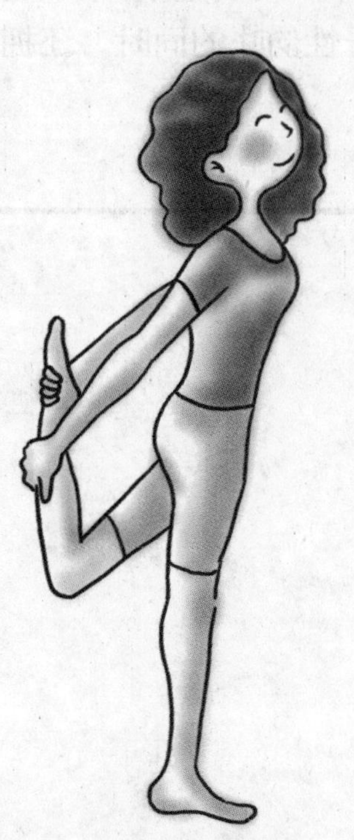

导　语

“产后瘦身”是爱美妈妈生产后的一门必修课，它已不仅仅是帮助产后女性恢复窈窕曲线的一种方法，而是帮助她们找回自信的一项秘诀。产后6个月内是女性塑身的最好时机，越来越多的新妈妈在身体状况恢复正常的情况下加入了自我改造的行列，抓住这个“女人第二次发育”的黄金期，将自己从头到尾塑造一番，让自己在散发着成熟母性韵味的同时，还拥有一副魔鬼身材。

努力锻炼 找回原来的自己

每当抱着宝宝，看着他香甜地睡觉的时候，心里都会有种满足感油然而生，然而当把宝宝放进摇篮里，低头看着自己臃肿的小腹和大腿时又不禁产生了自卑感！

生产前，我的身材十分标准，老公总是说他娶了个身材和性格都一样完美的女人，这让我的婚后生活十分幸福甜蜜。然而生完宝宝后，我的身材完全走了样，原本纤瘦的我变得有些臃肿。虽然为了宝宝牺牲掉自己的身材根本不算什么，因为他是我和老公爱的见证！可是慢慢地，我对自己的身材产生了自卑感，我开始对我的婚姻产生了恐惧感……

为了改变现状，我开始了产后瘦身计划！从饮食起居到健身运动，每一项都进行了合理的安排。人们都说“生产后是女人的第二次发育期”，是重新塑造自我的最佳时期。我想，只要抓住这个时机，并且持之以恒地坚持下去，很快我就会回到原来那个完美的自己。

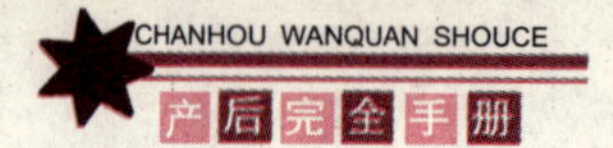

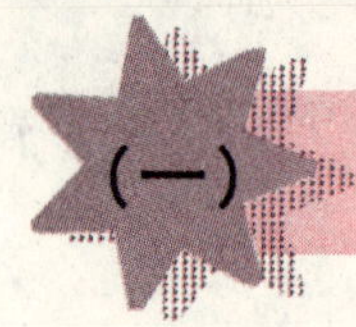

（一）产后发胖的成因和预防

1.为什么产后容易发胖

妊娠期间，体内各种内分泌激素的变化及胎儿的重量、羊水、血容量及细胞间液的增加，子宫和乳房的增大等都导致了怀孕妈咪体重的增加，生理性体重可以增加15千克左右。

体重增加或减少，由热量的摄取和消耗的情况来决定，当你吃进去的热量多过你所消耗的热量时，多余的热量就会被转化成脂肪储存起来，造成肥胖。反之，则会消耗脂肪，使体重下降，达到减肥的目的。

要减肥，我们可以从两方面来着手。第一，减少热量的摄取，第二，增加热量的消耗，或两者同时进行。一般来说，产妇的生活作息刚好和以上两种情形相反。根据传统的坐月子文化，产妇要进补4～6周，并且要尽量卧床休息。在大补特补的时候，如果没有注意到食物的热量，很容易就吃进一大堆高热量的食物 ；而长期卧床休息，使得身体的基础代谢变慢、热量的需求下降。在双重因素的作用下，体重当然不容易被控制下来。

另外，内分泌系统的改变(激素水平下降、甲状腺功能低下)，也会造成身体代谢变慢;还有一些患了产后忧郁症的人，由于长时间卧床，或暴饮暴食，使得体重不降反升。综合以上的因素，我们不难理解，为什么有些新妈妈在生完小孩之后，身材就从此走了样。

产后新妈妈如果体重超出正常范围的20%～50%，医学上称为生育性肥胖。生育性肥胖不仅给许多爱美的女性带来烦恼，而且对新妈妈健康也有很大的影响。生育性肥胖的新妈妈往往出现食欲下降、四肢无力、生殖器康复缓慢，严重的甚至会出现尿失禁、子宫后倾或脱垂等问题。因此，积极预防生育性肥胖应引起新妈妈及家人的重视。

拿奶瓶的姿势

妈妈拿着奶瓶喂宝宝吃奶时，要将瓶身稍倾斜着拿稳，这样奶嘴中就不会充进空气，也不会因为宝宝的乱动拉动奶瓶。

2．怎样预防产后发胖

怀孕到生育后的两年是女人的第二个青春期。这个时候，女性的雌性激素分泌达到最高峰，内分泌旺盛、新陈代谢速度加快，正是塑造身材、减肥美体的最佳良机。只要您利用这段时间养成良好的习惯，往往会获得更有女人味的美妙身姿。这也是明星们生育后越发美丽的重要原因哦。

为了避免产后发胖，首先要注意产后“坐月子”不能躺着不动，应将卧床休息与适当活动、锻炼相结合，这关系到日后肌肉弹性的恢复和健美体形的恢复。具体注意事项如下：

1）产后平衡膳食

无论是孕期还是产后，科学合理的饮食习惯是至关重要的。

饮食原则应该是平衡膳食，要避免高脂肪、高热量的食物，既要保证婴儿和妈妈摄取足够的营养，又要避免营养过剩。

饮食结构首先要合理，新妈妈每天所摄取的蛋白质、碳水化合物及脂肪类食物要搭配好。其次是要适量。产后应该增加营养，但不要偏食鸡、鸭、鱼、肉、蛋，而应荤素搭配，牛奶、蔬菜、水果、主食都要吃，尽量少吃甜食、油炸食品、动物油、肥肉、动物内脏。

2）产后第一天就开始活动

孕期及产后积极运动是预防生育性肥胖的重要措施。适当的运动可促进新陈代谢，避免体内热量蓄积。

妈咪宝贝

新生宝宝用枕枕头吗

新出生的宝宝脊椎平直，躺平后头部、颈部和背部都在同一平面内，这样能够使宝宝的背部肌肉自然放松，如果给宝宝枕上枕头，会让宝宝的颈部弯起，造成呼吸不顺。

一般自然分娩的新妈妈，在产后第一天就可以开始活动，例如：在床上做一些翻身、抬腿、缩肛运动。尤其是缩肛运动对产后盆底的肌肉和肌膜的恢复非常有益；而做剖宫产的新妈妈，在拆线前可以适当做些翻身及下地走路的活动，拆线后就可以适当地活动了。

新妈妈们在产后一周可做点轻微的家务活。每日饭后坚持散步，可以促进新陈代谢，促进脂肪分解，消耗体内多余的能量，使自己不致发胖。产后一周，可以开始在床上做一些仰卧起坐、抬腿活动，以此锻炼腹肌和腰肌，有助于皮下纤维分离的腹直肌的恢复，同时又可减少腹部、臀部的脂肪。

3）使用腹带

新妈妈在产后早期可以使用腹带。因为，产后新妈妈的肚皮较为松弛，每当活动量大时，体内游离的内脏牵拉会使人感到非常难受，不过切记腹带不能过紧。

4）信心最重要

不要总是心事重重的样子，要开朗。产后身体内各个器官正处于一个由旧平衡向新平衡转化的时期，大约需要42天才能恢复到孕前的状态，回复到一个健康正常的非孕期情况。新妈妈要有足够的信心，这样才能有助于身体的恢复。

5）产前、产后的适度运动对母亲是绝对有利的

一怀孕就拼命进补，不敢动弹，吃了过多的食物，不管是脂肪、蛋白质、糖类都会使体重增加；适度的工作和运动能消耗一些能量，而且使妈妈有精神、有体力来应付分娩的过程。

当然，产后运动，像仰卧腹肌运动、骨盆肌肉运动、四肢肌肉运动不但可以缩腹，而且可以增加产妇的体力而减少产后感染。

6）产后适量进补

坐月子期间，因为产后肠胃的消化功能和肝脏的分解功能较差，再加上月子期间体能的消耗大不如平时，吃了过多的食物，多余的热量就会变成脂肪储存在松垮的肚皮内，所以，进补要适量。

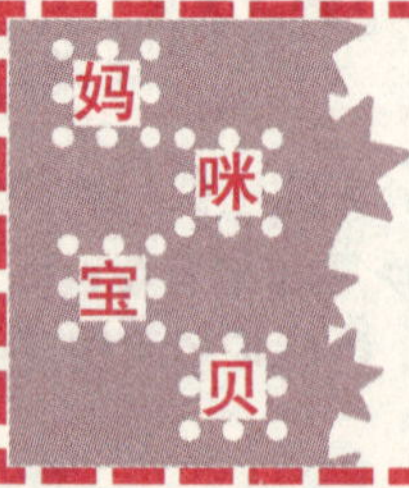

碰撞到身体

宝宝在独立玩耍时很容易碰撞到家中的摆设，然后大声哭泣，很多时候他们并没有受伤，而只是受到了惊吓，只要妈妈抱起他哄一哄，安抚几句，或者用其他玩具逗他分散注意力，很快他就会忘记刚刚发生的事情了。

7）养成穿高跟鞋的习惯

出了月子后，上班时要穿高跟鞋，不上班时可穿高跟的拖鞋。它会使你昂头挺胸、缩腹，这对于身材的恢复有绝对的帮助。

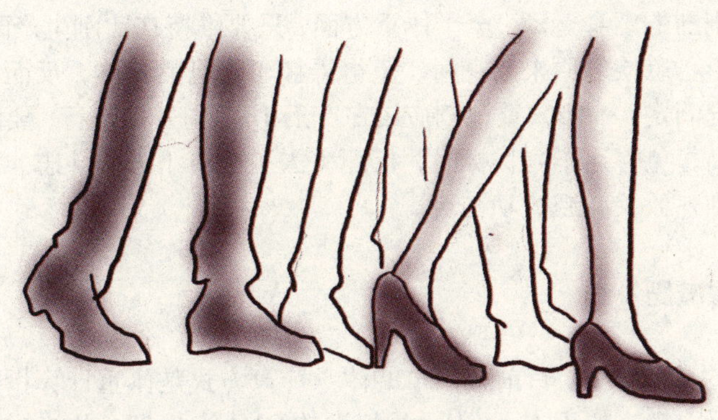

8）科学睡眠

产后夜晚睡8小时，午睡1小时，一天的睡眠时间即可保证。睡眠时间过多，人体新陈代谢迟缓，糖类等营养物质就会以脂肪形式在体内堆积造成肥胖。

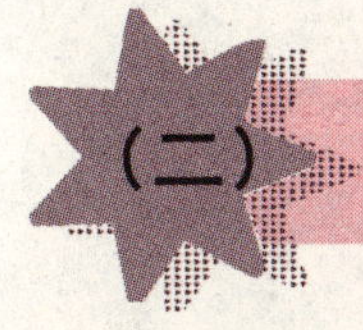

（二）产后瘦身计划

1.产后减肥黄金期

产后6个月是新妈妈的瘦身黄金期！超过这个时期，将来你想瘦下来都难，而附在身上的肥肉，也会在未来的10年间跟随着你，难以分离。这主要是因为多吃少动的生活状态已经固定下来，难以调整；如果你想改变目前造成你肥胖的生活状态，至少需要3个月的时间才能调节回来；因此，建议你不妨把产后6个月的瘦身黄金期当作让自己再度发育的转折点，好好地规划属于你的减肥大计。

2. 产后减肥基本原则

一般来说，在产后第一个月不必马上急着减肥，这段时间应该尽量吃营养的食物，但是要注意食物的热量。多休息，并且保持愉快的心情。可以维持日常活动，但是要避免提重物或剧烈的塑身运动。至于体重方面，只要维持在比刚生产时少2～3千克即可。不要太过于心急恢复原来的身材，免得弄坏了自己的身体，反而得不偿失。根据个人的身体状况而定，一般减重计划应该在产后4～6周开始进行，要注意刚开始不要把目标订得太高，免得达不到目标时，反而失去了坚持下去的斗志。因此，制订一个合理可行的计划，攸关减肥成功与否。

1）量身定做减肥计划

标准体重的计算方式：目前最简单的体重计算方式是体重计算指数（BMI），也就是体重（kg）除以身高的平方（m^2）；最标准的BMI值为22，此族群的人最可远离心血管疾病、慢性疾病等威胁。如果你觉得BMI值为22的体重数，在外观上仍显胖，可以再乘以0.9，作为减肥的目标体重。

BMI计算方式

BMI　　体重÷身高的平方

肥胖度(%)　　（实际体重－标准体重）÷标准体重×100%

标准体重　　22×身高的平方

举例来说：以身高165厘米、体重55千克为例。

BMI: 55÷(1.65×1.65)=20

标准体重: 22×(1.65×1.65) = 58.08

肥胖度: (55−58.08)÷58.08×100%=−5.3%

肥胖度判定标准

判定	瘦	普通	超 重	肥胖
肥胖度	小于−10%	−10%～1%	1%～20%	大于20%
BMI	小于19.8	19.8～24.2	24.2～26.4	大于26.4

2）饮食瘦身

产后饮食的科学与否对于新妈妈的减肥计划是否能够成功有着至关重要的作用。既不能多吃，摄取过多脂肪，又不能少吃亏待了孩子和自己。怎么吃，吃什么，变成了产后减肥的关键问题！

产后的减肥方法要采用“渐进式”，而且要持之以恒，最好养成一种健康的生活习惯，只有坚持才能达到减肥的目的！依照营养学的热量计算，每减少1千克的体重就等于约减去32千焦，换句话说，若想要一月内减少1～2千克，则平均每天都要减去1.67千焦的热量。这个数字听起来不是很大，但实际做起来却不容易。这就要求新妈妈制订一套健康、科学的瘦身食谱，在摄取足够营养的同时，丢掉多余的脂肪，迅速地恢复产前的曼妙曲线。

新妈妈每日最好做到少食多餐，这样不会给胃肠增加负担，食物中的能量也能很快地被身体吸收。反之，如果一次吃完，血液长时间地集中在消化器官，使人昏昏欲睡，能量一时用不完便变成脂肪储存起来。下一餐来临时，由于过分饥饿又会吃得过多，从而形成恶性循环。可以在每一餐中确定食用饭菜的量，将所有即将食用的食物集中用餐，这样就可以掌握一餐内食用的量究竟有多少，也可以计算出食物热量。

新妈妈菜谱中的食物必须含有丰富的蛋白质、维生素、矿物质，如鱼、瘦肉、蛋、奶、水果和蔬菜。应尽量食用植物油，油量越少越好，含油脂高的沙拉酱、花生酱都是容易发胖的食物，新妈妈最好少吃。奶类是钙质摄取的主要来源，新妈妈应食用适量的奶制品，但应注意尽量选用低脂、脱脂奶，而不宜选取炼乳、调味乳。甜点、零食对想要减肥的新妈妈来说同样也不太适合，尤其是蛋糕、巧克力，热量特别高，应适当控制。此外，汽水、果汁都是高热量的饮料，所以，建议新妈妈平时最好多喝白开水。另外，喜欢用水果蔬菜减肥的妈妈也要注意，因为水果中含糖量高，因此，每天吃水果的数量也要注意控制。数量最好控制在300克以下，吃香蕉不应多于2根。吃水果的时间也不可忽视，这对于控制过多热量摄取很重要。最好不要在餐后吃水果，正确的做法是在餐前吃水果。这样，等到进正餐时腹中已有食物，不会太饥饿就不易过多进食，有助于控制体重增长。

妈咪宝贝

宝宝的睡姿

刚出生的宝宝头骨很软，很容易因为睡觉而变形，宝宝喜欢冲着有门窗的地方睡觉，爸爸妈妈要经常调整宝宝的睡姿，否则头骨睡变形了，就没有办法矫正回来了。

不建议哺乳妈妈实施饮食控制，不过也别担心会不瘦反胖，因为你吃下的大部分营养，都会借母乳传送给宝宝，所以不会让自己增加多余的热量。

（3）泡澡瘦身

无论是产前还是产后，泡澡对于女人来说都是一件既舒服又享受的事情。它不但可以洗去运动后身上的黏腻感，还能够调节体温，刺激交感神经系统，使血管收缩，促进心跳加快。同时，身体经过反复加温，可以促进新陈代谢，加快汗液的排出，消耗掉身体中大量的热量，从而达到运动的效果。想要用泡澡来达到减肥的方法是有窍门的：

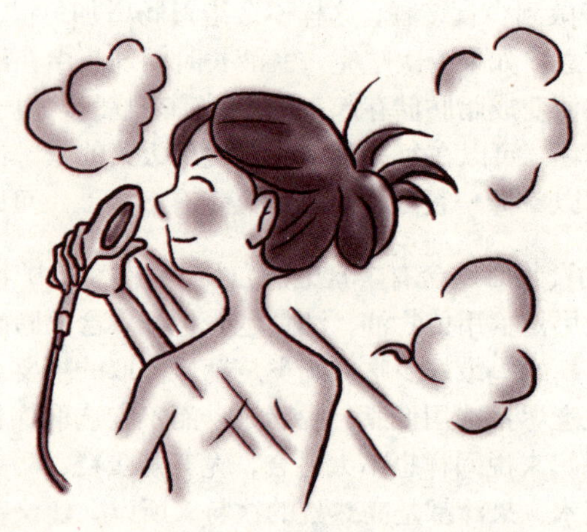

4）穴位按摩瘦身

经穴减肥法目前已经被越来越多的爱美人士所接受，它不像节食、运动等减肥法那样必须强迫自己少吃东西和大量运动，而是只要舒舒服服地躺着，接受按摩师的治疗就可以轻松减去身上的赘肉，而且不用担心肥肉哪天会反弹回来。这种减肥方法简单有效，而价格相对来说也比较高。

通过按摩，既可以调整体内脂肪代谢和糖的代谢，又可调整肠胃功能和松弛神经，从而达到排毒养颜、美容的效果。经穴按摩减肥的好处是无副作用，且比针灸方便，效果更易保持。选择经穴按摩减肥的关键是找一个好的按摩师，建议新妈妈去一些大的美容院或医疗机构进行治疗，不要贪图一时的便宜，造成不必要的麻烦。

5）物理瘦身

（1）气压疗法

生产后，新妈妈都会出现腿部水肿现象，而那一堆堆的肥肉，像是长了吸盘一样，牢牢地裹在腿部，无论怎样运动都没办法减掉。这时候，新妈妈不妨尝试一下气压瘦身法！

气压瘦身的过程十分简单，只要新妈妈乖乖地躺着，穿上长到胯部的充气长筒靴，然后从脚踝到大腿上部进行20～30分钟的气压引流治疗。针对脚、脚踝、腿肚、膝盖等不同部位调节适当的压力和时间。它有助于疏通淋巴管、改善静脉回流。每周治疗1次，治疗5～6周后，你会发现双腿浮肿现象明显得到改善，抛掉了腿部赘肉，你又变成了产前的长腿美人！

（2）水中体操

水中体操是指在水中进行减肥运动的减肥方法。新妈妈进入水中，双手放空或者拿着哑铃，在水中进行韵律和速度的练习，这种治疗方法能增强腿部肌肉的弹性。由于水的温度低于体温，还能起到收缩血管的作用 ；水力按摩促进血液循环。第一次做可能会感觉身体沉重，用不上力，锻炼后身体还会有酸痛感，锻炼2～3次后便会有所改善！新妈妈在做此项运动时，一定要有教练指导才可进行。

（3）热水疗法

如果产后新妈妈的腿部经常感到不适，是因静脉血及淋巴液循环不畅，除了去医院就诊，接受治疗外，也可以到矿泉疗养区接受类似的治疗。利用热水的物理特性对淋巴液和静脉血引流，增强血管的弹性。每天进行4次不同的治疗：空气浴(气泡按摩)、水压按摩(水泡按摩浴)、淋浴和游泳，辅之以步行，坚持治疗6天即可。

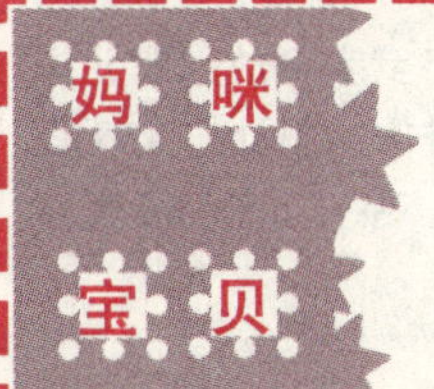

夜间要爸爸陪伴宝宝

宝宝断奶的时候总是习惯性地在半夜醒来找奶吃，如果只是小声啜泣，妈妈可以暂时不理会，如果宝宝开始大声哭泣，爸爸就要抱起他进行安抚，宝宝闻不到妈妈身上的奶味，就会在爸爸的安抚中继续安睡。

（4）香精疗法

香精既有舒缓神经的作用，又有减肥美容的功效，是女人们修饰自己不可缺少的法宝，其实香精对于产后肥胖也有很好的疗效。

首先，美容师会在你的小腿肚上均匀地涂抹上精油，并做螺旋式的按摩，进行推脂，使肥胖部位的脂肪软化；用揉捏的方式，让肌肉放松；以俯卧的方式躺下，在肥胖部位上涂抹经过特殊调和的精油，加以按摩。若小腿肚上赘肉较多，要采用重压式的按摩，进行推压；涂上特制的塑形导膜，可充分达到定型的效果；裹上塑形的纱布，外层再围上几圈塑形膜，帮助皮层紧实，待15～20分钟，导膜干硬了以后，就可以拆掉了；最后，将导膜清理干净后，再涂上一层紧实霜，一次小腿肚精油疗法就完成了。

（5）SPA排毒护理

做SPA海藻泥敷体排毒美肤护理时，新妈妈全身都涂满海藻泥，然后躺到“海藻敷体机”里，在蒸汽与喷淋交替作用下，使毛孔张开。皮肤在要排出体内有毒物质的同时，充分吸收海藻中的矿物质与营养成分，让全身肌肤恢复滋润与光滑，更能增加胸部肌肤弹性，防止胸部下垂。

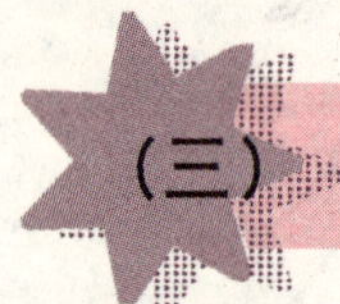

（三） 产后运动减肥

新妈妈的健身应该按有氧运动和力量训练相结合的原则来进行。有氧运动的目的在于恢复体能、减少脂肪。运动的形式可以选择游泳、水中健身操、有氧舞蹈、快走等。科学的力量训练则可以使产妇尽早恢复全身肌肉的力量，恢复苗条的身材。

小宝宝要仰卧

3个月前的宝宝在妈妈的怀中睡着后，妈妈要将宝宝平放进婴儿床里让他仰卧，不要让宝宝俯卧，以免鼻子和嘴巴埋进床褥里让宝宝呼吸困难。妈妈可以中途帮宝宝调整姿势，让他侧着睡。等宝宝长到3个月大时，便会自己调整舒服的姿势睡觉了。

新妈妈刚开始恢复锻炼时要根据身体情况适量进行。不要急于求成，身体一旦不适，要马上停下来。另外，产妇的关节还不稳定。做伸展运动时，要避免动作过大，以免拉伤。在运动前，新妈妈最好去一趟卫生间，将膀胱内的尿液排空，以免腹部感到不适。然后要像正常的健身一样，先做5～10分钟的热身训练。如慢跑，有氧自行车或者是使用多功能健身器等。至于力量训练，要求每周进行20分钟，根据身体状况，每两周可增加5分钟。运动过程中要适当补水，一般每15～20分钟可以补充100毫升水。如果出汗较多的话，可以适当补充一些含电解质的饮料。另外，产妇最好在运动前给孩子喂奶。这是因为运动之后，身体会产生大量的乳酸，会影响乳汁的质量。最好在锻炼后3～4个小时给孩子喂奶。

产后运动是预防生育性肥胖的重要措施。适当的运动可促进新陈代谢，避免体内脂肪蓄积，但是切忌盲目运动，应该注意以下三点：

避免剧烈运动。为了快速瘦身，许多产妇采取剧烈的运动计划，这很容易造成疲劳，不仅如此，还会损害健康。产后立即进行剧烈运动减肥，很可能影响子宫的康复并引起出血，严重时还会使生产时的手术创面或外阴切口再次遭受损伤。进行运动之前的热身运动与事后的缓和运动可不能少，否则容易造成运动伤害

选择轻、中等强度的有氧运动，并做到持之以恒。这样有利于减重，并能有效防止减重后体重出现反弹。有氧运动有极佳的燃脂效果，有氧运动指的是使用到全身肌肉的运动，包括慢跑、快走、游泳、登山、骑脚踏车、有氧舞蹈等，且进行的时间至少要持续12分钟以上，若要有效燃烧脂肪，应持续进行30分钟以上，或是一天之内累积到30分钟以上才有效果。新妈妈的产后运动应注意循序渐进，如能坚持在分娩后进行5个月左右的身体锻炼，不仅对形体的恢复有益，还可将全身的肌肉练得结实，增强体质、消除腹部、臀部、大腿等处多余的脂肪，恢复怀孕前的健美身姿

切忌急功近利心态和懒惰好逸心态的交替。产后健身的信念一旦树立，就应该坚持，不要轻易打乱规律。一方面不能因贪吃贪睡造成半途而废；另一方面也不要急于成功，有时候扎进健身房一呆就是几小时。要心态平和地面对产后减肥

1. 重塑平坦小腹

想要让小腹迅速恢复到产前状态，必须要在日常生活中注意锻炼和保养，比如，饮食要均衡，避免摄取过多脂肪，以免造成脂肪囤积在腹部，使腹部肌肉变得松弛无力；养成挺胸收腹的习惯，无论是站立还是走路，都要将腰背挺直，让小腹时刻维持紧绷状态，不但有助于收缩小腹，还能让你的内脏保持在各自的位置上，让其得到最好的保护，不会因为减肥劳累受到损害。只要在日常生活中注意保持完美的姿态，再加上适当的运动，就可以使你的小腹快速变得平坦结实。在减肥前，让我们先来了解一下你自己的腹部肥胖程度吧！

深吸一口气，使腹部的肌肉绷紧，然后用食指插入腰腹部的肌肉里，如果食指很轻松地就能深陷进肌肉内，而没有丝毫阻力，这就说明你的腹部肌肉太过松弛了，一定要尽快减掉！实在测试不出来的话，可以躺平身体，然后屈起双膝做仰卧起坐，如果起来时感觉很吃力，做一两个就感觉腹部有酸痛感，这说明你的腹部肌肉非常松弛，皮下脂肪太多，要马上减掉才可以！下面就向各位新妈妈介绍几种有效的小腹塑形方法。

1）收腹法

步骤1：保持端坐，深呼一口气，缩紧小腹绷住，然后深呼吸3～6次，放松。

步骤2：深吸一口气，缩紧小腹保持30秒（中间可以匀速呼吸），放松，重复5次。

贴心提示：平时没事的时候，可以边看电视边做收腹运动，每天坚持可以让腹部肌肉变得结实紧致。

2）仰卧起坐

步骤1：平躺在床上，屈起双膝，双脚微开与臀部同宽，脚掌放平，脚尖和膝盖垂直朝向正前方，双手展开抱住颈部。

步骤2：深呼吸，腹部用力将身体抬起，然后放松身体躺下，保持头部不着床面，再收腹抬起身体，每天30次，一周后加到每天50次。

妈咪宝贝

只要爸爸妈妈喂奶

宝宝还小的时候最好由妈妈和爸爸来承担喂奶工作，不要将奶瓶随意交给别人。因为在你抱着他喂他和他说话时会提高宝宝对父母的好感度和信赖感。

贴心提示：仰卧起坐能够训练小腹肌肉，消除腹部赘肉，让它变得结实有弹性。但是很多人做仰卧起坐的时候习惯用颈部做用力点，大大降低了腹部的锻炼效果。为了避免这个问题，可以将手放在胸前、耳后或者轻轻托住头部，起身时手不要用力，要用腹部带动身体坐起。腹部肌力较差的人，可以让别人帮忙按住脚部或将手举起伸平，带动身体坐起，降低仰卧起坐难度。

3）躯干V字运动

步骤1：坐在地毯上，双腿弯曲，膝盖并拢，脚跟着地，双手轻轻扶住大腿后部，腰部收缩用力将腰背挺直，将重心放在臀部，确定坐骨着地。

步骤2：双手放开置于身体两侧，用腰部的力量稳住身体，再将身体慢慢向后躺，保持背部不弯曲，上身与腿部构成一个V字形，做此动作时配合匀速呼吸，静止5～10秒，然后慢慢回到步骤1的动作。

贴心提示：进行此动作时，注意脚跟和双脚不要用力，只要轻轻点地就可以，将身体的全部重心放在腰腹部。如果动作起来感觉很困难，可以减小运动幅度，或者用枕头垫在腰后作支撑。

4）肘撑棒式

步骤1：双腿跪在地毯上，上半身伏在地上，手臂与肩膀平行分开，以前臂着地支撑身体，十指交握，头部与颈部要跟身体保持在同一水平线上，肩胛骨放松，将身体重心向后拉。

步骤2：左腿向后伸展，用脚尖点地支撑身体，保持臀部、骨盆的稳定，收紧腹部；右腿也向后伸展，双脚并拢，用双脚脚尖和前臂支撑身体，保持30～60秒，重复3～6次。

贴心提示：做这套动作时，要保持腰部弓起，腹部用力，身体从头到腰部保持在一条直线上。第一次做可能无法坚持太长时间，可以循序渐进地增加时间，静止时仍保持匀速呼吸。

妈咪宝贝

咬痛妈妈了，被骂了

宝宝1岁左右长出了牙齿，吃奶的时候会咬到妈妈，这时候妈妈不要训斥宝宝，要告诉他不要咬妈妈，宝宝能听懂。

5）按摩收腹法

步骤1：身体躺平，用热毛巾敷在腹部2分钟，然后去除毛巾。

步骤2：身体放松，将手掌搓热，将减肥按摩霜涂在腹部。

步骤3：双手紧贴在腹部，稍微用力，以顺时针方向由下向上按摩。按摩时要经过水分（位于肚脐的正上方，大约一个大拇指宽的地方）、天枢（位于肚脐左右两旁约三指宽的地方）、四满（位于肚脐以下三指，再左右旁约半个拇指宽的地方）三个穴位，每天坚持早晚各一次。

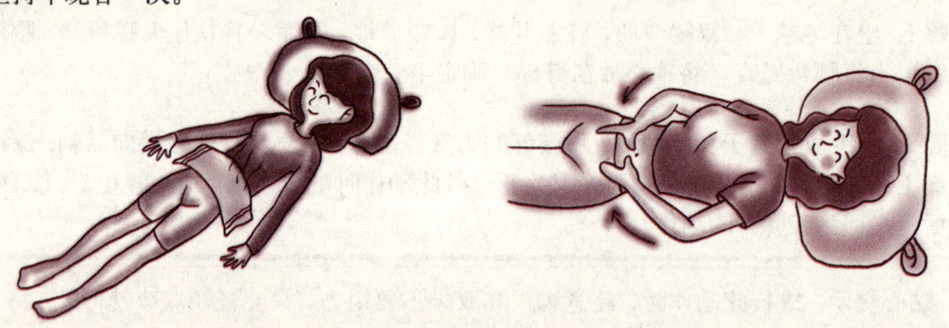

贴心提示：按摩前要先将大小便排空；按摩不要反方向或由上往下按摩，否则会造成便秘和腹部下垂。按摩时一定要经过穴位，可以理气活血、健脾益胃，改善肠胃不适、排尿困难、下痢等症状。每天坚持睡前、睡醒按摩，可以让你的小腹恢复平坦健康哦！

6）深呼吸方法

步骤1：将手掌搓热，放在小腹上。

步骤2：深吸一口气，将小腹隆起顶住手掌，呼气收紧小腹，重复10～15次。

贴心提示：每天坚持做3次，可以帮助小腹恢复弹性。

妈咪宝贝

调配奶粉的水很重要

先将水经过硬水软化器过滤，然后用消毒后的器皿将水煮沸，煮沸后的水要一次用完，用不完就倒掉，不要用两次烧沸的水调配牛奶。

2. 塑臀大作战

自然分娩时，新妈妈的胯骨会被撑开，臀形会比生产前变大，再加上长时间躺卧在床，缺少运动，很容易将过多的脂肪囤积在臀部，使原本纤翘的臀部变得肥大臃肿，从此完美的“S”身材变成了“葫芦”身材。这个时候，新妈妈一定要开始实施塑臀计划！否则，日后很难再回到产前的完美身材。

平日里多做一些抬腿提臀的动作，使臀部肌肉紧缩，同时也可以帮助子宫、阴道复原。每日勤做，除可促进循环外，也可借出汗，将“囤积”体内的水分排泄掉，使臀部肌肉恢复弹性，新妈妈赶快行动起来吧！

1）臀部按摩

步骤1：身体站立，双腿分开与肩同宽。

步骤2：双手置于臀部，由上往下推臀部，再由下往上推。

贴心提示：由上往下推动有助于活化局部细胞，可增强肌肉弹性，由下往上推动则可以美化臀部曲线。

2）腿部运动

步骤1：身体平躺在床上，双手放松，置于身体两侧。

步骤2：膝盖与脚尖绷直，配合着呼吸，做左右腿轮流抬起、放下的动作，抬起角度以30°为宜。30下一组，每天做2～3组。

贴心提示：做此套动作时，膝盖不要弯曲，吸气的时候抬腿，呼气的时候将腿放下，速度不宜过快，根据身体状况而定。

妈咪宝贝

照顾新妈妈的心情

产后的最初一段时间是非常辛苦的，新妈妈可能无法应对产后的焦虑，这是很正常的。随着时间的推移，焦虑感会逐步地淡化。试着调试心情是很重要的。新妈妈要给自己留出一些时间，要对自己好一点，让自己轻松一些，不要太急于恢复到产前的正常状态。准备一个小本子，随时把医生或朋友的建议记录下来。另外，不要忘记复查身体，以确保母婴健康。

3）转臀运动

步骤1：身体平躺在床上，双脚合并，屈膝，脚尖点地。

步骤2：将手臂平放于身体两侧，双膝向左下方压低，然后再向右下方压低，左右轮流动作。

贴心提示：做此动作时，应该确保脚尖固定不动，双膝向下压至不能动为止，不要过于用力，以免损伤关节。

4）抱膝运动

步骤1：身体平躺在床上，屈起左膝，用双手抱住靠向腹部，保持10秒后再换右腿。

步骤2：双腿交替动作2次后，再用双手抱住双膝，同时靠向腹部，保持10秒。

贴心提示：这组动作简单易做，每天坚持锻炼，可以美化臀部，收缩小腹。

5）爬行运动

步骤1：手掌撑地，双膝跪地，将身体撑起趴在地上。

步骤2：向前后左右慢慢爬行。

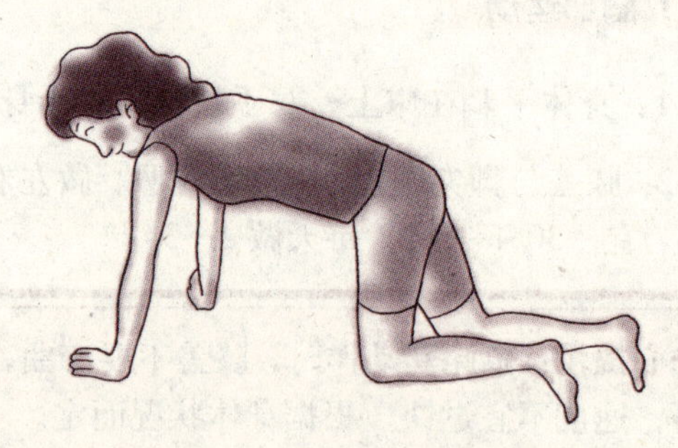

贴心提示：做此动作前，妈妈最好戴上护膝，或者在床上进行，以免伤到膝盖。

妈咪宝贝

妈妈的乳头是扁的

睡醒一觉，妈妈会发现乳房肿胀，乳头扁平，宝宝吸不出奶来。妈妈可以试着按摩乳房，挤出一些奶来，帮助宝宝含住乳头。

6）猫式抬腿

步骤1：趴在床上，用手臂撑起上半身，下半身跪在床上，勾起脚掌。

步骤2：调整呼吸，吸气的时候将左腿向后伸展抬高，呼气的时候收回，来回做10次，然后换右腿。

贴心提示：做动作时应注意，小腿要上抬，不可往下垂，效果才会显著。刚开始做时，臀部可稍往后推，以减轻手的力量。

7）猫式侧抬腿

步骤1：身体趴在床上，用手臂撑起上半身，脚掌勾起，双膝跪在床上。

步骤2：调整呼吸，弯曲左膝，吸气，右腿向外侧抬起，吐气，将右腿慢慢放下，然后换左腿向外侧抬起。

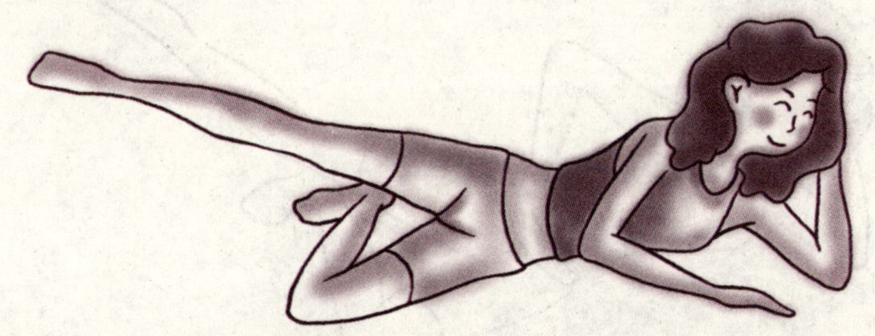

贴心提示：做抬腿动作时，臀部稍向后推，以减轻手部承受的力量，每天坚持做10～15次效果最佳。

8）屈膝抬腿

步骤1：身体趴在床上，双膝后曲，双手交叉，放在下巴下面。

步骤2：左、右脚交换着往上抬，连续做10～15次。

贴心提示：将腿抬高时，应尽量往正后方向抬高，不要向旁边侧弯。

9）抬脚翘臀法

步骤 1：身体趴在床上，双手交叉，放在下巴下面，双脚打开。

步骤 2：深吸一口气，臀部、腰部和腹部用力，两脚向上举高，保持 10 秒不动。

步骤 3：慢慢吐气，同时将双脚放下。重复做 5～10 次。

贴心提示：双脚向上抬时，双脚并拢，膝盖绷直，同时向上用力。身体柔韧性较好的妈妈，可以尽量将双脚抬高至肚子离开床面，效果会更好。

10）侧抬腿

步骤 1：身体侧躺在床上，右手肘着地，左手叉腰，双膝弯曲。

步骤 2：深吸一口气，身体倾斜，将左脚向后抬高，慢慢呼气，将左脚收回，然后翻过身，换另一只脚重复此动作。每天坚持做 5～10 次即可。

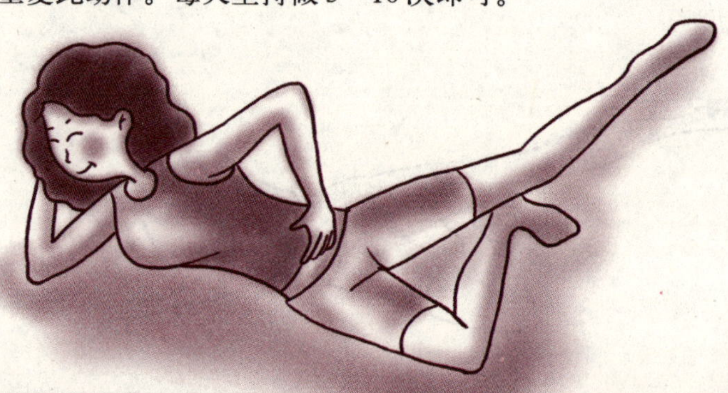

贴心提示：脚抬高时，尽量与臀部平行，脚掌勾起。

11）站立抬腿

步骤 1：贴墙直立，双臂伸直至于身体两侧，手背贴紧墙面。

步骤 2：深吸一口气，绷直膝盖，抬起左腿，吐气，将脚慢慢放下，重复 10 次，然后换右边。

贴心提示：将身体重心放在墙面上，腿和脚板都要绷直。

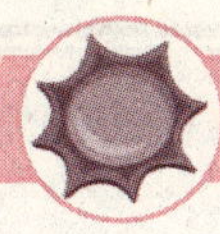

3. 减出小蛮腰

怀孕的时候，肚子里装着宝宝，每天挺着的大大的肚皮，双手撑着粗粗的腰还会觉得蛮骄傲的。但是产后宝宝抱在了怀里，肚子却没有见小。原本宝宝呆的地方，现在变成了一层厚厚的脂肪，怀孕前的“水蛇腰”也变成了“水桶腰”，看着镜子中身材完全走形的自己怎么能继续对赘肉保持沉默呢？为了恢复完美身材，一定要勤做体操，锻炼腰部肌肉、消除腰痛，重新练就纤细的小蛮腰，重现凹凸有致的完美身材！

1）站姿转体

步骤1：双脚打开与肩同宽，吸气缩腹夹臀，双手拉住毛巾两端，保持比肩略宽，拉紧，双手伸直与肩同高，并与地面平行。

步骤2：上半身保持平稳，先向右转，保持10秒钟，再向左转，重复3～5次。

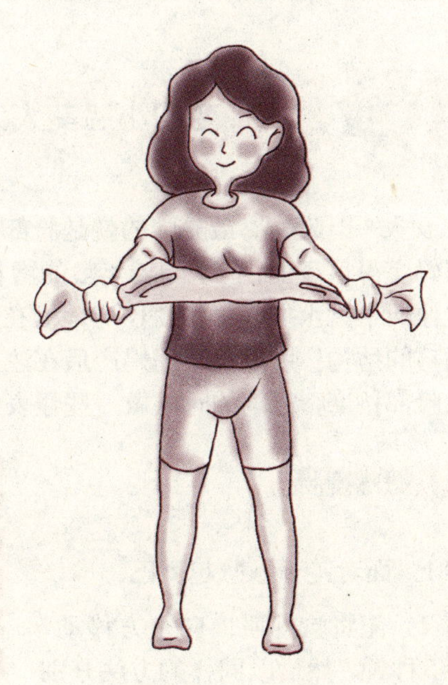

贴心提示：拉毛巾侧转时，转到自己能承受的程度即可，之后再慢慢提高难度，让腰转到更后方。做此动作时，脚尖与膝盖仍保持向前，不要跟着腰部向后转动。转动时肩部保持平稳不耸起，旋转角度可视个人身体状况而定。

2）站姿体侧下弯

步骤1：双脚打开比肩略宽，吸气收腹夹臀，双手置于大腿两侧。

步骤2：双眼直视前方，身体上半身往右边侧下，右手贴着大腿往下滑至个人的极限点，停止10秒钟，再回到中间换左边进行动作。

贴心提示：侧弯时，肩膀保持平衡，不可往前倾斜，侧弯幅度视个人能力决定。做此动作时，可以握着锻炼臂力的器材增加拉力。

3）坐姿转体

步骤1：端坐在椅子上，背部挺直，头和颈部抬高，肩膀放松，腹部收紧。

步骤2：先将身体向右转，停留10～15秒，回到中间后，再转向左边，重复3～5次。

贴心提示：做此动作时，要保持上身挺直，臀部不要离开坐椅，身体尽量转到无法转动为止。

4.变回小脸美人儿

女人一旦发福，最先胖的就是脸部，虽然胖胖的双颊和肉嘟嘟的双下巴会一度让新妈妈变得很可爱，但是随着年龄的增长，皮肤弹性日渐退化，肥肉也变成了赘肉，它们就像两个大水袋一样松松垮垮地堆在脸颊下面，怎么甩都甩不掉，严重地破坏了脸部精巧的结构！所以，新妈妈产后在注重身体减肥的同时还要注意脸部减肥。每天坚持做脸部按摩，空闲的时候做一些怪表情来锻炼脸部肌肉，都可以起到瘦脸的效果！

1）撅嘴瘦脸

步骤1：面对镜子，撅起嘴巴。

步骤2：先将脸部肌肉向上方移动，保持5秒钟，然后以同样的方法分别向下、左、右三个方向做动作，每个方向各坚持5秒钟。重复3次即可。

贴心提示：第一次做的妈妈可能找不到方向感，这时候可以用手指帮忙推动肌肉运动。

给男宝宝换尿布

男宝宝会在你解开尿布的时候撒尿，所以妈妈在解开尿布时要在他的阴茎处停留几秒，等他尿完了，再擦掉臀部的粪便，然后撤掉尿布；用纸巾蘸取润肤露擦洗宝宝的臀部和阴茎，注意要将阴茎褶皱间的尿液完全洗去；清理干净后，给宝宝涂上预防疹子的药膏，等屁股晾干后，就可以换上新尿布了。

2）拉嘴瘦脸

步骤1：将嘴巴闭上。

步骤2：用手指将嘴角向上拉升，保持20秒。

贴心提示： 拉扯嘴角的动作不宜过于用力，只要起到运动脸部肌肉的效果即可。

3）颈部按摩

步骤1：将头部尽量抬起，使下颚和脖子有拉伸感。

步骤2：用手指按在颈部，由下向上按摩20次。

贴心提示： 经常按摩颈部，可以去除颈部的多余脂肪，让新妈妈的下颚尖翘紧实，就连脸蛋看起来也小了一圈儿。

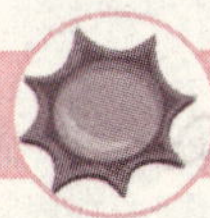

5.减回性感美背

背部的脂肪不容易长出来，也不容易减下去。如果怀孕前背部没有赘肉的话，产后背部也不会有很大的变化，只是长期卧床或饮食过量会让你的背部肌肉变得饱满起来，只要稍加运动，将长出来的肉肉修塑出完美的肌肉线条就可以了。如果你原本就属于肥胖体质，背上长满了厚厚的赘肉，那么就要多下一番工夫进行减肥运动了。

1）仰背起身

步骤1：身体趴在床上，肩膀放松，双手背后交握，放在臀部上。

步骤2：抬起下巴，慢慢将上半身向上仰起，再慢慢将上半身放下，回到预备动作。重复20次。

贴心提示： 上仰的角度不可过大，不要超过35度，否则很容易伤到脊椎。每做一次，可以休息几秒钟，不要贪图速度，要根据自身条件调节运动速度。

妈咪宝贝

尿布要经常换

宝宝刚出生那几周膀胱很小，所以会经常撒尿，妈妈要及时给宝宝更换尿布，尤其是宝宝睡醒后，要先将他尿湿的尿布换下来，再进行喂奶等工作。不要长时间让宝宝包裹湿尿布，否则宝宝会长出尿布疹。

2）背部放松

步骤：侧躺在床上，胯下放一个靠垫，小腿下放一个靠垫，腰部挺直不要下塌，使身体保持倾斜状态。侧卧30分钟。

贴心提示： 如果觉得这个姿势不舒服，可以在头下放一个靠垫，胯下放2个靠垫，保持身体呈倾斜状即可，每天坚持侧卧30分钟，有助于缓解背部疲劳。

3）屈腿收背

步骤1：左腿跪地，双臂撑地，头下垂，背屈成弓形。

步骤2：右腿屈膝前收，膝盖靠近头部，同时收缩腹肌和阴道壁肌肉，然后右腿向上伸抬，同时头上抬，保持数秒。左腿动作相同，交替做5～10次。

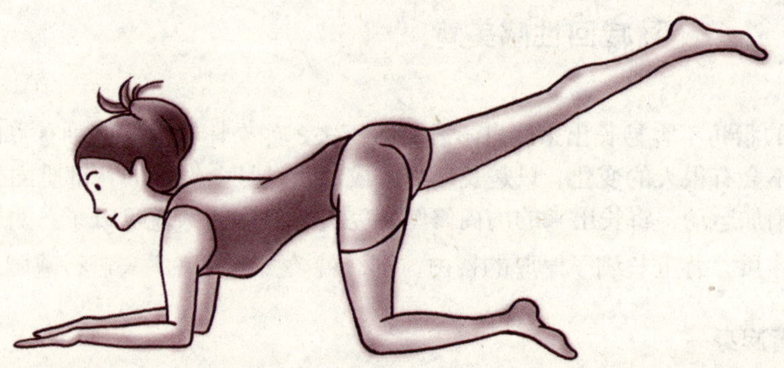

贴心提示： 做此动作时，要注意将身体躯干全部拉开，不要弓背弯腰，将身体的每个动作都伸展到最大，才能起到美背的效果。

做个干净的小宝宝

许多宝宝不喜欢洗澡是因为他们害怕水。为了解决这个难题，妈妈可以准备一盆洗澡水，再准备一些宝宝喜欢玩的玩具放在洗澡水里，让宝宝在水中玩耍，慢慢消除他对水的排斥感。

6. 窈窕美臂练出来

手臂与腿部一样，是非常容易长出赘肉的部位。但是与腿部不同的是，手臂的运动量没有腿部的运动量大，所以长出来的肉肉都是松松的赘肉，只要稍加锻炼，就可以轻松减去。锻炼手臂肌肉十分简单，只要你的手能够闲下来，我们就可以随时在任何环境下做些简单动作。只要将其变成一种习惯，手臂很快就能变得纤细修长。

1）前臂弯举

步骤1：身体直立，双脚打开与肩同宽，双手手心朝上握拳，或抓住锻炼臂力的器械负重。

步骤2：肘关节夹紧身体，举起前臂，直到与肩膀同高，再慢慢放下，重复12～15次。

贴心提示： 做此动作时，双臂可以同时上举，也可以替换着轮流上举，开始做时速度不要过快，时间不要过长，以免拉伤妈妈的手臂。

2）推墙运动

步骤1：距墙面约一只手臂的距离面对墙壁直立，手臂伸直，将手掌贴在墙面上，与肩同高。

步骤2：弯曲手肘，挺直腰背，身体向墙面靠近，靠到不能动时，再将身体向后推，直到手臂伸直，重复10～15次。

贴心提示： 将身体重力放在手臂上，用手臂带动身体运动，才能起到锻炼手臂的效果。

3）画圈运动

步骤1：将手放在肩膀上，以肩为中心，手肘从前向后画圈。

步骤2：呼吸配合手臂运动，上半圈时吸气，下半圆时呼气。连续3～6次。再反方向做3～6次。

贴心提示： 如果妈妈手臂上的肉肉比较多，双手触及不到肩膀，也可以在手中握较小的哑铃，伸直手臂画大圈。

妈咪宝贝

纸尿布还是布尿布

很多妈妈都会问："是用布尿布好还是纸尿布好？"其实对宝宝来说这两种尿布都没有多大的区别！纸尿布比较贴身，更换起来也比较方便，布尿布则能够保护宝宝的髋部，只是会让宝宝看起来有些臃肿。

4）曲臂运动

步骤1：将右手臂向上伸直，手往身后左肩胛骨弯曲。

步骤2：用左手压着右臂关节处，使右手碰到左肩胛骨，保持6秒钟，收回手臂，换左边，轮流重复20次。

贴心提示：这套动作可以拉伸臂部肌肉，使臂部赘肉能够在伸展中得到运动，另外，经常做这套动作还可以矫正肩部姿势，使手臂变得修长匀称。

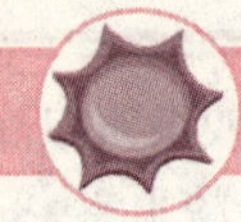

7.完美再现窈窕美腿

新妈妈生育后双腿之所以会变得肥胖臃肿是因为在怀孕期间，尤其是在怀孕后期受日益膨大的子宫压迫，下肢静脉回流受阻，一方面组织间隙水分增多，形成程度不同的妊娠水肿，使双腿皮肤紧绷，待水肿消去就显得皮肤松弛；一方面造成下肢静脉曲张，分娩以后尽管静脉回流情况得到改善，但已较难恢复到孕前水平，加上产后较长时间卧床加剧下肢静脉曲张，使青筋盘旋扭曲于下肢皮肤表层。更因为怀孕期间及产后一段时期缺少运动，使双腿肌肉萎缩，逐渐被脂肪所填充。

产后瘦腿的方法有很多，效果也是因人而异。

新妈妈可以使用弹力绷带或医用弹力套袜。这是最为简便实用的保养之法，它可以压迫下肢静脉，迫使血液向心脏回流，从而消除或减轻下肢肿胀、胀痛等症状。产后采用这种方法护理双腿亦可减轻水肿程度。但要注意穿着时间和压力，时间太长或压力过大，会引起局部血液循环受阻，肢体缺血，影响身体健康！

洗澡：热水浸泡半身浴不但能使人放松，更可加速血液循环，达到消脂的效果。进行温水泡浴，水温在42～45^{0}C，温水浸至胸部，坐入水中3分钟。重复这个过程4～5次，便可大量排汗，令下半身体内过多的热量消耗掉，使腿部的肌肉更紧实。

给宝宝擦身体

洗好澡的宝宝皮肤滑溜溜的，妈妈将宝宝抱起来时一定要抱住了，然后将宝宝放在干净的毛巾上，用毛巾擦干他的身体，抹上爽身粉，包上尿布，就可以让宝宝睡觉了。

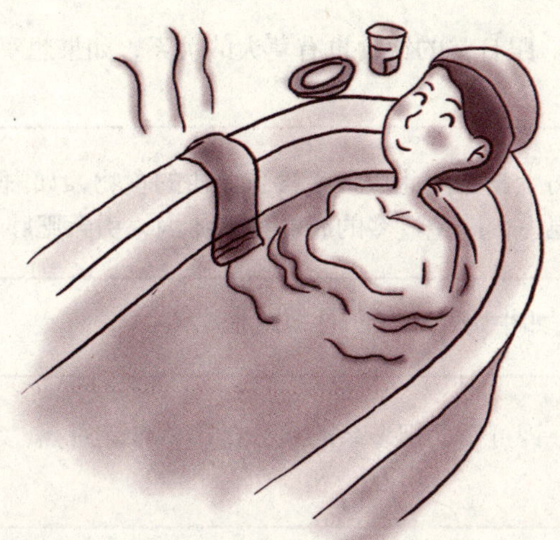

端坐：平日的端坐也与腿形有关，长时间坐在办公室内工作的女性，腿部较少有机会得到伸展，所以要注意坐姿以及坐着时腿部的活动。坐着时，尽量将双脚平放在地上，偶尔可以将腿部伸直向上慢慢举起，尽量令腿部有活动的机会。

走路：走路是纤腿十分有效的方法，每天尽量腾出30分钟的时间走路上下班或买东西，走路时，背部挺直、放松，膝盖伸直，将重心由脚跟移动向脚尖，这样能增加小腿的活动量，令腿部更紧实修长。另外，平时走路或爬楼梯时，要尽量抬头挺胸，不要弯腰驼背，更避免走路时“外八字”，这样才能让下半身肌肉保持收缩状态，使腿部在不知不觉中变得越来越漂亮。

睡眠：睡眠的时间不足，除了会影响皮肤以外，也会影响身材。每日的睡觉时间应约8小时，睡眠不足会令身体的新陈代谢减慢，使体内的毒素和多余废物较难排出体外，腿部较容易出现水肿肥胖的现象。

睡前必备互动

宝宝睡觉前要和爸爸妈妈进行一套规律的睡前活动，妈妈要先给宝宝洗澡，让宝宝放松心情；然后给宝宝喂奶；宝宝吃饱后让他躺在自己的婴儿床里，由爸爸来给他讲睡前故事，哄他睡觉；宝宝睡着后，爸爸不要马上离开，最好在他身边再陪他一会儿，直到他安然沉睡再关上灯悄悄离开。

饮食：腿部变粗，跟日常的饮食也有莫大的关系，如果想双腿变得纤瘦，可在饮食方面注意以下几点：

①蛋白质有助于肌肉生长，因此应多吃含蛋白质的食物，如肉类及大豆制品等。但吃肉时，应去除肥肉，以免过多的脂肪积聚体内，引致肥胖
②吃含钙质的食物，如牛奶，可预防骨质疏松
③多吃含钾的食物，钾可帮助把多余的水分排出体外，香蕉、大豆、菠菜、紫菜等均含大量的钾
④不喝含太多糖分的饮料或罐装果汁，因为糖分会转化成脂肪。吃水果时，也要选取一些糖分含量较低的蔬果，如橙子、西红柿、黄瓜等。
⑤不摄取过多的盐分，因为盐分会使体内积水，形成水肿，所以应少吃薯片、香肠、咸鱼等高盐分食品(儿童食品)

1）起身抬腿

步骤1：双腿伸直坐在地毯上，双手平放于身体两侧，双脚微开与臀部同宽。

步骤2：臀部收缩，双手撑地，将身体支起离开地面，抬到最高点时夹臀，并保持头、颈、肩膀放松。

步骤3：慢慢将臀部往下放至接近地板，但不要碰触地面，再继续往上抬臀。反复进行15～20次。

贴心提示：双脚往上抬时必须夹紧双腿，开始练习时可在双腿间夹一个小抱枕，确保双腿内侧的肌肉伸展开。

妈咪宝贝

宝宝喜欢咬玩具

8个月左右的宝宝对于自己喜欢的事物，他们会动用所有感官来了解它。他们能用眼睛去看、耳朵去听、小手去摸、小嘴去尝，体验充满未知的世界。嘴是他探索的工具之一，所以，他会把玩具往嘴里塞。

2）分腿下蹲

步骤1：身体直立，双脚打开稍比肩宽，脚尖朝外打开约45度，膝盖保持微弯，双手打开抬高至肩膀高度，收紧小腹。

步骤2：上半身保持直立姿势不动，慢慢将身体往下蹲坐，膝盖和脚尖要保持在同一方向，膝盖约弯曲到90度，但不超过脚尖。此时可感觉到大腿内侧肌肉的伸展，再慢慢起身，收腹、夹臀，回到直立姿势，重复做15～20次。

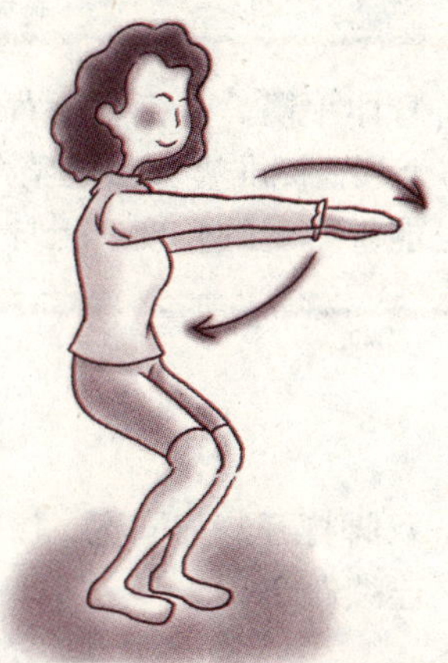

贴心提示： 做此动作时要保持上半身端正不动，头、颈、背部仍需保持一直线，不要翘臀，不要耸肩。如果平衡感较差，可以双手叉腰，腿部肌力较差的妈妈可以先浅蹲，慢慢加深动作。

3）"T"形动作

步骤1：身体直立，双手紧贴耳朵举起伸直，右脚向后撤一大步，脚尖点地，左脚踏地保持膝盖微弯，身体重心略往前倾，收缩腹肌、肩膀放松作预备。

步骤2：右脚向后伸直抬高，同时身体向前倾斜至与地面平行，呈现英文字母"T"字形。匀速呼吸，保持20秒，收回右腿换左脚。(图请见166页)

妈咪宝贝

唱歌哄宝宝睡觉

将宝宝抱在怀里，一边慢慢地摇晃他，一边哼唱摇篮曲，你不一定要唱得多好听，也不一定要将歌词唱得很清楚，只是沉静地哼唱就能让宝宝有一种安适感，并能很快进入梦乡。

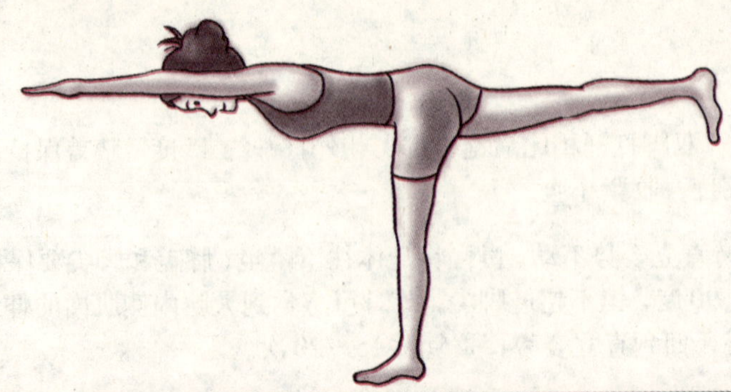

贴心提示： 做此动作需保持身体平衡，并挺直后背，不可驼背，眼睛直视地面，头和颈朝前方，脚则往后方延展。标准姿势虽是整个身体完全与地面平行，但个人可视肌力状况倾斜到自己能够承受的角度，但身体仍需保持一直线。

4）侧抬腿

步骤1：身体直立，双手叉腰，双脚打开与肩同宽，膝盖微弯，将右脚往右侧抬高约45度，膝盖与脚尖朝向正前方，连续做20次。

步骤2：侧卧在床上，左脚伸直，右脚屈膝，左脚上抬约45度，连续做20次，换右脚。

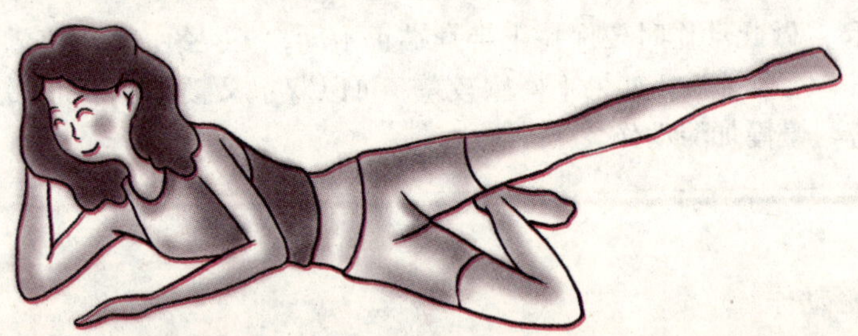

贴心提示： 反复进行这两个动作时，抬高的脚不要着地，待换脚时再着地。

妈咪宝贝

宝宝总是"打"人

宝宝长到8~9个月会出现喜欢"打"人的动作，不用担心宝宝养成"暴力"的坏习惯，这只是他表达不满的一种方法。妈妈只要做一些夸张的表情，或者假装生气的样子，告诉宝宝"不许打人"，宝宝就会乖乖听话。

5）抱膝运动

步骤：坐在地毯上，双腿伸直并拢，身体向前倾，慢慢贴近大腿，尽量将大腿贴向上半身，维持5秒。每天做3次，每次做10下。

贴心提示：做此动作时要保持臀部不动，做动作时会拉扯到腿部韧带，柔韧性好的妈妈可以让身体尽量贴近大腿，柔韧性欠佳的妈妈则要慢慢前倾，以免拉伤韧带。

6）半蹲运动

步骤1：双腿分开站立，脚尖向外，双手放于胸前，一边吐气一边慢慢弯曲膝盖。

步骤2：膝盖保持弯曲，尽量将大腿弯曲至与地面平行，然后慢慢将臀部向下及向后移，一边吐气一边慢慢站起，每天做3次，每次做10下。

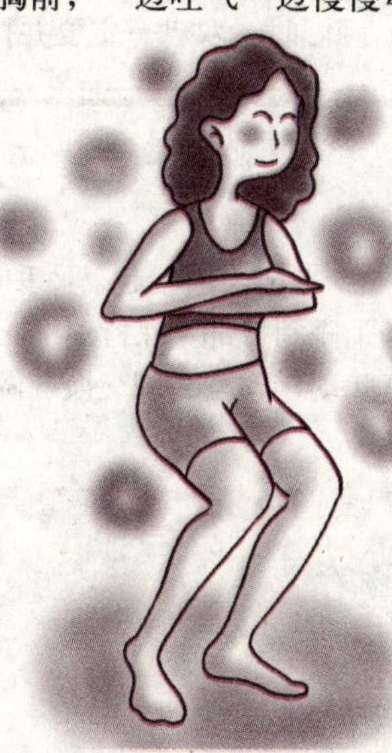

贴心提示：这是一项十分考验大腿耐力的运动，下蹲时大腿会出现明显的酸痛感，每天坚持运动便可以减去大腿部的多余脂肪。

妈咪宝贝

宝宝便秘怎么办

婴儿也会便秘，这是由于宝宝每天摄取的食物种类有限，肠蠕动缓慢，导致大便干燥。便秘的疼痛感会让宝宝对排便产生恐惧感，所以妈妈一定要重视！将含膳食纤维较多的蔬菜水果切碎放入米糊中一起煮来给宝宝吃，能够改善便秘症状。

7）踮脚运动

步骤1：坐在椅子上，脚下放一个小板凳，将双脚踩在板凳上。

步骤2：先用力下压脚跟，翘起脚尖，然后抬起脚跟，踮起脚尖，快速重复20次。

贴心提示：向下压脚跟和踮脚尖时，都要让小腿用力，才能起到使小腿变细的效果。

8）画圈法

步骤1：端坐在椅子上，脚伸直，脚跟和膝盖并拢。

步骤2：以脚跟为轴，双脚慢慢地从左向右用力画圈，重复20次后，再反方向做一次。

贴心提示：画圈时，双脚一定要并拢，并慢慢施加压力。

9）后抬腿

步骤：身体直立，左腿向后抬起，双手向后抓住脚背，让脚趾碰到臀部，保持10秒钟，然后换右脚重复此动作，左右脚交换各做5次。

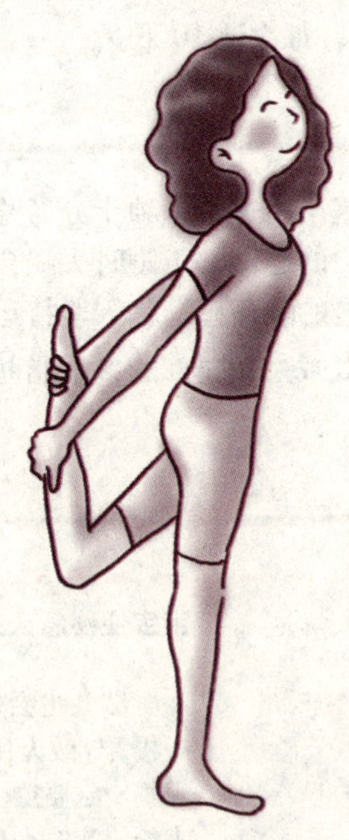

妈咪宝贝

培养宝宝的耐性

1岁左右的宝宝会变得脾气暴躁，没有耐心。他们想做什么或者想要什么就要马上得到，如果让他等待就会大发脾气。这时候妈妈应该培养他的时间观念，告诉他钟表的时针指到6就可以吃东西；动画片演完了，爸爸就会回来了。这种方法可以帮助宝宝认识时间。

贴心提示：一定要让脚指头碰到你的臀部才能放下来。

10）前抬腿

步骤：身体直立，将一只腿抬起，慢慢弯曲再伸直，回到直立的姿势，重复3次，左右脚互换10次。

贴心提示：这个动作的要领是一定要慢，在做动作的过程中体会肌肉的收缩。

11）蹬车轮

步骤1：身体平躺在床上，双腿伸直，慢慢抬起与身体呈90度。

步骤2：双腿做骑自行车蹬车轮的动作，每天做15分钟。

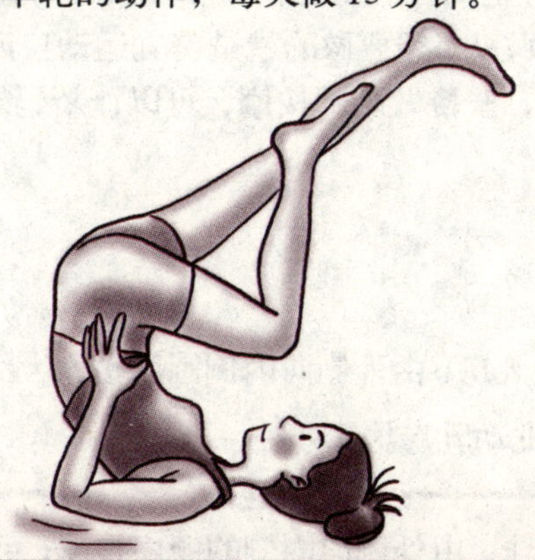

贴心提示：做这个动作时，要注意绷紧肌肉，蹬圈的动作要做得完整，用小腿带动大腿运动。

妈咪宝贝

和宝宝一起看烟火

过年过节的时候都会放烟火，看着天空中飞散开的美丽烟花，听着"轰轰"的巨响，宝宝又兴奋又害怕。这时候妈妈要抱着宝宝和他一起看烟火，给宝宝壮胆子。

12）抬腿

步骤：坐在椅子上，身体坐直，背部挺直，不要靠在椅背上，双脚并拢，抬起与椅子同高，保持5分钟放下，重复5次。

> **贴心提示：**在保持的这5分钟里会感到肌肉非常酸痛，这时要注意调整呼吸，背部要挺直。

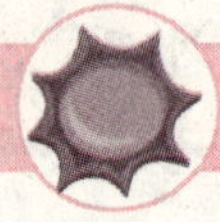

8. 打造迷人胸部

怀孕期间由于激素的作用，促使乳腺成长，乳房内的血管也变得较为粗大，再加上腹部的隆起，使得乳房不仅向前推高，同时也向两腋扩大。然而，分娩之后，乳房虽然具有自我复原的能力，但支撑乳房的韧带和皮肤因为长时间的拉扯，失去弹性，导致乳房下垂。这时候，新妈妈必须要做的就是美乳运动！产后是女性二次发育的重要时期，每天配合美胸产品，坚持做胸部按摩，可以让新妈妈重新找回傲人的胸部！

1）胸部按摩

步骤1：冲凉时，双手握住乳房，由外侧向内侧画圈按摩大约5分钟。

步骤2：用双手由下向上推动乳房约2分钟。

> **贴心提示：**按照由下往上，由外侧向内侧的顺序按摩，可以保持乳房挺立、有弹性，也可以配合美胸产品进行按摩。

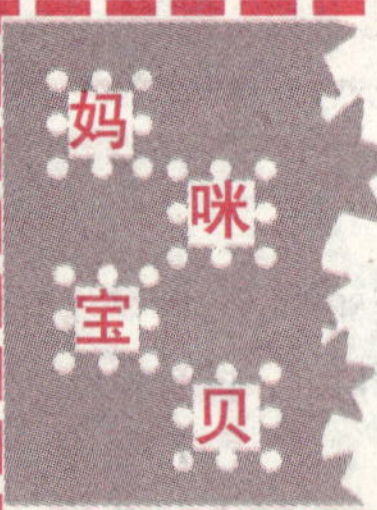

宝宝的房间

新生宝宝的房间的颜色最好布置鲜艳些，在天花板上垂吊些长长的玩具挂饰能增加宝宝的视觉焦点，锻炼他们的视力。宝宝的房间不宜铺长毛地毯，以免毛屑飘浮在空中让宝宝患呼吸道疾病。宝宝的房间中也不宜养花，宝宝的皮肤娇嫩，很容易造成花粉过敏而出现皮疹。

2）推动乳房

步骤：用双手从乳房底部向上推动乳房，每天3次，每次2分钟。

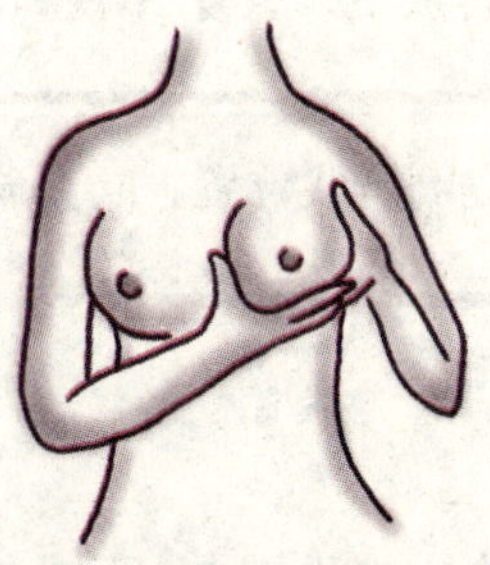

贴心提示：这个动作对于提升乳房有很好效果。另外，平时穿内衣时，应该选择有钢托的内衣，内衣不宜太紧。

3）扩胸运动

步骤：双臂抬平与肩同宽，左右手分别向外侧画圈，重复20次。

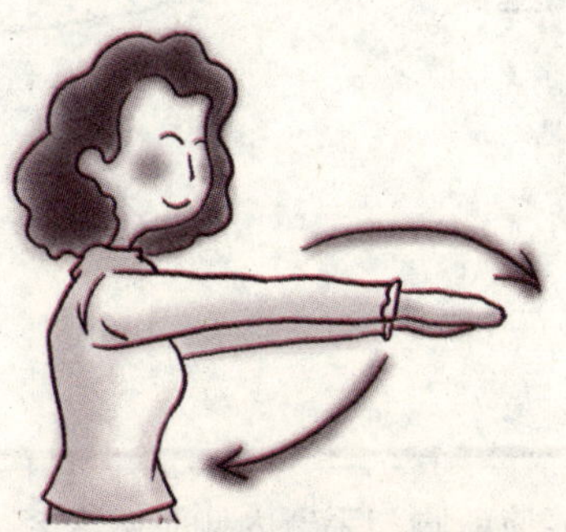

贴心提示：此项运动就像划船一样，双臂要尽力向外伸展，使胸肌充分得到运动。

妈咪宝贝

宝宝缺钙时的饮食

宝宝缺钙期间不宜食用油脂类食物和粗纤维类食物，这两种食物都会与钙结合，影响钙的吸收。

4）抬臂运动

步骤1：将双臂交叉和肩膀齐平。

步骤2：把手臂往上抬至额头处再放下，重复20次。

贴心提示：这套动作有助于提高胸线位置，防止胸部下垂。

5）紧实肌肉

步骤1：身体挺直，双手合十，左、右手施力相互推挤。
步骤2：吸气停止，吐气再推，做1分钟即可。

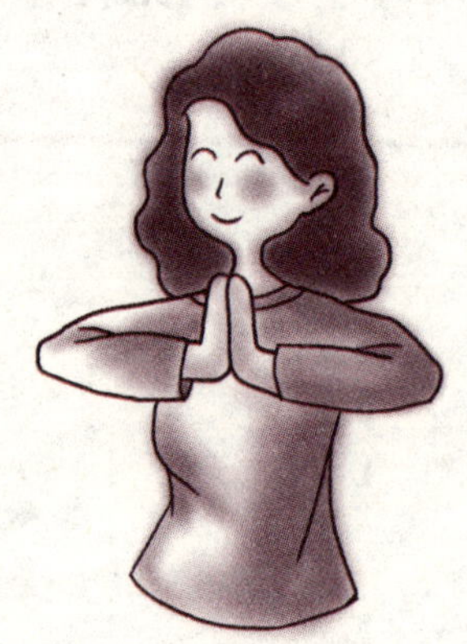

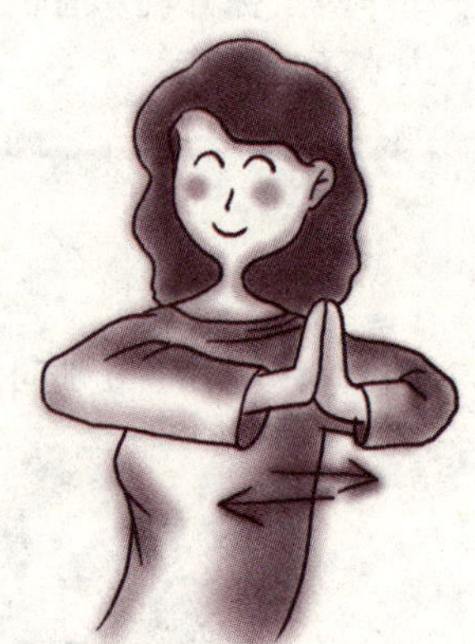

贴心提示：此项动作能使前胸与手臂内侧肌肉变紧，有效消除腋下两侧多余的脂肪。

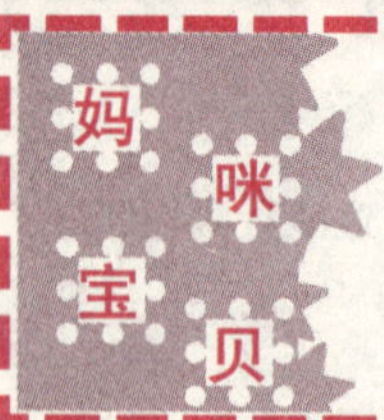

宝宝需要补钙吗

1~12个月大的宝宝每天所需要补充300~600毫克的钙。如果钙摄取不足，宝宝会出现颅骨软、囟门大的现象。严重缺钙还会出现胸骨突出，“O”形腿或“X”形腿。妈妈应该定期带宝宝到医院监测宝宝体内的钙含量。

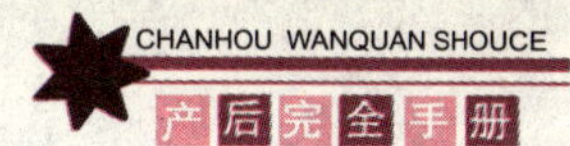

6）开合伸展式

步骤1：双脚与肩同宽站立，左右手臂前伸，与肩同高，双手互握。

步骤2：手臂分别往后伸，左右打开，再合并，重复20次。

贴心提示：做此动作能够让双乳向内靠拢，制造出迷人的乳沟。

7）手掌互压式

步骤1：将双臂举高和肩膀平行，双手指尖触碰成三角形。

步骤2：用力将双掌合并后，双掌互推，打开再合并，至少重复20次。

提心提示：这套动作能够起到丰胸的效果，让胸部线条更美丽。

告别“腹婆”有妙招

按摩前先排空大小便，然后用热毛巾敷在腹部数分钟，仰卧在床上，全身放松，以手掌心紧贴腹部，稍微用力按压，以顺时针方向由下往上推按。将紧肤霜抹在腹部，用同样方式按摩，直到紧肤霜被完全吸收。注意不要以反方向进行按摩，否则有可能会造成便秘。

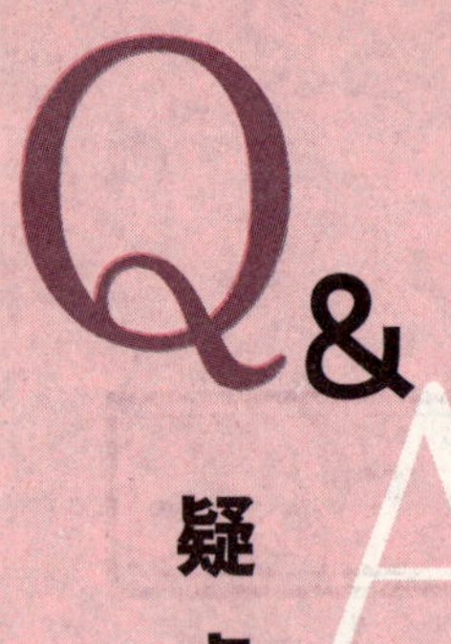

疑点解惑

Q:产后可以马上做减肥运动吗?

A:新妈妈不宜在生育后马上做减肥运动!因为在怀孕期间,体内激素发生了变化,结缔组织软化,生育后的几周内,一些关节很容易受伤。刚生育不久就做减肥运动很容易导致子宫康复放慢并引起出血,剧烈运动还会影响母体手术切口断面或外阴切口的恢复,如果是剖宫产,情况则更加危险。

Q:产后多久可以进行减肥运动?

A:一般情况下,自然生产后4~6周可以进行减肥运动,剖宫产则要在6~8周后开始进行减肥运动,如果伤口恢复得较慢,则应推迟减肥时间。运动内容最好以安全的减肥操为主。

Q:刚刚生产完后只能在床上躺着么?

A:不是的!产后适当活动能够加快新妈妈身体的新陈代谢,促进体内脂肪的分解。自然产后,新妈妈可以做一些简单活动,如翻身、抬腿、缩肛运动,产后一周可以做些轻微的家务,饭后出门散步;如果是剖宫产的新妈妈,则可以在拆线前进行翻身和下地走路等简单活动,拆线一周后再进行散步等耗体力运动。

Q:哪些新妈妈不适合做产后运动?

A:患有以下疾病的新妈妈不适宜做产后运动:体虚、潮热汗多者,血压持续升高者,有较严重心、肝、肺、肾疾病者,贫血及有其他产后并发症者,剖宫产者,会阴严重撕裂者,产褥感染者。这些新妈妈只能做一些轻微的运动。

Q：哺乳期可以减肥吗？

A：刚出生的宝宝要通过乳汁获取食物和营养，这就要求新妈妈有个健康的身体，分泌出丰富而营养的乳汁哺育宝宝，所以在哺乳期间，新妈妈最好不要减肥。

Q：产后喝水有讲究吗？

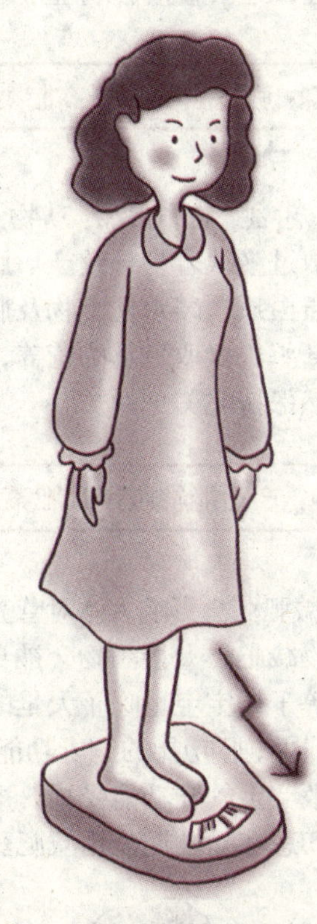

A：产后水分的大量排出和肠胃失调极易引发便秘，所以新妈咪瘦身前应先消除便秘，因为便秘不利于瘦身。有意识地多喝水和多吃富含纤维的蔬菜是预防和治疗便秘的有效方法，红薯、胡萝卜、白萝卜等对治疗便秘相当有效。便秘较严重时可以多喝酸奶和牛奶，早晨起床喝一大杯水以加快肠胃蠕动，也可以预防便秘，每天要保证喝7～8杯水。

Q：产后出现贫血症状能减肥么？

A：新妈妈会在生产过程中流失大量血液而造成贫血，如果在贫血的状态下减肥，身体就会无法恢复到健康状态，而且还会加重贫血现象。建议新妈妈不要在产后急于减肥，一定要等身体完全恢复后再实施减肥计划，否则身体会越变越糟，还会留下产后疾病。产后贫血可以吃些菠菜、鱼、牛肉、动物肝脏，经常喝红糖水也可以起到补血的作用。

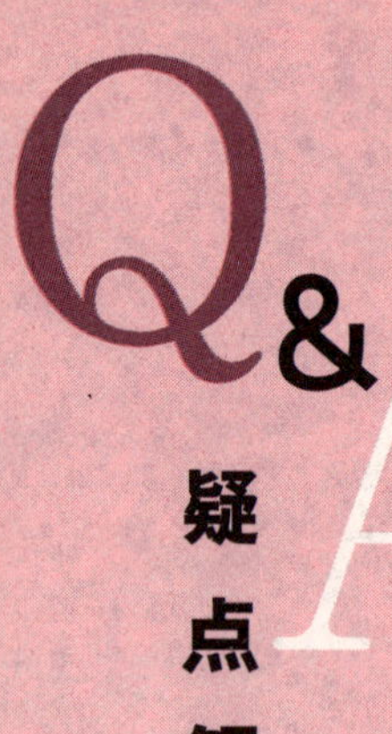

Q：生完孩子可以马上节食吗？

A：产后不可以马上节食哦！新妈妈生产完后的身体十分虚弱，而且还要担任哺育宝宝的重任，这个时候正是需要大量营养滋养身体和喂养宝宝的重要时期。如果产后马上节食，不但会导致新妈妈身体恢复缓慢，还会直接影响宝宝的成长。

Q：哪些食物属于高脂类食物？

A：甜食、油炸食品、动物油、肥肉、动物内脏等都属于高脂类食物，摄取过多很容易导致产后肥胖，只有合理制订饮食结构、合理地搭配蛋白质、碳水化合物及脂肪类食物，平衡膳食，才可以保证宝宝和新妈妈摄取足够的营养，而且不会营养过剩，让新妈妈在哺乳期依然保持完美身材。

Q：产后能够服用减肥茶或减肥药减肥吗？

A：减肥药会影响人体对营养的吸收和正常代谢。新妈妈在哺乳期服用药物减肥，大量药物会被身体吸收，然后再通过乳汁分泌出来，这就等于让宝宝也吃了大量的减肥药。刚出生的宝宝各个器官生长尚未成熟，肝功能的解毒功能还很差，大剂量的药物进入宝宝体内，会导致宝宝的肝功能受损，严重的还会造成肝功能异常，所以，新妈妈切忌在哺乳期使用减肥药物减肥。

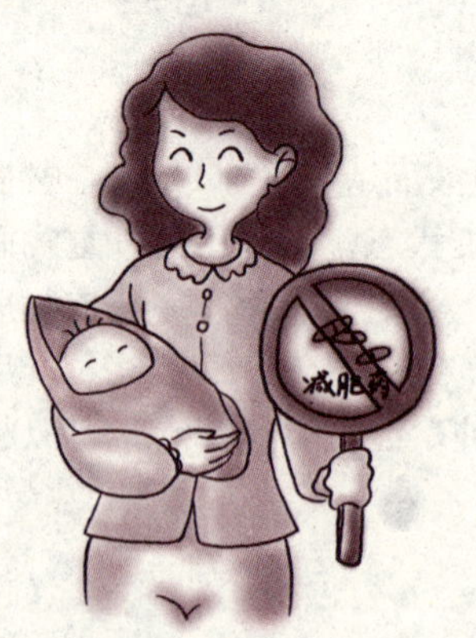

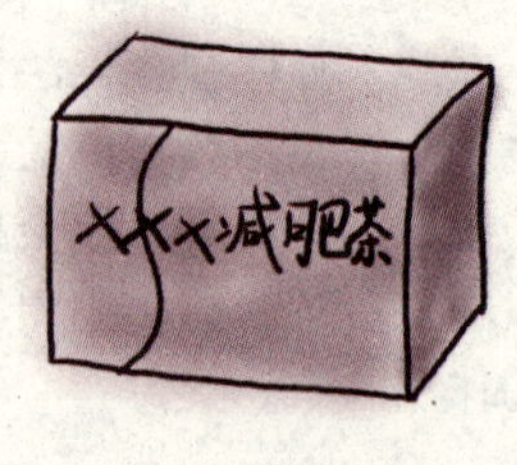

Q:产后减肥每个月减多少为合适?

A:产后减肥不宜求急心切，要在身体允许和正常哺育的情况下，根据科学的方法设计一套健康的减肥计划，每个月减4～5千克为最佳，如果条件允许的话，还可以请专门的教练进行减肥指导。

Q:哪种减肥方法最健康?

A:运动减肥与饮食减肥相结合才是最健康的减肥方法。每天摄取适量的营养和热量，不要食用高脂肪的食物，以免脂肪囤积在体内，再配合适量的运动便能达到最佳的减肥效果。特别需要注意的是，不是只有在健身房运动才能减肥，新妈妈要抓住每一个消耗热量的机会，在日常生活中减掉多余的脂肪!

Q:哪些食物对塑身有益?

A:新鲜蔬果和海产品。蔬果本身热量低，但是分量足，很容易让人有饱腹感。此外，蔬果中饱含无机盐、维生素、食物纤维，对产后减肥具有很好的作用。比如胡萝卜、冬瓜、木瓜、绿豆、红豆、西红柿、乌梅、秋葵、木耳、牛蒡、山楂、瓢瓜、苦瓜等都是营养又健康的塑身食物。

Q:产后塑臀应该吃什么?

A:建议新妈妈多吃些海洋植物，如海带、紫菜、裙带菜等，可缓解症状，促进水分代谢，有助于顺利排便。此类食物还有增加血管弹性，促进代谢体内废物的好处，对塑臀很有帮助。

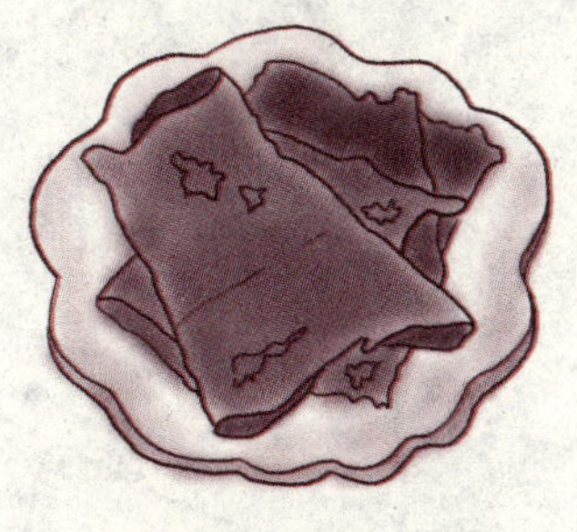

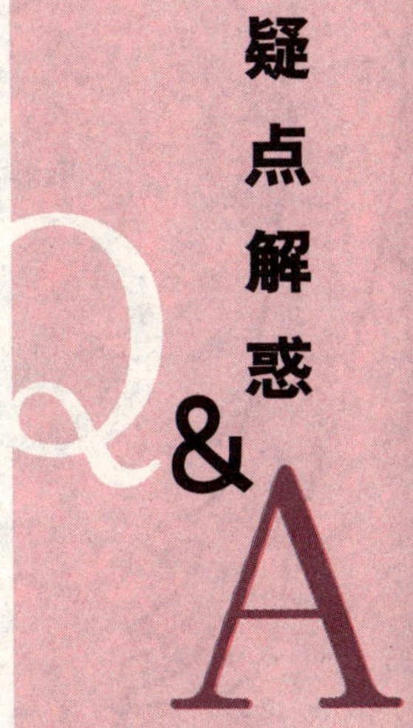

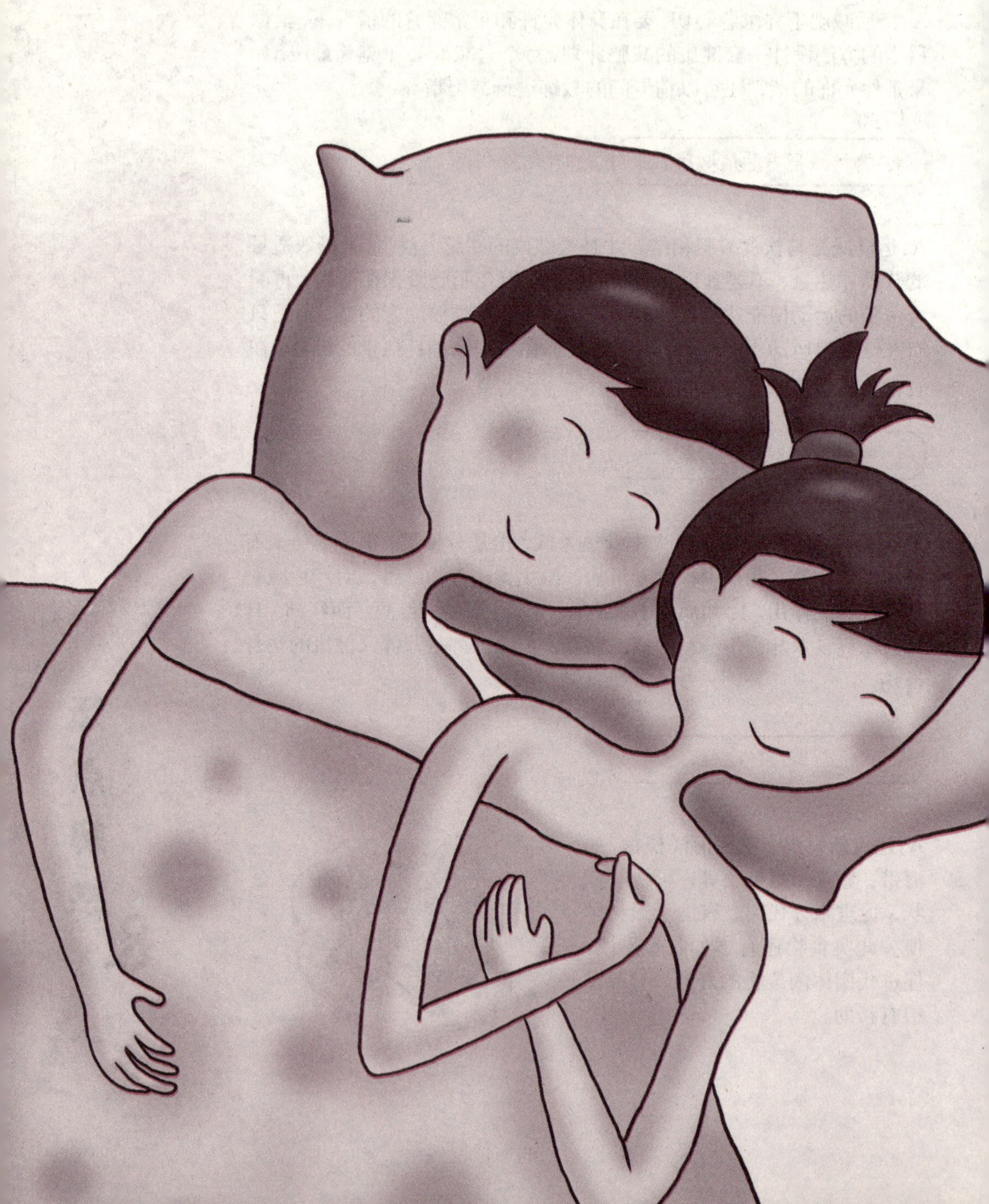

第五章
“性福”生活面面观

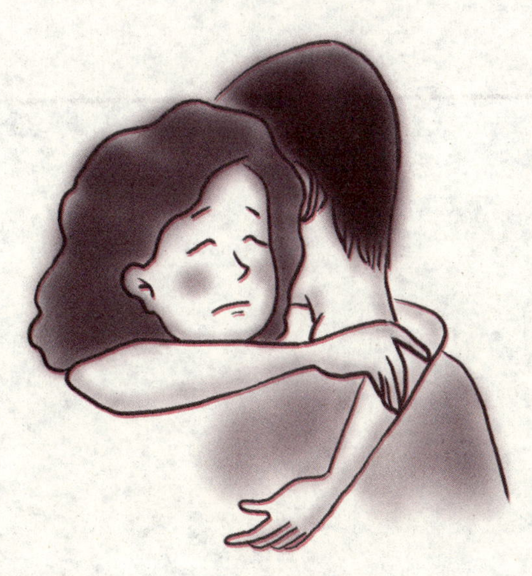

导　语

进入产后第6周，产褥期也即将结束，妈妈的身体已逐渐恢复到产前的状态。要记得去做产后检查，看看身体恢复的情况，不可以偷懒哦。这个时候，已经可以与丈夫有性生活了，但还是有一大堆的问题不得不去注意。下面就跟着笔者去看看怎样正确来过产后的“性福”生活吧!

当妈不易 当妻也不易

生孩子之前看了许多与孕产相关的参考书，了解了一下关于产后恢复夫妻生活的事宜，这才知道除了宝宝的事，还有其他的事要考虑。生之前我为了剖宫产或是自然产挣扎许久，仿佛生孩子这件事的关键是在于产道是否会松弛。到做了妈妈之后，我的心情就转变了，只要对宝宝好，自己怎么样都是次要的。剖宫产会在肚皮上面留疤，自然产也得挨上一刀。所谓横也一刀、竖也一刀，反正不管怎样，生前与生后的房事一定会有差异。做妈妈真是很不容易，照顾好宝宝之余，也得安抚一下老公的心情。听一个做剖宫产的同事说，她生完在病床上躺了一星期，动一下就疼得不行，上厕所时，连下床都很费劲，还得要别人搀着。但是，只要阴道分泌物干净了，就可恢复房事。当初我勇敢地选择了自然产，养好伤口并非难事，而且几乎刚生完就可以自己去厕所。可是，要想恢复房事就得仔细些了，否则伤口很容易破裂，甚至会留下一系列的后遗症，那可就叫人头疼了……不过，只要小心在意点，也不是之前想得那么恐怖嘛……

（一）“性福”生活来之不易

1.为冷掉的感情加加温

1）婚姻需要经营

产前产后，医生总在吩咐，长辈也加以叮咛：“这个时候行房事很伤妻子哦！”产后太早同房，就会使妻子得外阴炎、子宫内膜炎、盆腔炎，情况严重的还会造成阴部撕裂伤，这种伤口容易引发败血症、失血性休克，造成性命攸关的大问题。真是怎么看怎么吓人！小两口长时间“奉旨”分睡，给予妻子充足的休息时间。好容易忍到可以恢复房事，问题又来了！这个时期，妻子方面主要是还会介意没有瘦下来，丈夫那厢也会有点紧张。婚姻果然是要经营的，该想个什么办法为冷掉的感情加加温呢？

2）去看场电影，逛逛夜市

先把孩子送到长辈家，然后安心地去看场电影，或是去逛夜市吃点东西，重温一下二人世界的甜蜜。

3）安排一段时间谈他的事

利用孩子睡着的时间或是睡前十分钟，关心丈夫的工作，聊一聊彼此心情，撒撒娇，说一些甜言蜜语，让他有受重视的感觉。

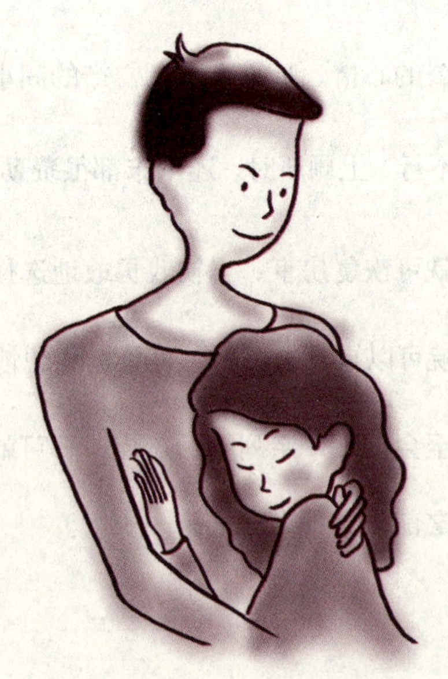

4）精心安排亲密情事

许多人有了孩子之后，开始对夫妻之间的亲密情事不感兴趣，这对婚姻是很大的伤害。找一天，当你和他心情都不错的时候，穿上性感睡衣，给他一个惊喜，相信能让失落已久的心灵再次贴近。

5）让他成为奶爸

许多新妈妈就是担心丈夫的粗手粗脚，最后照顾孩子的重担只好一个人扛。其实，奶爸也是训练出来的，鼓励他抱抱孩子，为孩子换尿布、洗澡，让他成为有力助手，他也更能体会你的辛苦。

2. 关于那个“第三者”

“第三者”就是小宝宝了，宝宝是夫妻俩失去二人世界的“始作俑者”，怎么好好去安排宝宝是一门很关键的学问。

1）丈夫吃孩子的醋

当你把所有的心思和注意力都给了宝宝时，相对应的就会忽视丈夫的需要，某段时间的你也许还对性事很淡漠，这叫做“情感转移”，发生在产后也并不稀奇。这时，丈夫就会开始吃孩子的醋。

（1）妻子注意力转移

宝宝不懂事，每天只会哭、会闹，还很会给大人们找事做。宝宝需要父母喂食、哄睡、换尿布，即使夜晚，父母也得照常“加班加点”为宝宝服务。这样妻子的注意力已是全副转移到宝宝身上，也许连睡觉都不踏实，哪还顾得上丈夫的需求。丈夫同样要照顾宝宝，他会感到消耗了许多的精力和体力。

（2）经常感到扫兴

有了宝宝之后，不仅妈妈对性生活的想法发生了改变，丈夫的想法也会改变。他不再只是丈夫，还要以父亲的身份出现在宝宝的身边。虽然他在其他地方没有改变，但在心理上却已经跟从前大不相同。另外，在性生活的时间安排上也有了禁忌，已不可能像没有宝宝之前那么随意、自由，这无形之中导致丈夫体内的男性激素分泌受到影响，性欲会自然降低，因此，夫妻双方都可能会感到“性趣”缺乏。

> **妈咪宝贝**
>
> **不要让宝宝在灯下睡觉**
>
> 灯光会让宝宝产生烦躁感，让他无法熟睡。长时间用灯光照着宝宝会缩短宝宝的睡眠时间，还会影响宝宝的视力发育，对视网膜造成损害！

2）谁是最辛苦的人

夫妻俩必须达成的一个共识是，你们的生活确实因为有了小宝宝而发生了改变，小宝贝的需要排第一，你们之间的关系排在第二位，这是所有家庭都会面临的事。有时候，作为新妈妈的妻子由于忙着照顾宝宝而对丈夫有所忽略，其实也无可厚非。一段时间后，当生活稍稍安定下来，你们之间就会比较容易找到新的方式来表达彼此的爱慕和眷恋了。

你也许会感叹，任何事都必须考虑周全，作为妻子必然是这么辛苦吗？产后，女性转入了新的人生阶段。初为人母，哺乳、换尿布、哄宝宝入睡，虽然很新鲜，可是又很累，有些烦恼实在是只有带过孩子的人才会懂。所以不要去比较谁才是最辛苦的人，因为夫妻间是最需要相互体谅的。你们要做的是分担彼此的压力，共同解决问题，这才是上上之策。

3. 妻子有心理障碍

产后有可能会产生许多种心理障碍，但其中有一种非常受到大家的关注，那就是关于性生活的心理障碍。新妈妈无论是身体还是内心，都发生了很大变化。历经了漫长的孕期，身材走样及生产时留下的产伤，都是使新妈妈产后性生活蒙上阴影的重要因素。该怎么克服呢？我们一起来看看吧！

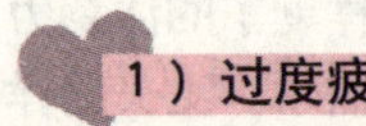

1）过度疲劳

诱发原因

既要照顾自己，还要照顾宝宝，你也许一辈子都没这样忙过，根本没心情想其他事。

解除方法

因为身体还比较虚弱，而且有许多事非得妻子亲自做不可，例如哺乳，以及让宝宝感受到温暖和照顾。所以在这样的状况下，妻子感觉很累是难免的。另外，宝宝的睡眠较不规律，不定时就会醒来，夫妻俩总在进行时被打断，导致双方兴致都比较低落。过度疲劳会影响妻子健康，所以丈夫必须找一个确定妻子没那么累的时间提出性的邀请。

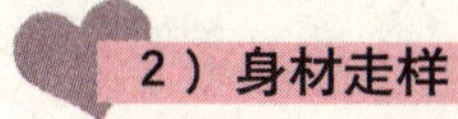

2）身材走样

诱发原因

你也许会这样想，不能让丈夫看到我松弛的肚皮和变形的乳头。否则他该不会从此不再爱我了吧？

解除方法

新妈妈们生产后，不能马上与丈夫亲密接触。因为在孕产期，女性的生理状况发生了很大变化，包括体重增加、脂肪增多、乳房及子宫变大，盆腔充血等等。这些变化是怀胎十月慢慢累积而成，所以产后也必须经过一段时间的调养才会恢复。但是无需担心，只要适当调养，这些都可以恢复原貌。

4. 切忌提早进行性生活

新妈咪在分娩过程中，生殖器官大多都有或轻或重的损伤，加之产后要排恶露，因而更需较长的时间恢复。一般来说，产后4～6周内应该禁止性交。但有的妈咪以为，生完宝宝后只要恶露干净了，就可以开始性生活。殊不知，提早进行性生活，对身体的康复非常不利。

1）为什么恢复房事要等很久？

子宫须等到产后约1个月后才能回到常态。在此之前，如果太用力的性交会引起不适。若有做会阴切开手术的新妈妈，伤口通常要6周左右才会复原。剖宫生产的伤口也大约需要6周时间恢复，这样，用力“嘿咻嘿咻”时才不会酸痛。

目前各大医院都会安排新妈妈们在产后6周后回医院复诊。医师们通常会检查伤口是否愈合、缝线有没有完全吸收、子宫是否恢复到常态，以及排卵周期是否已经开始了。如果医师告诉您复原很好，新妈妈们应该就可以拾回信心了。

妈　咪　宝　贝

给宝宝吃药

宝宝拒绝吃药是一件很普通的事，妈妈不要硬逼着宝宝吃药，或者把药强灌进宝宝嘴里，这样很容易将药物呛进气管里造成危险。妈妈可以将药磨成粉，放进糖水中哄宝宝喝下去。

2）容易引发病症

过早恢复性事可能会引起生殖器官感染。产后的新妈咪，子宫颈充血、水肿、宫颈壁变薄、宫颈管变宽，直到产后10天左右宫颈口才开始闭合。

其次，产后初期阶段阴道内壁黏膜柔弱，提早进行性生活也许过程并不和谐；如果有会阴裂伤、阴道裂伤及宫颈撕裂，或做了会阴侧切术等，性交时会发生疼痛、出血及器官损伤等意外，从而影响伤口愈合。

胎盘附着处的子宫内膜，正常情况下需要6～8周才能完全长好、愈合，加之分娩时体力消耗大，身体虚弱，抵抗力下降，因此，提早进行性生活容易将细菌带入，影响子宫内膜创面的愈合，延长恶露排出时间，发生阴道炎、子宫内膜炎、输卵管炎、盆腔结缔组织炎及月经不调等妇科疾病。

3）性生活质量不佳

刚刚分娩的新妈咪，身体内的雌性激素水平低，阴道黏膜平坦、皱襞少，性兴奋启动慢，阴道分泌物较少，阴道内干涩并缺乏弹性，因此提早开始性生活，不仅容易损伤阴道，甚至有可能撕裂阴道造成大出血。

正常分娩的新妈咪，在产后的4～6周内避免性交。丈夫应该了解这一点，与妻子尽力配合，即使子宫和阴道壁经过4～6周已经复原完好也应小心。

产后6周后，如果新妈咪仍感到会阴部发硬、发胀，可在洗澡时用温热水冲洗、按摩，促进伤口结疤软化。

4）恶露未净时要绝对禁止性生活

因为阴道有出血，标志子宫内膜创面未愈合，同房时会带入致病的细菌，引起严重的产褥感染，甚至发生致命的产后大出血。同时，在产道伤口尚未彻底修复前性交，会延迟伤口的愈合，不仅感觉疼痛，还会继发感染甚至使伤口裂开。没有等到生殖系统恢复到正常就开始性生活，可能会导致子宫由于感染引起大出血，情况严重的甚至需要做子宫的切除手术。切除子宫对女人来说是很伤身体的一件事。

贴心提示： 恢复性生活后，新爸爸的动作要轻柔、缓慢，因为新妈妈的阴道内壁还很薄弱，动作粗暴易造成裂伤。另外，为避免新妈妈再次妊娠，夫妻双方要严格采取避孕措施，以消除妻子的不安。丈夫对妻子的理解、体贴是十分重要的。

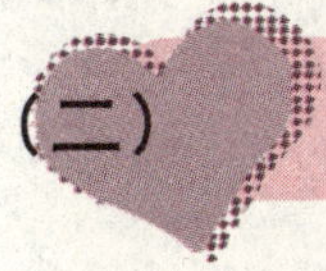

(二) 产后第一次亲密要当心

只知道夫妻间性生活的恢复，需要等上一段时间，那么，这等待的时间是要多长?本章将为你解答。不要太早放松警惕哦，即便是性生活恢复了，还是有许多该注意的地方。产后的性生活就是需要如此小心翼翼地进行呢!

1. 了解性生活恢复的最佳时机

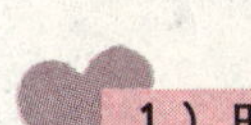

1）时机未成熟

宝宝和胎盘娩出后，子宫肌肉马上发生强烈收缩，使子宫底高度每天下降1～2厘米，通常到了分娩6周后， 子宫才能恢复原来的大小；子宫内膜基底层蜕膜组织，在宝宝娩出2～3天后发生坏死，产生恶露排出体外，一般在10天后逐渐停止；卵巢的排卵和月经再次出现，大多出现在产后6～8周时，不过，持续哺乳的妈咪，她们排卵和月经恢复的时间比不哺乳的妈咪要延后许多时间；阴道壁和阴道口在分娩后极度扩张，黏膜皱襞消失，一般在分娩后3周左右恢复，但此时并不能完全恢复原状。

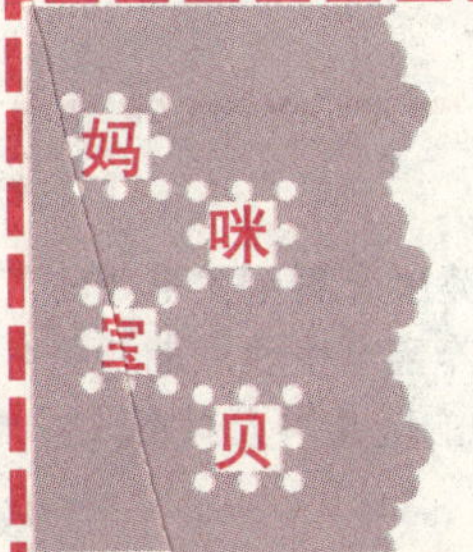

给女宝宝换尿布

先将尿布解开，用纸巾将宝宝臀部的粪便擦下来，将尿布丢掉；用左手举起宝宝的双腿，用蘸有婴儿润肤乳液的棉花从上到下擦拭宝宝的阴部和肛门，一定要从阴部向肛门、大腿方向擦洗，以免肛门内的细菌进入阴道；用纸巾擦净尿布区，等她的臀部晾干后再涂上预防疹子的药膏，就可以换上新尿布了。

即使有些新妈妈分娩时非常顺利、子宫恢复较快、体质又好，也不能过早恢复性生活，分娩后 4 周之内，绝对不能进行性生活。这是因为分娩时被撑大了的阴道壁黏膜变得很薄，子宫内部有裂伤，完全愈合需要 3 ~ 4 周时间。而且，分娩时开放的子宫口短期内也不能完全闭合，因此，在产后 4 周内性交，不仅阴道壁黏膜容易受伤，病菌也会乘虚而入，引起子宫内感染，发生产褥热等严重疾病。特别是少数人在产后 2 周内，恶露未净的情况下就过起了性生活，这很容易导致产褥热，危险性极大，必须坚决杜绝。

2）时机成熟了

何时恢复性生活好呢？一般而言，恢复房事最佳时机是产后6-8 周，即产后42天。因为母体在怀孕期间会有明显的体质变化，一般来说这些状态通常在产后 6 周以后才能逐渐复原。这个时候再恢复性生活，对产妇保健无大妨碍，是较为安全的。不过，妈妈应该先去产科进行全面检查，特别是对生殖系统进行较为细致的检查。如果医师认为您的生殖器官复原得很好，也就是说恶露全部干净，会阴部、阴道及宫颈的伤口已经完全愈合，同时，你也感到自己有了心理准备。这时，就是恢复性生活的最佳时机。

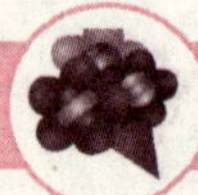

2. 和谐的生活最美丽

1）绝对不要勉强对方

产后，夫妻间的亲密接触会引出很多问题，其中性欲低下是最难解决的一条。妻子产后一直处在抑郁的情绪中，担心性交疼痛、烦恼阴道刺激性的分泌物，因此，在恢复性生活时，必须做好充分的准备，这样，才能使性生活顺利进行，也利于妻子的身体尽快康复。当新妈咪对性生活缺少兴趣、反感或有很多顾虑时，丈夫不应加以强迫，应该等到她的心里感到舒服再开始。

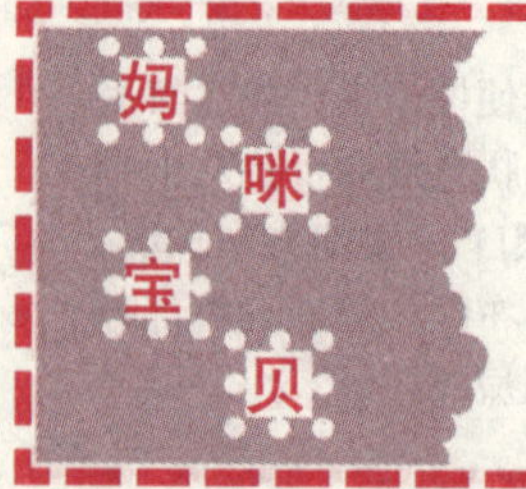

养成良好的睡眠习惯

从小养成良好的睡眠习惯对宝宝的身心健康有着至关重要的作用。每天严格按照规定入睡、起床，可以培养宝宝生理周期的节奏感。不要让宝宝在白天睡过长时间，避免睡前玩儿得太兴奋，这样能够提高宝宝的睡眠质量。

据悉，妻子产后性欲低下的原因约有40%是害怕性交疼痛，因此，夫妻双方在心理、生理方面需有充分的准备，所有可能引起焦虑的因素，都要事先好好沟通才是。

2）妻子也要体谅丈夫

新妈咪也应多体谅丈夫对恢复性生活的要求，只要身体许可，就要尽力与丈夫配合。夫妻双方全身心地投入，既可达到性生活和谐，又可增加夫妻感情。这一点非常重要，如果处理得不恰当，很容易令夫妻关系出现裂痕。研究表明，产后一年是出现婚姻问题的高峰期。尽管这不能完全归咎于不和谐的性生活，但却不能否认这是一个非常重要的因素。

3）杜绝产后受孕现象

在月经来潮前，新妈妈最早会在产后6周就排卵，因此，在产后的性生活中，避孕是免不掉的步骤。在进行性生活时，妻子会因为害怕再次受孕而担心。生产时辛苦的场景还历历在目，害怕再怀孕也是难免的。不仅如此，在产后短期的时间内，她的身体很难再去经受妇产科方面病症的折磨。

在哺乳的过程中，母亲体内会分泌一种泌乳素，这个泌乳素就可以抑制卵巢的排卵。但是，此时依然要注意避孕，因为排卵的生理现象是出现在月经来潮前的，你不知道你什么时候月经来潮，也许你在月经来潮之前，任何时候发生性生活，都有可能怀孕。所以如果你准备恢复性生活，应遵循的一项原则是：放心安全的性生活。也就是说除了保证性生活的质量，还要做好避孕工作。

保险套是最简单的方式，不过使用方法要正确，否则保险套也许并不能“保险”。产后初次来过月经，就可以考虑吃避孕药、装避孕器，或是植入避孕针，来达到节育目的了。

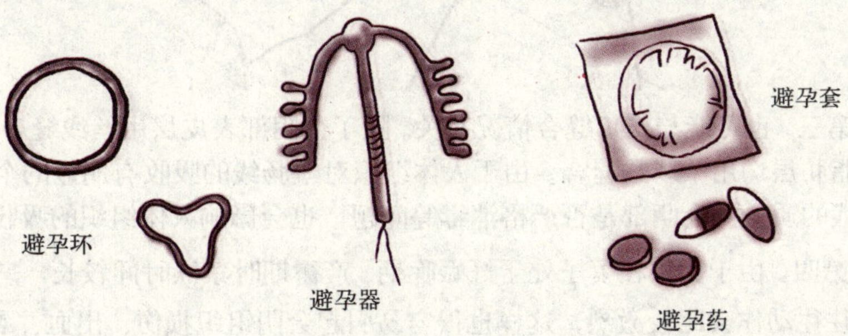

如果性交过程中产妇因阴道干燥而疼痛，或因有过伤口缝合而不舒服，阴道润滑剂可以提供帮助。特别是当产妇使用屏障避孕法时，建议用水溶性的阴道润滑剂，因为它们不会破坏避孕套和避孕膜。

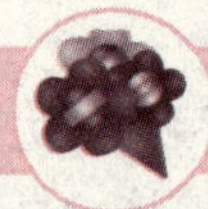

3. 亲密接触全指导

夫妻俩想营造美好的氛围，最重要的嘛，就是千万别忘了先把孩子提前安顿好。可以交给家里长辈代劳一下，以免小宝宝总在中途搞出些意外情况，那就大煞风景了。

1）意外风险还存在

不少新妈妈在产后经过一段时间的调养，会阴伤口早已愈合，但在首次性生活时，却出现伤口裂开和出血，使得本来好端端的片刻欢愉，一下子变成了无言的痛楚。这是为什么呢？我们分析其原因，大致有以下几种情况：

第一，与恢复性生活的时间有关。会阴切口的伤口一般需7天才能愈合，并可以将缝线拆除。此时，会阴表面组织已愈合，但是深部肌层、筋膜需6～8周才能得以修复。如果过早恢复性生活，可导致伤口裂开、出血。

第二，当产妇患有贫血、营养不良或阴道会阴部发生炎症时，均可延迟会阴伤口的愈合。

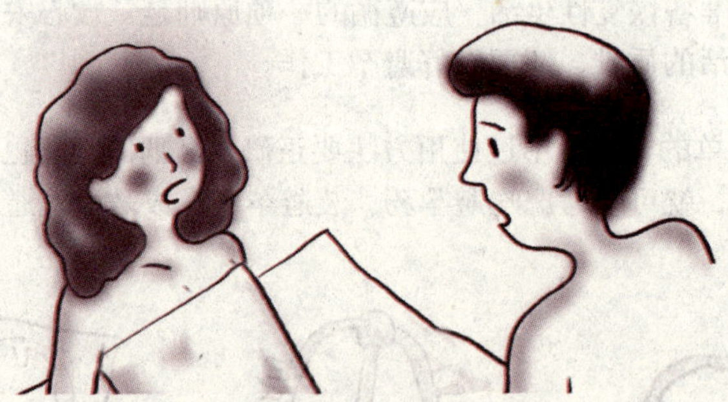

第三，也可能与伤口缝合情况有关。除了会阴部表皮层用丝线缝合外，内层肌肉、皮下脂肪层均用羊肠线缝合。由于人体组织对羊肠线的吸收有明显的个体差异，加上羊肠线的质量、会阴部是否严格消毒等问题，也会影响人体组织的吸收。

第四，由于丈夫在妻子处于妊娠晚期、产褥期时禁欲时间较长，一旦恢复夫妻生活，往往动作会比较激烈，这样也很容易引起会阴组织损伤、出血、裂开。

2）怎样才是合理安全的

一定要等会阴伤口完全愈合后再恢复性生活。

丈夫动作一定要轻柔，而新妈妈一旦发现阴道出血，应立即就诊，不要因为“难为情”而自己草草止血了事，以免延误了最佳诊疗时机。

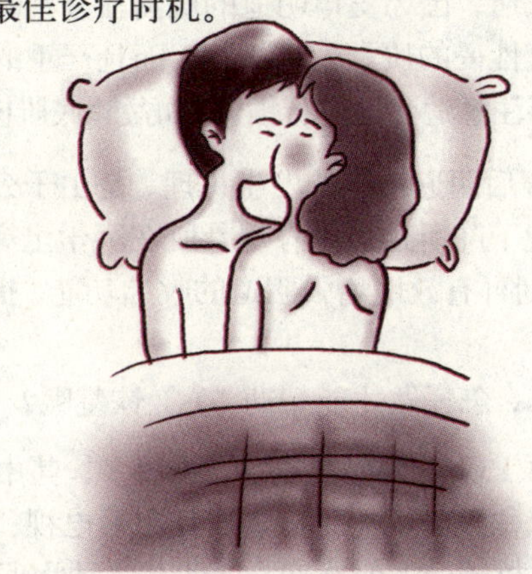

多一点“前戏”，包括多一些耳语、亲吻及爱抚等。因为产后子宫颈及阴道口所分泌的润滑液会比较少，所以必须等润滑液分泌多了才行。而且尽量迂回渐进，不可动作过急不给妻子缓冲的机会。开始时最重要，所以产后的第一次，丈夫切莫一味表现神勇。多一些浪漫，多一些温柔，才是最要紧的！

如果新妈妈产后体态不能完全回到从前，夫妻双方可以多方面的沟通，尤其新爸爸要多多安慰、多加鼓舞，使新妈妈有信心，夫妻俩才能早日找到往日的温馨。

（三）行房后不可不知的事

分娩对一个女性来说不仅意味着一个新的生命时期的开始，而且往往也会带来自身性能力的变化。至于性能力的变化是增强还是减弱，就要看孕期和产后具体的身体状态了，因此，孕产期的妇女保健有着特殊重要的意义。

妈咪宝贝

宝宝鼻腔清洁

宝宝感冒着凉后出现鼻塞现象，鼻腔会有鼻屎堵塞影响宝宝呼吸，妈妈可以用棉签润湿鼻屎，过一会儿后轻轻压两侧的鼻翼，将鼻屎排出，从而减轻宝宝呼吸困难。如果鼻塞症状仍不见减轻，那就得去医院检查了。

1. 为什么分娩会使阴道松弛

不少已经生育的夫妇都有如下所述的体会。生孩子前，夫妻性生活是满意的；而在生育之后，因为支撑阴道的肌肉在分娩时变得松弛，从而影响了性生活的质量。不仅使夫妻性爱的质量大打折扣，而且严重的还会导致夫妻关系破裂，因此，产妇在产后一定要注意适当地进行锻炼，如盆腔底肌肉的运动，以促使阴道部位肌肉的全面恢复。

生育后阴道松弛的发生机理，是由于分娩时胎儿经过产道，压迫了耻骨尾骨肌并使其功能下降所致。耻骨尾骨肌在医学上亦称之PC肌。分娩后新妈妈若能注意锻炼PC肌，则可有效地增强阴道的收缩功能，提高性生活质量，有益于融洽和深化夫妻感情。

那么，怎样做才能帮助“它”恢复呢？

增强PC肌功能的锻炼方法较多，其中提肛运动（即“凯格尔运动”）简便易行，立位、坐位或卧位均可锻炼，且在看电视、乘车、睡前、睡后，甚至坐在办公桌前都能进行，故颇受人们欢迎。这即是一种物理治疗法，叫做“凯格尔运动”，具体方法如下：

1）呼吸

吸气时用力使肛门收缩，呼气时则放松，反复连续20～30下，间隔数分钟后再进行一次。宜在每天清晨锻炼5～6次，日间可锻炼2～3次。锻炼时可采用慢速收缩、快速收缩或两者交替进行。

2）收缩

练习者坐在马桶上，双腿分开，开始排尿，中途有意识地收缩会阴部肌肉，使尿流中断，此时感到在收缩的肌肉就是PC肌。如此反复，就像反复开关水龙头一样。波浪状操练与收缩。初学者可坐在椅子上，由后向前缓慢地收缩PC肌。在收缩状态下，从1数到10，然后由前至后逐渐放松。此时，脑子里可以想象海边的潮水，逐渐涨潮又渐渐退潮，反复操练。

3）抬臀

结合床上运动锻炼腰、腹、臀和腿部肌肉。练习者仰卧在床上，以头部和双足为支点，抬高臀部，同时放松PC肌。这样做可使腰、腹、臀及腿部肌群、PC肌都能得到有效的锻炼，从而达到提高PC肌功能的目的。

4）夹指

将手洗干净，食指、中指放入阴道内，利用耻骨及尾骨的肌肉用力夹紧，如此反复数次，也能达到锻炼PC肌的目的。

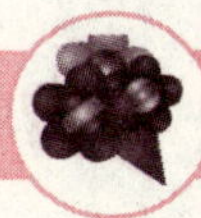

2. 产后性生活是否会影响奶水

一般来说是不会的。因为如果在产后，产妇身体恢复好，心理状态佳，而且又有很和谐的性生活，则不会影响到奶水，甚至还会使得母体的状态更好。新妈妈能同时感到夫妻的感情、家庭生活的和睦，而且认为身体完全恢复了，心理状态很好，甚至还会使得乳汁分泌增加。

3. 性生活是否对宫缩有帮助

有了性生活以后，女性如果出现了性高潮，体内会出现一些激素水平的增加，所以有些女性朋友会感觉到子宫的收缩，甚至会有一些轻微的痛感，但是谈不上对宫缩有帮助，也没有必要借助性生活对产后的宫缩来增加帮助。

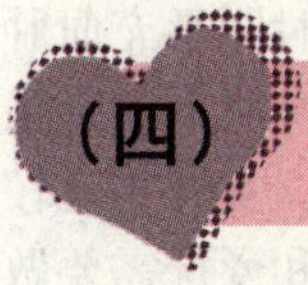

（四） 避免造成性冷淡

产后，意味着一个新生命时期的开始。这个时期，女性的身心状态往往会影响到日后的生活品质。当然了，这其中也包括性生活的质量。有人说，性生活的质量，可直接关系到夫妻生活是否和谐美满。这种说法是有一定道理的。而夫妻生活是否美满，不仅跟丈夫的身体健康有关，与妻子的心理及情绪状态也大有关联。据有关专家统计表明，女性患性冷淡的几率远远高于男性。在产后的恢复期内，丈夫与妻子行房时，若试行不善，给妻子留下痛楚的回忆，则有可能造成妻子从此对性事带有惧意。

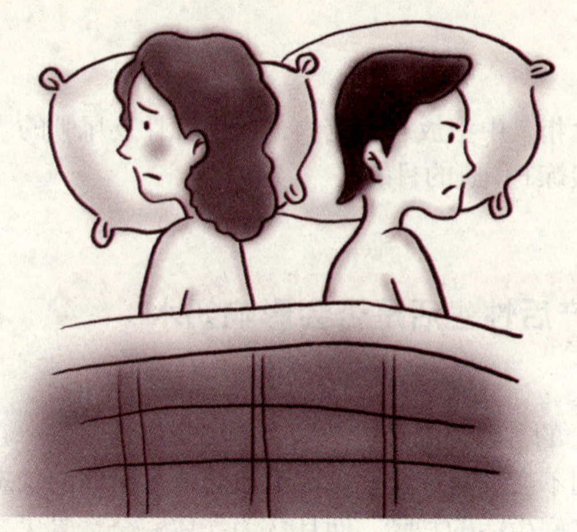

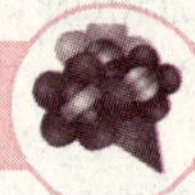

1.性反应周期

是否了解女性的“性反应周期”，关系到夫妻间的性生活是否和谐。部分女性在产后容易内分泌失调，引起情绪不稳、精神紧张等不良反应，从而导致性反应能力下降。这是由于，在性交的过程中，女性的性欲被唤起，从兴奋期、持续期、高潮期至消退期，始终遵循着一种周期性的规律，而这个规律即“性反应周期”。

1）兴奋期

女性的性欲通过抚摸或亲吻等亲昵行为被唤起，身体逐步开始紧张起来，在这一阶段内，最初的反应即乳头勃起、胀大，继而阴道血管充血、扩张，此时阴唇充血肿胀、阴蒂增大、阴道扩张，紧接着子宫上提、心跳加快、血压上升，全身肌肉都紧张起来，并有分泌物渗出。这就是女性“性反应周期”中的初步兴奋阶段。女性相比较于男性而言，性反应被唤起较慢，兴奋时间需要得更长，也就是说刺激和爱抚需要做足。

不要让阳光直射到宝宝的眼睛

当宝宝白天躺在床上，或者把宝宝抱出去晒太阳时，家长要注意，不要让太阳直射到宝宝的眼睛，宝宝的视觉适应能力还比较弱，而且调节能力也不强，太阳光对于宝宝来说是很强的光，对宝宝的眼睛有很大伤害。

2）持续期

持续期是指性高潮到来之前，性紧张度已达到一个较高而稳定的水平，这一阶段最显著的特点是因为阴道外部的充血反应和环绕其外的肌肉收缩，从而导致此处变窄。此阶段，乳头明显勃起、乳晕充血，下身的大阴唇充血隆起，小阴唇增大变色，阴道内进一步扩张、子宫进一步上提。此时，女性脸上出现红晕、呼吸加快、心跳加急、血压升高、肌肉紧张。此时期维持的时间长短，需凭男性的技巧而定，也决定着女性性高潮到来的早晚。

3）高潮期

高潮期是指女性的身心兴奋状态达到顶点的阶段。在这个阶段，阴道和骨盆肌肉会有不同强度的节律性收缩，同时全身的肌肉收缩、呼吸急促、心跳加快，部分女性可出现瞬间眩晕、失去意识等性高潮伴有的特殊快感。

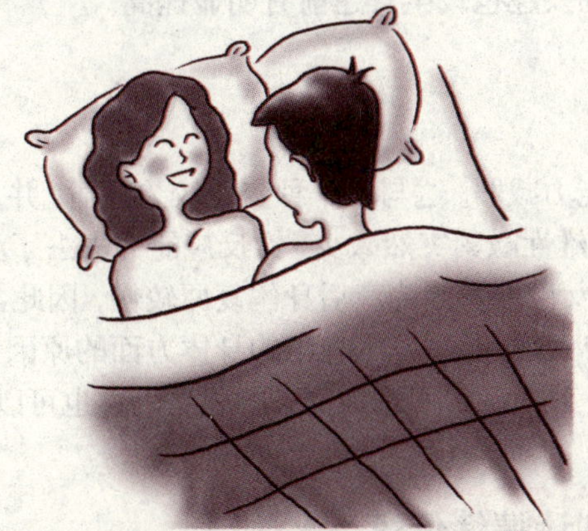

4）消退期

消退期是指性紧张状态逐渐放松和消退的阶段。此时，女性的性器官及身体因性高潮引起的变化开始恢复，并伴有一种松弛和欣慰的美好感受，直至完全恢复常态。女性与男性相比较而言，消退期的进程较慢，因此在这一阶段进行温存爱抚有利于加强妻子对丈夫的亲密感。

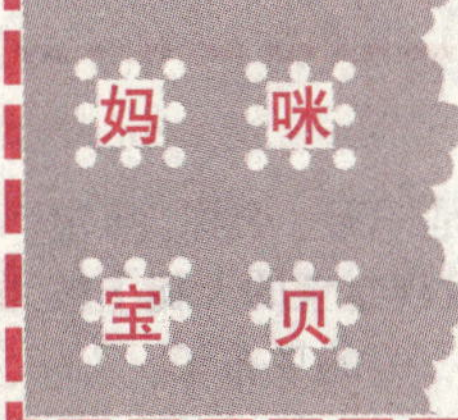

宝宝不醒就不要叫他

睡觉能够促进垂体分泌生长激素，使宝宝长得更快，所以在宝宝睡觉的时候最好不要硬叫醒他。宝宝睡觉需要安静舒适的环境，而且光线暗些会更好，这样小宝贝的大脑会得到放松，减少夜里的哭闹。

2. 产后的性能力

对新妈妈而言，性能力的变化，将会是产后面临的大事之一。经性学家研究表明，在生育后，女性的性能力通常会发生两种截然不同的变化。

1）变化一

第一种变化是性能力增强。不少女性在生育后性欲和性反应能力明显增强，甚至觉得在产后才体会到真正的高潮。你也许无法想象，有近乎30%的女性是在分娩后一段时间内才第一次体验到性高潮的。性学家也对此做出了科学的解释。女性在妊娠期盆腔脏器充血，由此引起生殖器官的营养状况得到改善，以至于性感受增强。另外，哺乳期的女性对性生活的兴趣也较生育之前有明显提高。

2）变化二

第二种变化是性能力减弱。这与第一种变化较为矛盾，并且恰为相反。由于分娩后的女性体内雌性激素、雄性激素突然减少，性反应能力失去了激素支持，导致了性欲下降的结果。另外，有些女性朋友因为产后身体复原较慢，因此盆腔肌肉依旧松弛，这时的性感受能力自然不会太好。除了以上介绍的身体方面的原因，也可能是因为一门心思把注意力集中在孩子身上，没有顾虑到丈夫的感受，这也可以算作性冷淡的一种。

3. 别让情绪低落

产后的女性会产生情绪低落的现象，主要是由于出自私秘地带的困惑。这是令产后的女性心情起伏不定的一大因素。上节提到，女性产后的性能力会发生一系列的变化，有些女性在“性反应周期”中达不到性高潮，并会由此引起对性事的厌烦，从而导致情绪的低落。

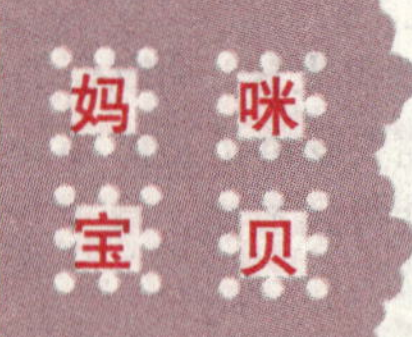

宝宝的纸尿裤尺码要注意换

宝宝长得是很快的，刚生下来那段时间几乎是一天一个样。宝宝长大一些，尿裤的尺码也要注意换的，妈妈如果发现宝宝的大腿上被勒出红印子或者胶带缠不过来时，就说明该换大一号的尿布了。

1）自然就是美

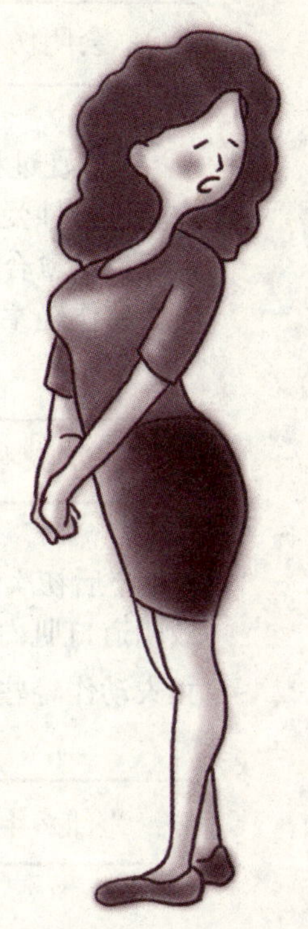

产后的女性，由于妊娠花纹、腹部变大、脸颊生斑等因素而产生自卑感，对自己的形象没有信心。其实对身体恢复得不太好的女性而言，并不是没有性的需求，而是对自己的身材及丈夫的眼光有所顾忌。这部分女性，不想让丈夫看到自己“变丑”的模样，这是出于一种自卑心理。因为，相当一部分的丈夫确实会对妻子不再曼妙的身体兴趣缺乏，但他们也只是无心的，并非真的想伤害到自己的妻子。女性应在这时重新建立起自信心，最重要的是让自己保持平常心。其实，自然的就是美的，肚子上的妊娠纹和脸上的斑点都是新妈妈光荣的勋章。而且，历经生育的女性，如同涅槃的凤凰一般。更坚强、更丰腴，也更性感。

2）助兴的工具

进行性生活时，身体微恙的女性可能会因阴道干涩疼痛等症状而感受不到舒适美好，反而觉得像是上刑。这时候呢，最需要的就是有助于性事的情趣工具啦！比如，可在性交的时候涂抹润滑剂，以减轻女性阴道的干涩。另外，可使用抗生素来控制炎症，改善症状，并用补气养血、补肾益精的药材来改善性功能。当然了，用药一定要在医生的指导下才能进行，千万大意不得。只要在性生活中采取相应的措施，就会改善低落的性感受哦！对了，作为丈夫的男性一定要多学关于性的知识，帮助妻子达到性高潮，减弱低落的情绪。但是，每次性事都达到高潮是不现实的。

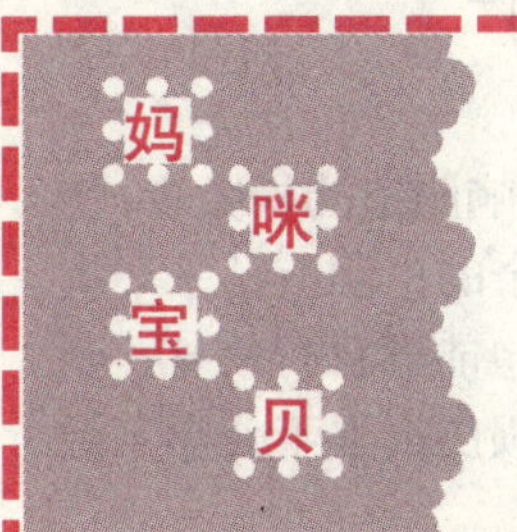

使用棉尿布

有的家长为了省事，喜欢给孩子用一次性尿布，但是如果孩子的皮肤属于敏感型，就会容易起尿布疹，所以最好还是用棉布制成尿布，因为相对于纸尿布来说，棉尿布更有利于保持屁屁的干燥和清洁，还有就是尿布要经常更换，这样也就不会起尿布疹了。

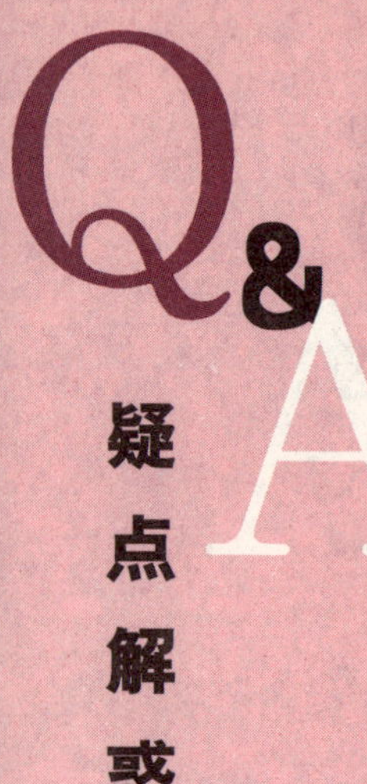

疑点解惑

Q：会阴伤口刚刚愈合，能马上进行性生活吗？

A：在分娩过程中做了会阴切开手术的妈妈，要在会阴完全愈合后才能进行性爱，这大约需要4周左右的时间。只要会阴是在正常状态下自然愈合的，就可以与丈夫恢复性生活。只是在性爱过程中，丈夫要动作轻柔，不要过于粗暴。

Q：害怕疼痛，不敢和老公做爱怎么办？

A：产后初次性生活时，妈妈会因为害怕伤口裂开而紧张，从而导致阴道口肌肉收缩引起疼痛。其实只要你放松下来，做个深呼吸，让丈夫动作轻些，耐心地给予爱抚，就不会感觉那么疼了。

Q：为什么生完孩子后，我变成性冷淡了？

A：有了宝宝后，妈妈的生活重心大部分都放在了孩子身上，每天围着孩子团团转，已经让她身心俱疲，根本没有闲暇去管丈夫的心情，再加上产后身体发生了巨大的变化，让妈妈提不起性趣。其实，这是一种很正常的产后现象，由于哺乳期的女性体内的催乳素分泌上升，抑制了排卵，使性激素下降，很难激起性欲。这时候，妈妈应该多和爸爸沟通，两个人可以在做爱前延长前戏的时间，激发妈妈的情欲，久而久之，妈妈的性爱状态就会重新恢复回来。

Q：自然分娩会影响产后性生活的质量吗？

A：很多女性认为自然分娩会将阴道口撑大，影响阴道的松紧度，使产后的性生活得不到快感。其实这种忧虑是多余的！阴道是一个扩张性很强的器官，即使婴儿将它撑开过来，它也能够自行恢复。而且现在的妈妈基本上只生一个孩子，那一点点损伤根本不会影响到你日后的“性福”生活！

Q：我觉得自己胖了好多，不想让丈夫抱这样的自己。

A：产后身材改变是新妈妈拒绝性爱的一项主要原因。她们对自己的身材失去了信心，不想让丈夫看到自己臃肿的身体。对此，新妈妈可以在产后进行塑身运动，消耗掉囤积在体内的脂肪。其实产后妈妈的身材会比孕前丰满许多，再加上由内而外所散发出来的母性魅力，会让你看起来比以前还要性感。你要多与丈夫进行爱的沟通，不要排斥他、冷落他，要让他接受每一种状态下的你。

Q：产后过早恢复性生活会导致哪些疾病？

A：产后过早恢复性生活，妈妈的生殖系统很容易被感染。这是由于妈妈在分娩时消耗了大量的体力，身体变得虚弱，抵抗力低下，极易被致病微生物感染，引发阴道炎、子宫内膜炎、输卵管炎、盆腔炎等妇科疾病。

Q：产后多久会阴切口才算完全恢复？

A：会阴切口的伤口一般需要1周的时间就能愈合，并能拆除缝线，但这仅仅是会阴表面愈合了而已，深层的肌理和筋膜要等到6～8周才能完全修复好。

Q：性高潮时会出现哪些反应呢？

A：女性在性高潮时经常会发现如下反应：身体皮肤出现红晕，肌肉紧张，呼吸、心率加快，阴道肌肉变得紧张……也可以说出现以上现象的性爱才是最完美的性爱。

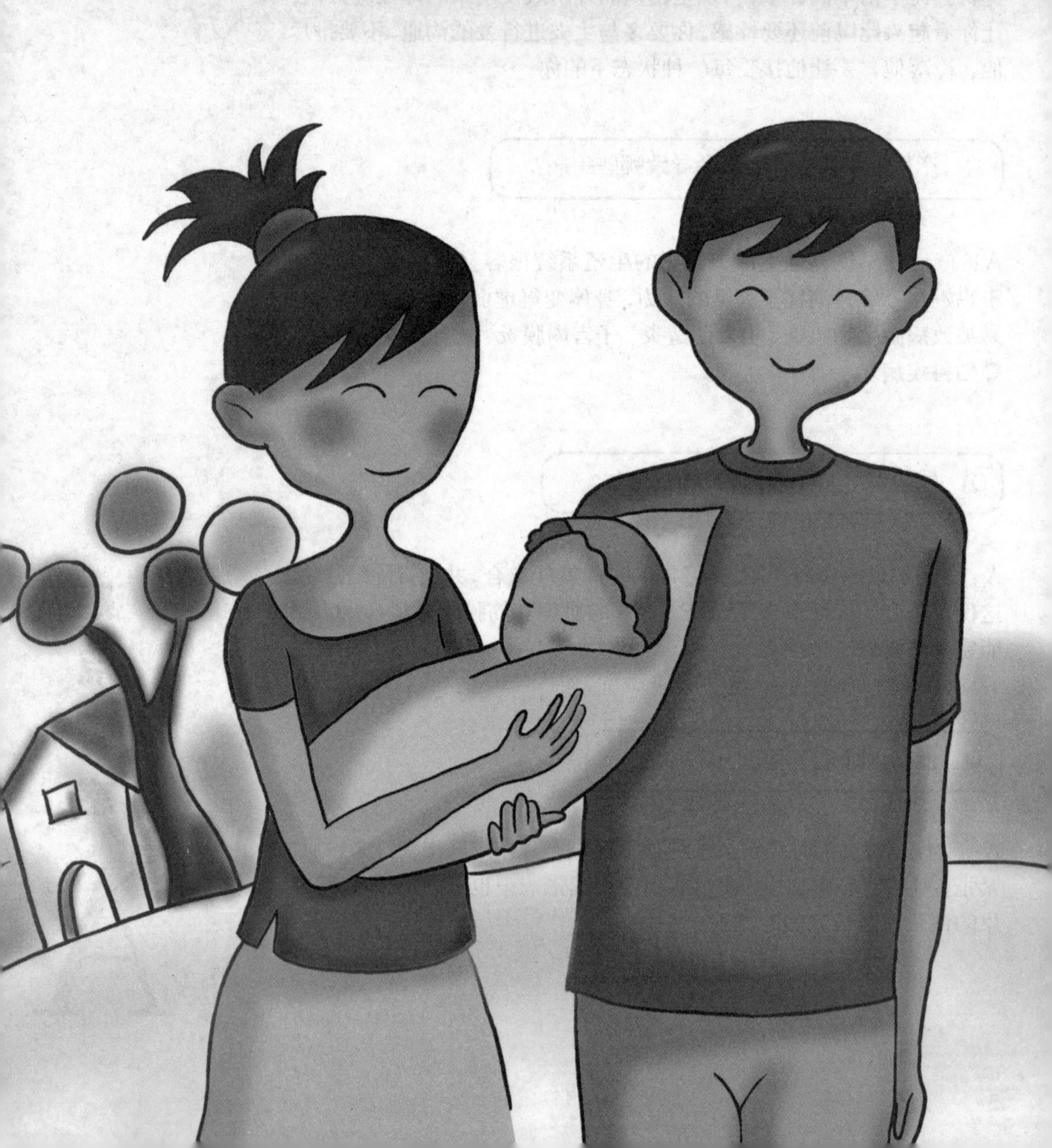

第六章 产后人生规划书

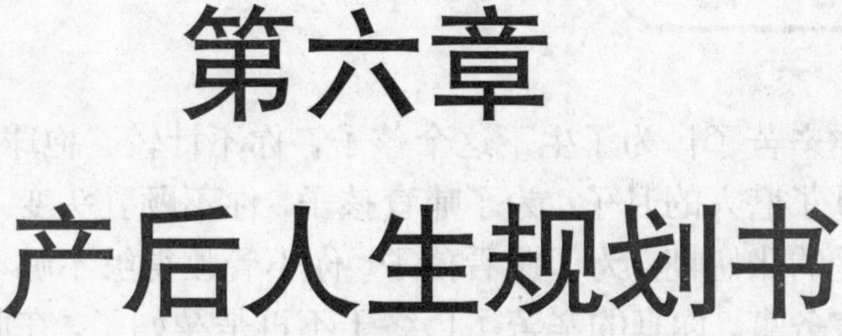

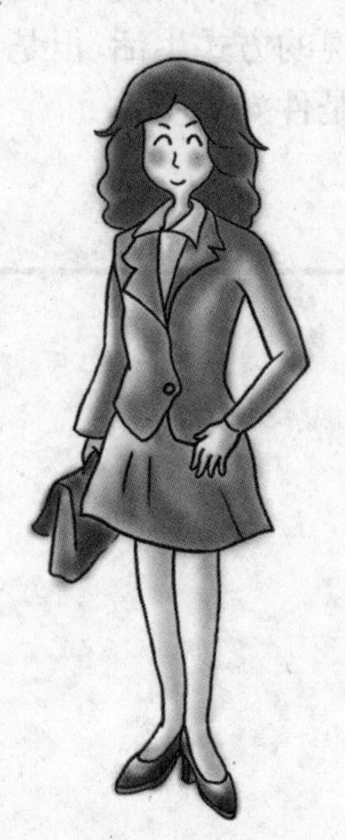

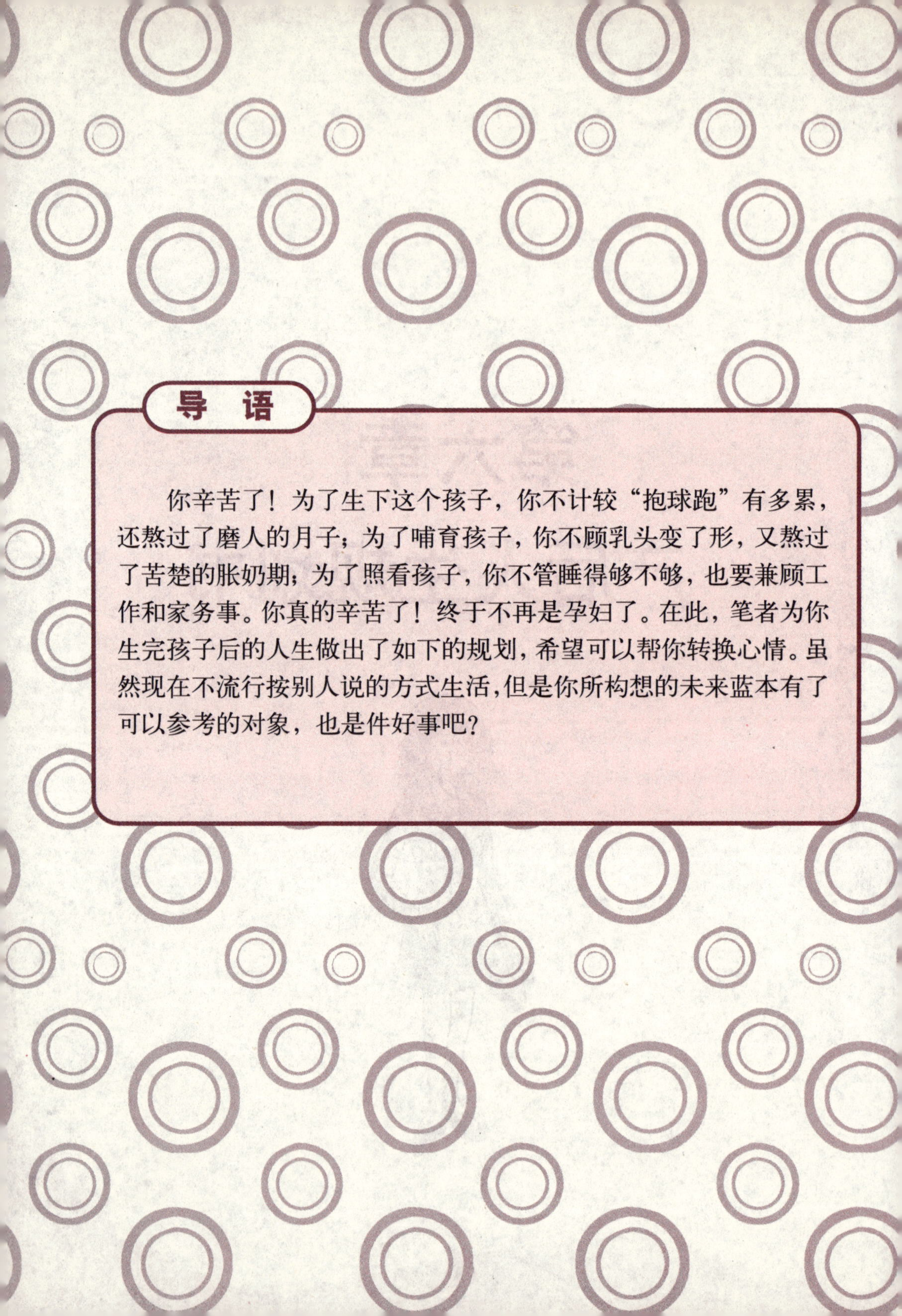

导 语

你辛苦了！为了生下这个孩子，你不计较“抱球跑”有多累，还熬过了磨人的月子；为了哺育孩子，你不顾乳头变了形，又熬过了苦楚的胀奶期；为了照看孩子，你不管睡得够不够，也要兼顾工作和家务事。你真的辛苦了！终于不再是孕妇了。在此，笔者为你生完孩子后的人生做出了如下的规划，希望可以帮你转换心情。虽然现在不流行按别人说的方式生活，但是你所构想的未来蓝本有了可以参考的对象，也是件好事吧？

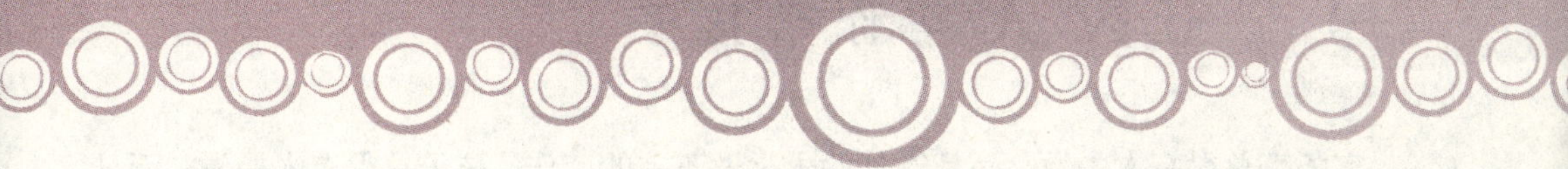

为了孩子奋斗

在怀宝宝只有七个月时，我请了产假，准备休完假继续在原公司上班。我并不想一直待在家，为了孩子，也要更努力了啊。如果回来后职位有变，那就辞职再换工作。当初我是这样设想的，自以为很周全了，没想到还是“百密一疏”。宝宝很可爱、很健康，可是我心里也好矛盾啊！我是应该在家带宝宝到一周岁，还是马上投入到工作中去呢？我不希望因为工作错过孩子第一次叫妈妈、第一次学走路的机会，我想牵着他的手一起前行。可是那样就得专心在家看孩子，不能外出工作。因为，重新展开工作的话，很多事我真的无法亲力亲为。只能找月嫂帮忙，或是让婆婆替我带。看看哪一种形式对孩子好一些、对我方便一些。毕竟，我未来的人生规划，都将以孩子为主、以家庭为重啊！

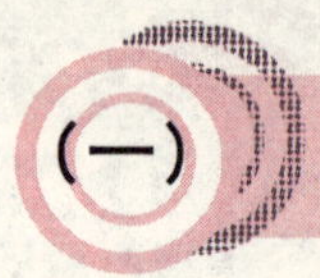

（一）让家人帮你带孩子

家务事总得有人去做，而且这是件永远做不完的工作；孩子总得有人照看，而且这是件很花体力的工作。既然不能避免，那就避重就轻。比如，让家人帮你带孩子，与丈夫分摊家务事。这样你才有可能做一些自己的事。减轻这做不完的家务事，可是一门学问哦！

1.减轻做不完的家务

1）从做饭着手

午饭去姥姥家吃吧？晚饭去奶奶家吃吧？对了，附近新开了饭店，叫份外卖来品尝一下？懒得做饭，条件允许的话就尽量去蹭吃混喝，不然买现成的也很划算。如果两样都做不到，那就一顿多做一些，用保鲜膜密封，留待下顿再吃，反正少做一顿就可以省掉很多事。就在这上面多多运用你的小聪明吧！

2）分摊家务事

许多男人宁可选择做饭洗碗，也不愿意打扫洗衣，那么分摊起家务事就容易得多了。你可以与丈夫协商，他准备饭菜，你就整理房间，他在厨房洗碗，你就去洗所有人的衣物，这样谁都不觉得累，还把家务事都干完了，何乐而不为呢？

2.依靠家人才能偷懒

1）休息是第一位

家人对新妈妈的支持是非常重要的。因为最大的劳累不是身体复原的情况，而是孩子的看护问题，如果没有家人的帮忙，新妈妈唯有牺牲自己的休息时间来配合孩子的步调。所以说，一个人坐月子，可是全家人的大事，必须齐心协力面对生活上的改变，其中包括照看孩子以及伺候新妈妈的起居生活，这样才能让新妈妈得到充分的休息，尽早恢复体力。

2）闭门专心养神

新妈妈的身体还比较虚弱，偶尔会手脚无力，还有可能会得产后忧郁症。总之，虽然表面看似无恙，但是不论身体上还是心理上都有一些疲倦。这种时候，家人应为新妈妈着想，避免让她受到前来拜访或探望的客人的打扰，也不要让她去应付非常烦琐的事。务必让她利用空余时间，专心闭门养神。

3. 你还有最后的王牌

毋庸置疑，丈夫就是你最后的王牌。家里多了一口人，所以他的压力很大，孩子无论吃喝拉撒都要用钱，教育经费也纳入了计划范畴。这些现实的问题，光用想就很头痛，算上一算还有可能患失眠症，所以，在日常生活中，不要轻易寻求丈夫的帮助。既是王牌，就要留在最后的时刻出场。但是做妈妈的也很辛苦，烦心的事情一点也不比爸爸少，还要做好三口人之间的软化剂，让一家人能够融洽地共处。大部分的时候孩子都跟着妈妈，但若出现如下的情形，孩子就不得不由爸爸带了。比方说：

1）你生病了

也许是想得太多、操劳过度？也许是工作超负荷累垮了？也许只是普通感冒而已？有了孩子以后，经常搞得身心俱疲。没有时间陪伴朋友，没有时间加班加点，没有时间跟丈夫撒娇。因为只要稍微有点空，就想着要多陪陪孩子。过着这样目的单纯的日子，没想到还是病倒了。总之，想当一个健康快乐、活力无极限的妈妈似乎不是轻而易举的事。有两件事要稍微注意一下：

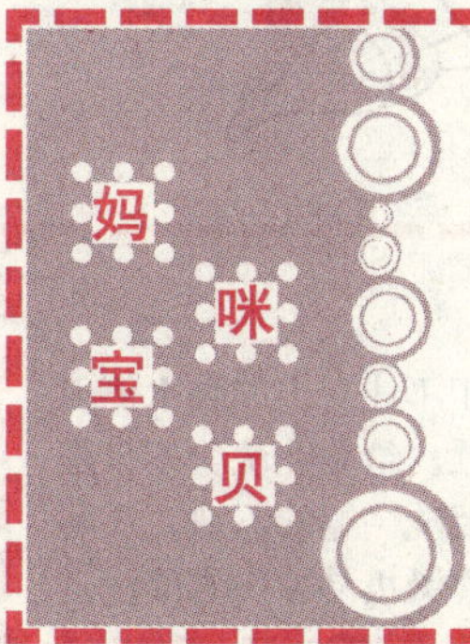

妈妈和奶奶不要闹意见啦

生孩子是一件很平常的事，可是在喂养和照料的细节上，老人和孩子的父母时常会闹意见。这是传统的育儿观念与现代的科学养育理念之间的冲突。大家都是为了孩子好，因为这种分歧惹得全家人不高兴，实在划不来。其实传统偏方未必全是垃圾，现代科学也有不足之处，还是交给经验丰富的医生来判断比较合适，老人也比较容易接受医生的建议。

不带孩子：病了就要休息，即使有体力也不能带孩子，因为担心把病菌带给孩子。孩子一旦生病就会令父母心疼不已，所以，这时候是孩子他爸出场的最佳时机。既能让爸爸享受到天伦之乐，又会给孩子一种新鲜感，同时妈妈还能在一边好生修养。

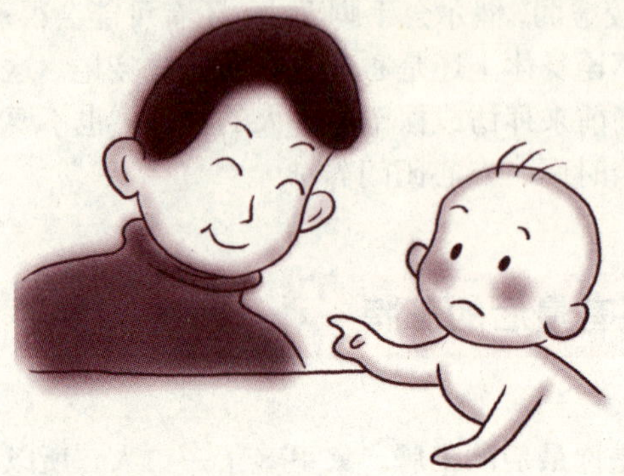

防止交叉感染：如果妈妈患了感冒，不但要在孩子面前多加小心，作为临时“保镖”的爸爸也要当心被传染。因为孩子非得有人照顾不可，所以对交叉感染要特别小心。

2）孩子刚学会数数

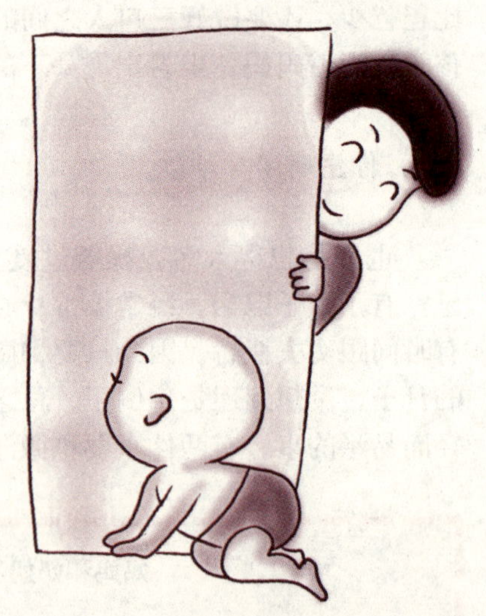

当孩子学会某样小本领的时候，一定要表演给爸爸看啊！因为不管是多小的事情，爸爸也会感到“孩子长大了”，并能高兴好一会儿。比如孩子会从一数到十了，学会了几个外语单词，会背诵一首古诗，都要第一个让爸爸知道。此时，即使你不说，爸爸也会带着孩子出去玩一会儿。说不定他会抱着孩子去爷爷、奶奶或姥姥、姥爷家炫耀，一方面容易达到彩衣娱亲的目的，另一方面即是非要听到人家说“这小孩太聪明了”才觉满意。这个时候，妈妈就可以忙点自己的事啦，比如假寐一下、做个面膜、沏一壶茶轻松一下之类。

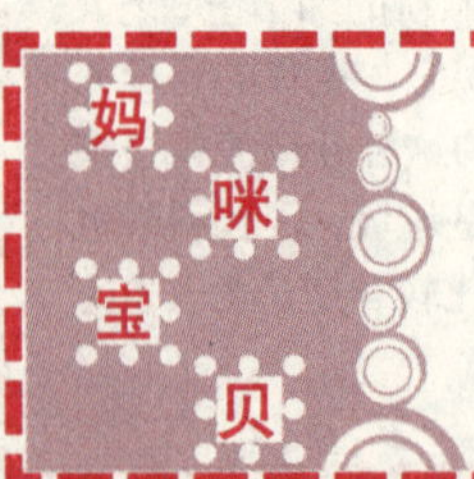

给宝宝洗个舒服澡

在给婴儿洗澡时要注意先洗面部，而且为了不让身上的脏水倒流到面部、鼻腔或嘴里，要始终保持头朝上的位置。给婴儿洗脸不只是在洗澡时进行，应该是养成每天都要用流动水清洗一遍的习惯。还要注意不要去挖婴儿的外耳道及鼻腔、口腔等很薄嫩极易擦伤的部位。

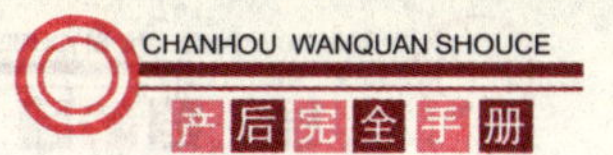

3）儿子个性软弱

儿子长期跟着妈妈，可能比较容易养成卫生习惯良好、听话懂事之类的好习惯。但是，最好不要让男孩子顺着这个方向不偏不倚地发展，否则也许会弊大于利。若能看得长远一些，为儿子将来的人际关系及处世能力打算，应该让他多与爸爸亲近。因为，在儿子脱离襁褓后，爸爸就不会像妈妈一样低声细语地对他讲话，而是采取放之任之的态度。男孩子应从小就具备男子气概，让他跟着爸爸学，就是最基础的教育。

（1）模仿能力

孩子的模仿能力是很强的，因此启蒙教育的重要性不可忽视。老人说小孩是“跟谁随谁”，其实这种说法颇有几分道理。比如，妈妈可能看见毛毛虫就害怕，孩子可能是第一次看见毛毛虫，但他下次也会依样画葫，一旦看见毛毛虫就吓得大叫。如果儿子第一次看到毛毛虫时是在爸爸身边，可能毛毛虫就成了爸爸逗他玩儿的玩具了，可以想象，下次看见毛毛虫，儿子可能会兴奋的用手去捉。对比着看，才意识到两种启蒙教育之间的差异。

（2）人际关系

父母总会担心，儿子到了幼儿园里万一不合群怎么办？被别的孩子打了怎么办？其实这种担心应该提早一点，在儿子刚刚学会走的时候，爸爸就要负责带着他到处逛了。如果是妈妈带他出去，也许会有很多的束缚，不准这样不准那样，要乖乖听妈妈跟别的阿姨说话。这样孩子长大后会很“杵窝子”，在生人面前缚手缚脚，甚至会缺乏面对面与人讲话的勇气。但如果是爸爸带，可能就是“放牛吃草”的状态，孩子就会任意而为，渐渐变得不怕这类场合，甚至有如鱼得水的喜悦感。这样的孩子到了陌生的环境也不会太过抵触，大大方方的就很容易结交朋友，很快就能与其他男孩子打成一片了。

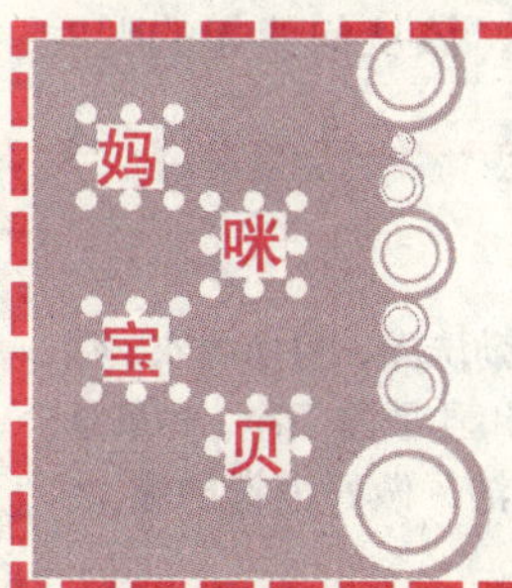

妈妈胀奶怎么办

当妈妈出现胀奶的情况时，乳房会变得比平时硬挺、胀痛而且稍微一碰就会很疼，甚至还有发热的感觉，这是由于乳腺导管中的乳块阻塞，血液流通不畅所导致的。乳晕也变得坚挺而疼痛，宝宝不易含到妈妈的乳头，吃奶变得困难。妈妈可以通过热敷、按摩、冲热水澡等来缓解疼痛。

4）让老公理解你

（1）无理取闹

孩子的无理和任性，其实不是性格不好引起的，而是因为还不懂事。本来想着，大不了迁就点、让一让不就结了？有这种想法的你，实在太小看孩子无理取闹的本领了！一而再再而三的把一切搅乱，令你觉得自己的孩子是个捣乱分子，但你却无计可施，甚至还得陪着他捣乱。有时丈夫可能不理解你的辛苦，对你诉苦的话置若罔闻，可能还会说上两句你不爱听的话。这种时候，与其闹脾气，不如想点对策！比如说，让不懂得“带孩子”与“哄孩子”之间的差异的丈夫去带带孩子。这样做，你无需歇斯底里，他就能受到教训，懂得每天都与孩子待在一起的妻子真了不起。

（2）抱到手软

无论是在家里还是外面，正处在需要无限呵护阶段的孩子，最喜欢父母的搂抱和亲吻。孩子主动依偎着你，这本应是件好事，但是来来回回抱了一整天，爸爸的手都软了。这时，做丈夫的总算明白了妻子的不易。

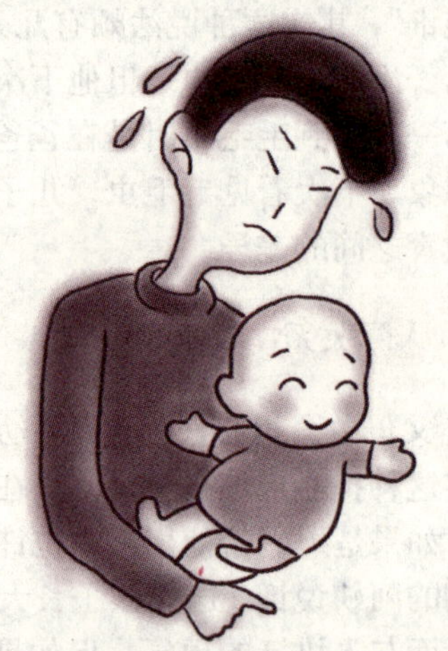

4. 从孩子的生活规划起

若是要规划你的新生活，绝对不能忘了把孩子算进来，从孩子出生的那一刻开始，妈妈做什么事都会想到孩子，而且，做爸爸的也要加入规划的行列。因为孩子是在父母的关爱之下降生的，从喝什么奶粉、用什么尿片、长大后要做什么，无一不是讨论的内容。你甚至会将自己儿时的理想遗憾寄托在下一代身上，面对可爱的孩子，父母总会开心到忘乎所以。若夫妻俩坐下来，构想一下孩子的将来，该从何谈起的呢？

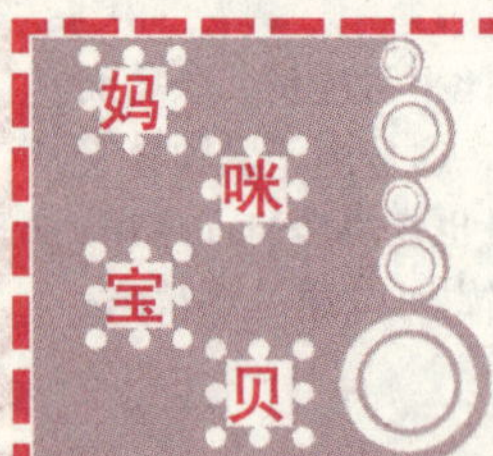

妈咪要爱干净哦

哺乳期的妈妈一定要特别注意卫生，要勤洗澡，勤换内衣，喂奶前要先洗干净双手，用干净的毛巾将乳头和乳晕擦干净。如果是给宝宝喝奶粉，务必要保证奶嘴和奶瓶的清洁，做好消毒措施。

1) 趣味亲子问答游戏

以下是笔者为你罗列的话题。试着把话题聊开，夫妻俩可以把自己对其中一些问题的回答要点写在纸上，然后拿给对方看一看。即便成为育儿能手还需假以时日，但多花时间观察、学习和实践，总有一日能达成所愿。来试着回答问题吧！

<table>
<tr><th colspan="2">希望孩子在家庭中学到些什么</th></tr>
<tr><td>爸爸：勤劳、孝顺</td><td>妈妈：善良、勇敢</td></tr>
<tr><th colspan="2">怎样才算一名合格的父亲(或母亲)？</th></tr>
<tr><td>爸爸：树立好的榜样</td><td>妈妈：能被孩子需要</td></tr>
<tr><th colspan="2">希望成为一个怎样的父亲(或母亲)？</th></tr>
<tr><td>爸爸：伟大的</td><td>妈妈：美丽的</td></tr>
<tr><th colspan="2">你准备每天在孩子身上花多少时间？</th></tr>
<tr><td>爸爸：尽量抽时间</td><td>妈妈：大量的时间</td></tr>
<tr><th colspan="2">你想和孩子有怎样的互动？</th></tr>
<tr><td>爸爸：户外活动</td><td>妈妈：一起绘画</td></tr>
<tr><th colspan="2">你想让爱人成为什么样的父亲(母亲)？</th></tr>
<tr><td>爸爸：温柔的</td><td>妈妈：可靠的</td></tr>
<tr><th colspan="2">如果你和爱人在带孩子的问题上有了分歧，你希望事情如何解决？</th></tr>
<tr><td>爸爸：听妈妈的话</td><td>妈妈：学会商量</td></tr>
<tr><th colspan="2">希望爱人怎样支持你做个好父亲(母亲)？</th></tr>
<tr><td>爸爸：提升厨艺</td><td>妈妈：赚很多钱</td></tr>
</table>

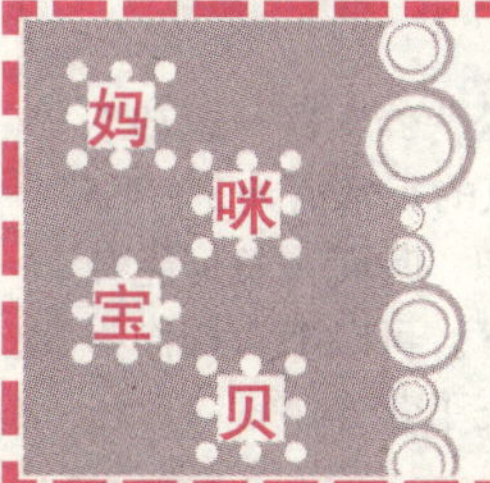

产后退奶须注意

产后妈妈如果需要退奶的话可通过减少喂奶次数，或穿较紧一些的胸罩来抑制乳汁分泌。有些食物也可以起到减少乳汁分泌的作用。医生不建议妈妈通过吃退奶药或打退奶针来退奶，而是主张自然退奶的方式。但是如果不是一定要退奶，那最好能让宝宝吃够4～6个月的母乳。

2) 让宝宝融进你们的生活

从怀孕开始就和老公一起分享怀孕的心情，并且讨论孩子的名字、教养观念等，让老公常对肚里的孩子说话，随着肚子一天天变大，三个人一起生活的感觉就会越来越强烈。有了这样的前期心理准备，出院带着小宝宝一起回家之后，你和老公就会更容易进入新妈妈、新爸爸的新角色哦。

（1）修改危险装潢

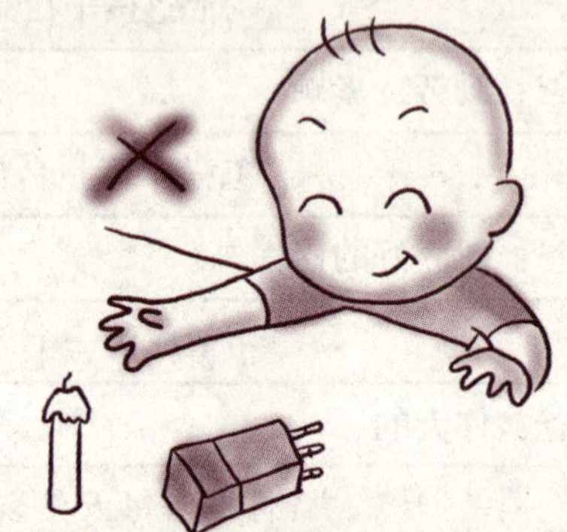

提前为小孩安排一个房间，将家中危险的装潢做些修改，夫妻一同添购小孩用品，让宝贝拥有一个安全温馨的成长环境。

（2）调整旅游计划

家里添了小宝宝，为了不让宝宝承受长途奔波之苦，你和先生之前固定的每年外出旅游的计划，需要暂时取消，改成到附近风景区走走，或就近到公园散散心。

（3）挪出家庭时间

以前可能随时可以加班，或者假日就出去拜访朋友，如今你们必须改变原有习惯，尽一切可能安排和孩子共处的家庭时间。

（4）准备成长基金

养孩子可是人力、物力、财力的多重投入，先为孩子准备一笔成长基金，完善规划，才不会捉襟见肘。

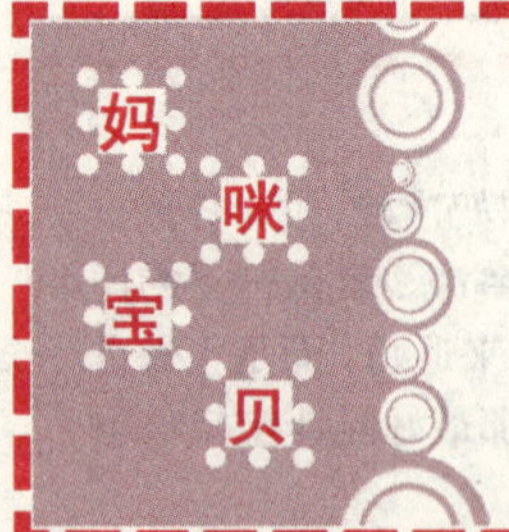

多给宝宝吃鱼松好吗

有些宝宝很喜欢吃鱼松，家长也认为鱼松营养丰富。但却不知鱼松的氟化物含量非常高，人体每天摄入氟的正常值为3～4.5毫克。超过这个范围，氟化物就会在体内蓄积，时间一长可能会导致氟中毒，严重影响牙齿和骨骼的生长发育。可以把鱼松作为一种调味品，既在安全值范围内又给宝宝补充了营养。

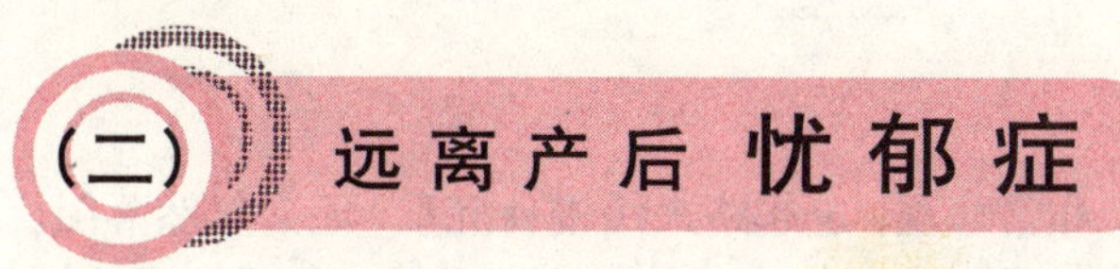

（二）远离产后忧郁症

产后忧郁症的高发人群是职业女性，这类人习惯了享有自己的时间，不喜欢被任何事绊住脚步，却为了承担母亲的责任而被搞得琐务缠身。就算再怎么爱自己的孩子，她也会怀念曾经拥有的自由生活、正处于发展阶段的事业，因而会产生心理压力和抑郁情绪。据悉，大约有一半以上的新妈妈经历过产后忧郁症，因此这个问题有必要得到重视。该如何远离产后忧郁症呢？推荐给你几种妙法！

1．先搞清产后忧郁症是什么

如果你有以下任意两种或两种以上的症状，那么你正在经历忧郁症的侵扰。如果是轻度的抑郁，可以自行调节；但如果情节比较严重，则需求医问诊。你要记住，忧郁症可大可小，绝对不可以轻视。

1）心理

长期处于情绪紧绷的状态，对任何事都感到茫然、筋疲力尽，总认为自己连微小的困难也越不过，无法克服心中的困惑。

心情十分压抑，持久的忧虑、焦虑或空虚感，不愿见人，无缘无故地伤心，在夜间更明显。

注意力和决断力下降，无法集中精力，非常的健忘，甚至连看电视都心不在焉。

厌食、失眠、气色差，对人无故挑衅或漠视，与家人关系紧张。

感觉生活中的不快乐与日俱增，对别人的快乐总有种敌视心理，内心愤怒、不安、焦躁、偏激。

对周围事情缺乏兴趣、丧失热情、兴味索然，感觉自己一无是处、百无聊赖，总觉得没有事情值得去做，把每天的活动压缩到最少，自暴自弃。

呼吸心跳加快，分泌的乳液明显减少，丧失了体验快乐的能力，感觉生活变得异常空虚，甚至出现自杀的念头。

2）症状

总是一幅手足无措的无助样子，非常悲观，走起路来缓慢且沉重，还会忽然落泪。

精神状态很不好，不想与人交往，觉得自己根本不值得别人关注，却无法忍受被人忽视的悲伤。

因为想得太多，所以止不住地头痛，梳头时容易脱发。

生理状况出现异常，精力明显下降，变得虚弱、抵抗力低下，并常有胸闷、气短等症状，可能会吃不下或暴饮暴食。

总是不由自主地消极，仿佛被一种黑暗的力量包围，而别人都用鄙视的眼神看自己，因此长期失眠。

面对丈夫的性欲有些麻木不仁，甚至退缩，想把自己藏起来。

对孩子的问题总是过度敏感，或是丧失对孩子的感情，并为此内疚，有负罪感。

2. 何种情况会造成产后忧郁

1）内分泌失调

引起内分泌失调的因素可能还潜伏在孕期，孕期的母体会分泌许多适应孩子生长的激素，这种激素会在产后72小时之内消失，这种急剧的落差有可能导致女性患上产后忧郁症。

2）节奏被打乱

对许多女性而言，放弃一份好工作、失去一个好职位，这本身就是一件不爽的事。因着社交活动和私人空间的递减，心情也是越来越糟。甚至连打扮自己的心情都没有了。

3）伤口的疼痛

确实有的人比较坚强，而有的人比较耐不住疼痛，也就是人们所说的“邪乎”。但是这并不能说明谁就比谁强，耐不住痛也并不可耻，因为生孩子本就是一件“灾难般”的事。比如说，剖宫产手术对于产妇就是一种较强的刺激，这种痛苦会造成新妈妈的负面情绪，因而促发抑郁情绪。

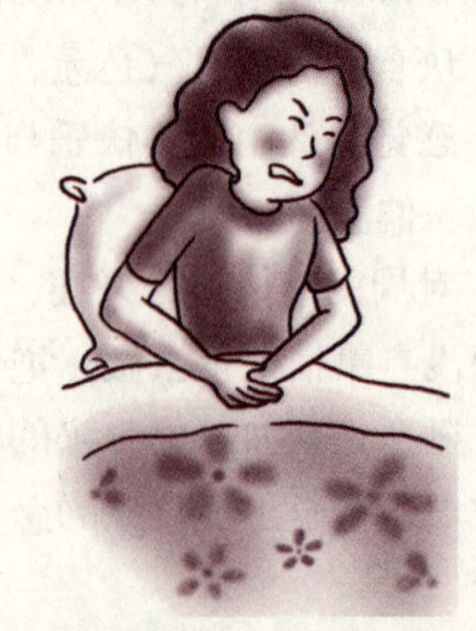

4）角色的转换

从妻子变成母亲，这种角色的转换对于女人来说，新增的不只是称谓。如何成为一名母亲，必须从零开始学习。哺乳、换尿布、“捡金子”（收拾便便）、洗澡、应付婴儿必有的夜啼，这些锅碗瓢盆混奏的交响曲， 体现着当妈妈有多艰辛。简直就没法不神经衰弱，患上忧郁症也似乎理所当然。

5）吃孩子的醋

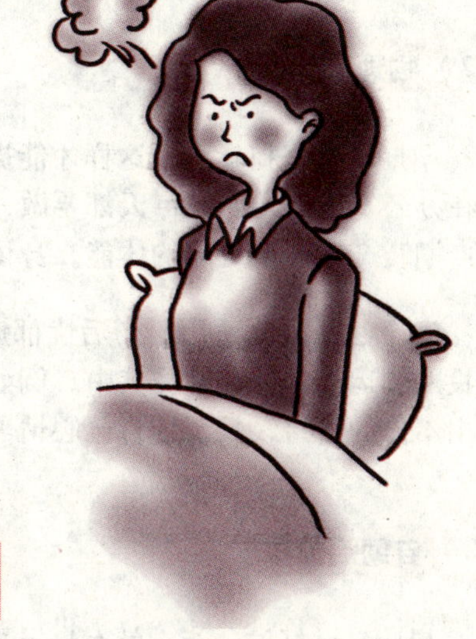

原本被众星捧月般对待的你，产后却一下子成为被遗忘的角落，被关注的中心变成了孩子。虽然你也明白自己是在吃孩子的醋，而且这样做很没道理，但是你就是控制不住心中的委屈。你觉得原本围着你转的丈夫，此刻只看得到孩子，其他家人也好奇地围住孩子喋喋不休，把你这个难受得要死要活的人晾在一边完全无视。总之，这种落差感之大，几乎让人无所适从。

3.各型各色的心理疗程

产后抑郁症被认为是多种因素的共同作用。一般来说，分娩后体内激素水平急剧变化可能是导致发病的生理基础。该怎样预防这种麻烦的病症？具体措施如下：

1）心理的准备

产前做好心理准备比任何事情都重要。如果没有及时做好心理准备，那么随之而来的将是紧张、恐惧，以及情感神经的极度脆弱。这无疑会导致心理不平衡，而且无从调节起。那么，该如何做好心理的准备呢？

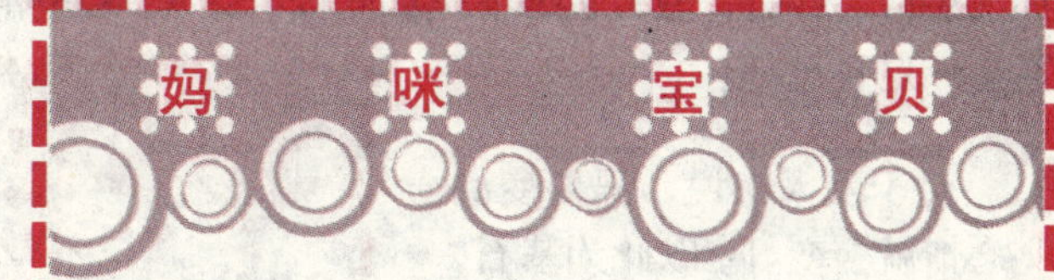

给宝宝吃动物肝脏好吗

动物肝脏含有丰富的维生素A和铁质，家长很喜欢给宝宝吃。其实肝脏是解毒器官，血液中的大部分毒素都会进入到肝脏，所以动物肝脏中的有毒物质含量要比肌肉中多很多倍，宝宝并不宜过多食用。

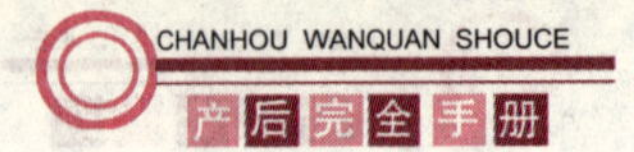

首先，你要在孕期就学会安慰自己。换言之，就是提前进入母亲的角色。通过图书、杂志等途径，认真学习育儿知识，例如，婴儿正常的生长发育，常见疾病及防治措施等。学会这些能让你平静下来哦！将自己的心思转移到与宝宝互动上面，比如用温柔的声音念故事给他听，告诉他你有多爱他，多花一点时间陪伴他。然后你会发现，你在陪伴宝宝，宝宝也正在陪伴你，或许你从他那里获得的安慰还比较多一点。你必须相信，女人的忍耐力是很强的，母爱是很伟大的。而你，既然决定把宝宝生下来，那你就是个勇气可嘉的好妈咪。

2）物理治疗法

孕期就要坚持运动，这样才能提高体质，对孕妇来说体力可是相当重要的。长期坐在办公室里的孕妇，每天都要做一些有氧运动，比如散步，用以锻炼心肺功能，为孕产期及产后储备足够的体能。身体健健康康，心情也会豁然开朗。

这个法子同样适用于产后忧郁症患者哦！在心情不佳的时候，选一种自己能够全心投入的运动，并且享受其中。例如：瑜伽、普拉提、游泳等。振奋一下精神，能释放出不良的情绪，只要让自己心情舒畅，就没有过不去的坎啦。

3）自助治疗法

想让自己好过一点，就对自己更好一点，找个时间带着孩子去踏青，呼吸一下新鲜空气。每逢心情阴霾时，就多想一些高兴的事情。不要对自己的要求太高，把期望值降低一些。不要把自己藏起来，慢慢把自己的担心说给朋友听，给别人帮助你的机会。虽然想让心情变好的想法很迫切，但也不要勉强自己，或许是把目标定得太高了。那就先做一些自己喜欢的事，比如阅读、SPA、看电影、买时尚杂志，只要能放松，就尽量满足自己吧！

对于女人来说，只要变漂亮心情就会变好。以此为基石，保养一下皮肤、试验最新的自然排毒法、听听音乐、睡个美容觉，想一想，能够用这些快乐的事代替打针吃药，本身就是一件值得开心的事啊！倒数三秒，开始努力把烦恼忘掉！

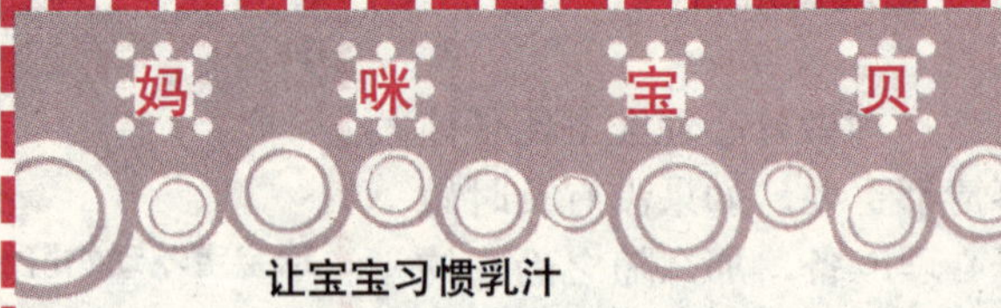

让宝宝习惯乳汁

如果您的宝宝还没有熟悉母乳，最好不要随意给宝宝用奶嘴喂奶，因为宝宝一旦熟悉了奶嘴就会拒绝妈妈的乳头，这时候妈妈的乳房不经过宝宝吮吸，乳汁就会减少或者出现胀奶，这样对妈妈和宝宝都不利。

4）亲情的力量

一旦觉得委屈了，人就会想家，那就回娘家去吧！回到那个熟悉的环境中，多看看身边最爱的亲人和从小习惯的生活状态。当然，也可以展示一下你新出生的小宝宝，家里人一定会为你开心。此时在你心里觉得，也只有他们才能理解你的苦痛和烦恼。不要紧，过完这段脆弱的日子，再回到你和丈夫的小家庭去吧！

亲情是世上最宽广、最温暖的力量。看着怀中的孩子，你会逐渐意识到，你也要为他打造一个避风港，一个专属于他的家。即使难免会有挫折和委屈感，你也已经是当妈妈的人了啊！

5）低龄的妈咪

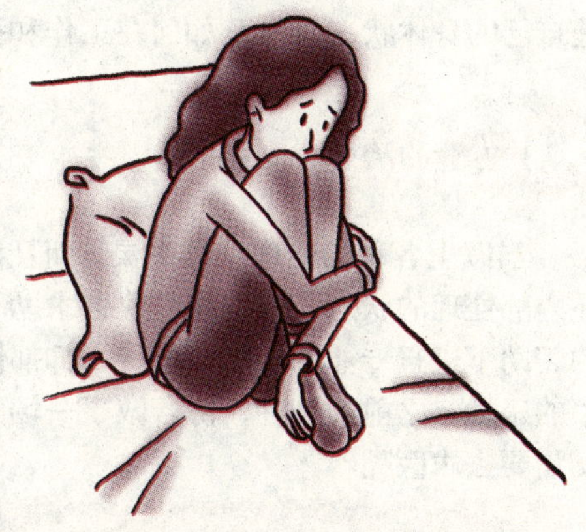

有的女孩子本身就有经期烦躁症，而且受孕的年龄偏小。虽然身体还很年轻，说起来本该更容易适应生产，但心理上却无法成熟处事，这是没有办法克服的固有难题。生产时年龄越小，越有可能患上产后忧郁症。你自己可能还要人照顾，怎么去照顾刚出世的孩子？哪怕与丈夫拌个嘴，也可能闹得天翻地覆。可以想见，这样的妈咪在怀孕期间一定也患有产前忧郁症。

对于这样的情况，千万不能让这种情绪不稳定的妈咪单独生活，必须有人陪在她身边。另外，不要让她感到负累，因为过度操持家务会令她心生郁闷。尽量不要跟她发生冲突，还要经常提醒她怀有身孕的事实，让她确定这件事是必须完成的使命。比如，要对她说："孩子降生的同时也就改变了你之前的生活，今后所要经历的已经与过去不同了，你要负担起从前无法想象的重大责任了。一切都会好起来的，你要慢慢适应这种变化。"这些话对改变她的精神状态有一定的帮助。

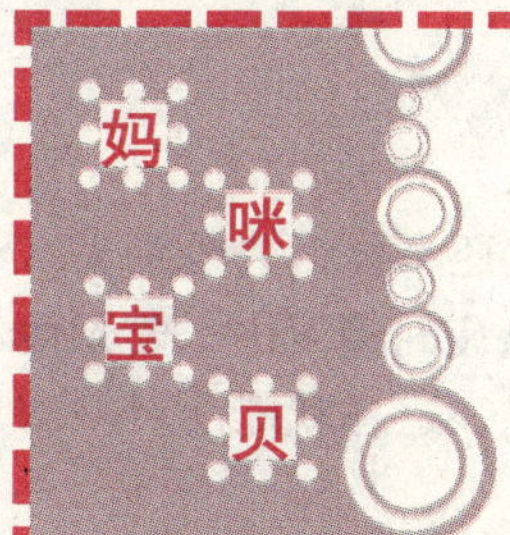

给宝宝吃鸡蛋的讲究

给宝宝喂鸡蛋也是要注意的，半岁之前的宝宝消化系统还未发育成熟，吃过多的鸡蛋会增加宝宝的消化道负担，体内蛋白质含量过高，引起血氨升高，同时加重肾脏负担，容易引起蛋白质中毒综合征。营养专家认为，1 岁～1 岁半的宝宝最好只吃蛋黄，每天不能超过 1 个。

6）高龄的妈咪

女人过了30岁再生孩子，就会被称为高龄产妇。现如今，社会上有着越来越多的高龄产妇，她们多是职场上的女强人或众所仰慕的名女人。这类女士通常会包下最好的病房，聘用最知名的医生，请有关专家设计好一套关于生产的完整计划，让一切都按照计划完美地进行。但是，生小孩不是光靠算计就能完成的事。做一位高龄妈咪，确实会有一定的风险。所以，对于女人来说，生孩子需在适当的年龄进行。另外，孕期的保健、生产时的变故、产后的照料，全部都是需要特别注意的地方。毕竟，这是攸关两人生命的事情。

高龄妈咪患上忧郁症的机会比较小，因为她很成熟、很懂事，她唯一要担心的，就是自己的身体状况，以及如何在工作和孩子之间找到平衡点。

7）专业的治疗

当以上各种的治疗法都失灵，而且她的症状仿佛日益严重时，事情就不能只停留在内部处理的状态下，应该赶快去求助于专业的医生的力量。不用担心，只要在专家的帮助下进行专业的治疗和辅导，抑郁情绪就能得到控制，新妈妈就能很快重拾生活中的乐趣。之前的种种，仿若做了一场噩梦而已。那么，当患者呈现何种状态时，说明需要去求医呢？

非常态的症状持续两周以上。
失去了正常处理日常生活的能力。
患者企图伤害自己以及宝宝　。
患者整天处在严重的焦虑、恐慌之中，拒绝自拔。

4．无休止地爱自己

想去爱别人之前，先要学会怎么爱自己，若连自己都不爱，还拿什么去爱别人？如果你本身十分脆弱，就更要学会爱自己，不让自己陷入身心俱疲的境况中。要无休止地爱自己，不要随便悲观，应保持积极向上、开朗乐观的心态，这样就能面对一切困境。

1）做一名快乐主妇

有关孕妇的饮食、调养及疾病的防治，我们已经给予了特别的关注。但同时，我们也该明白，生孩子的过程更是一个女性从女人到母亲的心理和生理的转变过程，给她们更多的心理上和生理上的关爱，使她们保持良好的心态，顺利地生产，开心地成为妈妈，这是非常必要的。女人一步步变成母亲，是一个自我成熟和完善的过程。有一个好心态最重要。道理谁都懂，但真正做起来还真不容易。下面的建议可以供您参考哦！

（1）找人聊天（需要时间：5～30分钟）

打开通讯录，找一些有成功经验的妈妈们，和她们聊聊妈妈经，你会受益匪浅，也不会怪老公工作太忙，没时间陪你。

（2）出去散步（需要时间：30～60分钟）

风和日丽的好天气，一点倦意也没有，老公也在家，或者让老公抱着孩子，你挽着他，或者干脆就你们俩手挽着手，去外面花园晒晒太阳，所有人都会向你们投来羡慕的目光。

（3）给自己放假（需要时间：一个晚上）

满月时，把孩子交给妈妈和保姆，给自己放一个晚上的假，安排一次烛光或其他你觉得浪漫的晚餐，之后回到你布置好的温馨房间，彼此都禁锢了几个月，该是重返温柔乡的时候了。不能因为有了小孩儿，而忽视了你身边的那个大孩儿哦！产后两个月，经妇科检查确认后方可进行性生活。

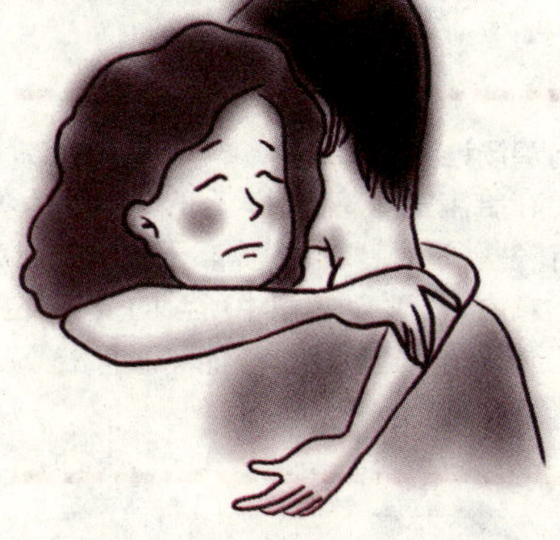

（4）有效的时间管理（需要时间：5～20分钟）

做了妈妈，你恨不得一天变出48小时！如何才能有效率地把一切安排妥当？首先你必须学会按事情的轻重缓急来排一张次序表，最重要的事情要优先处理，再处理次要的事，依此类推。不那么重要的事情可由家人或钟点工代劳。每天睡前5分钟，你不妨给第二天的生活做一个计划，在头脑中把每件事都安排就绪，这样，新的一天你将赢得比平时更多的时间。请记住，不要在一天内给自己安排太多的工作，量力而行，并预留一段时间给自己。即使只有一小段自由的时间，你也会感到无比快乐。

（5）读懂孩子这本书（需要时间：18年）

随着孩子的一天天长大，孩子会变得越来越不受控制，于是你的焦虑、烦恼也开始了。事实上，孩子每天都在成长，他成长的速度是惊人的，如何与这样一个小人儿快乐地相处呢？也许你应该从怀孕起就要开始投入一定的时间与精力，精心地为自己准备一些高品质的育儿杂志与书籍。如果可能的话，你还可以读一些通俗的心理学读物，了解一下孩子各年龄段生长发育的特点，心理发展和身体的变化，这将有助于你了解孩子，使与孩子相处的每一天都是快乐的。身为人母，当你拥有了打开孩子心灵大门的钥匙时，你的内心一定是充满快乐的。快乐是一种心态。其实你与孩子相处的每一天都有无数个快乐的瞬间，这些瞬间如同一些碎片，如果你能将这些碎片拼贴成一幅完整的画面，你就得到了你想要的。快乐就在我们四周，只要用心去捕捉快乐，你就一定能得到快乐！

妈咪宝贝

鸡肉鸡汤谁更好

在给宝宝吃鸡肉时，有的父母认为鸡肉要比鸡汤的营养高，但又有一些父母持鸡汤营养高于鸡肉的观点。其实最适宜的做法是鸡汤和鸡肉一起吃。鸡肉中所含的蛋白质、脂肪和矿物质明显高于鸡汤，而鸡汤味道鲜美，还能刺激胃液分泌、增食欲、助消化，所以两者结合最相宜。

（6）给生活加一点创意（需要时间：几分钟至数小时）

很多时候，我们并没有想到要给一些生活细节加点创意。比如给宝宝做菜，我们常常会担心宝宝不爱吃，而没有把注意力放在如何变出新的花样来让宝宝喜欢吃。给普通的西兰花加一点甜甜酸酸的番茄沙司，味道就不一般，让宝宝自己拿着吃，宝宝也许就会很配合。饭团用海苔片包一下，夹一些肉与蛋黄，这如同寿司一样的食物一定会得宝宝的青睐。试着给自己买一些可爱的小玩意装点你的居室和浴室，也许你的心情会变得更阳光一点。与宝宝一起游戏，干脆把自己想象成与宝宝一样大的孩子，正睁大了一双好奇的眼睛在观察世界，想一想，每天你会发现一点什么？试一试，你的生活是否会变得有趣一些？

（7）每个妈妈都是写真摄影师(需要时间：数月至数年)

用你业余的时间、专业的精神去做这件事，从现在开始！宝宝的啼哭、宝宝梦中的微笑或者就是宝宝迈出的人生的第一步，这些情景都能成为摄影的绝佳素材。这些瞬间稍纵即逝，只要你用心去捕捉，你一定会拍到很难得的珍贵照片。即使你不懂摄影也没关系，性能好的相机也能助你一臂之力。

2）重拾昔日风光

（1）抓紧时间休息和恢复（需要时间：一个月）

身体是自己的，十个月以来，为了完成做母亲的使命已经付出了很多了，坐月子的时候，正好是个充电、恢复的好时期，如果你的母乳能给孩子一个很好的身体，又何尝不是一种责任和幸福呢？

（2）抽时间装扮自己（需要时间：每天10分钟）

注重自己的形象，抽点时间装扮自己，不能因为当了母亲就忽视了做可爱妻子的形象。

（3）适当放松（需要时间：每天10分钟）

中午，婴儿睡熟了，照顾你的妈妈或保姆也累了，可你却没有一点睡意，你完全可以踮起脚尖，提起脚后跟走来走去做你想做的事情，当然同时还可以收腹、提肛，这都是你随时可以做的最有效的恢复身材运动。身材恢复了，心情自然不会坏。也许你会抱怨没有时间来照顾一下自己的身体，忙里偷闲放松一下你的身体吧！利用宝宝睡觉的时间在阳台上伸伸腰或做几节操，让身体尽可能地伸展。如果你学过瑜伽，那么你可以从深呼吸开始，选择几个简易的动作让自己的身体放松、再放松，十几分钟后，你的身体将变得柔软而又轻盈。

（4）每周安排一次豪华沐浴（需要时间：30分钟）

所有的医生都认为，在浴缸里浸泡30分钟，能缓解许多病痛。浴缸里的热水和水压能使人体血管轻度扩张，从而使心率减慢、全身肌肉放松。劳累了一周，你是否感到有点腰酸背痛？安排一次豪华沐浴款待自己吧！清香可爱的浴盐，小巧玲珑的小工具，再加一点甜蜜的畅想，一定会让你有全新的体验。你喜欢花瓣浴还是泡沫浴？花点心思，使自己的沐浴豪华一点。泡澡是顶级的休闲方式，在这段“浴乐”时光里宠爱你自己。

（5）厨房里的狂舞（需要时间：几分钟）

在厨房为家人准备食物的同时，你有没有试过随心所欲扭动身子？你还可以像某个偶像歌星一样大声地唱歌，转转圈子、踢踢腿，这是一个纯属于你个人的游戏，你会获得身心解放的感觉。

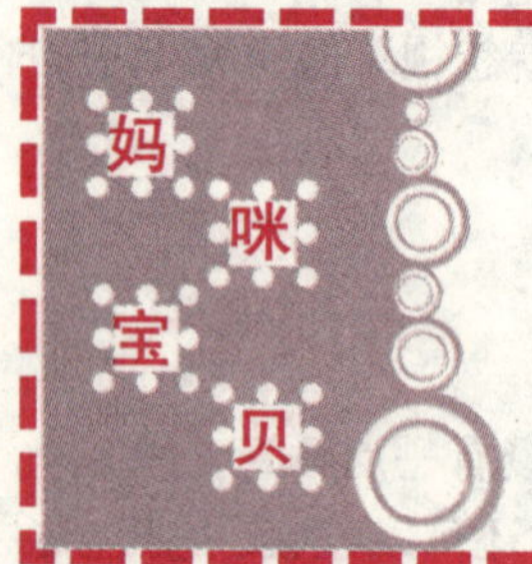

维生素摄入过量危害多

如果孩子的营养摄入过量也是有危害的，不乏维生素A、D中毒的例子。现在市场上有很多专为孩子配制的营养液，其中含有大量的维生素、脂肪、蛋白质和糖类等，营养价值较高，但是如果过量服用会造成消瘦、贫血、恶心、呕吐等症状，反而影响了宝宝的生长发育。

（6）冥想：与心灵对话（需要时间：5~10分钟）

如果你已拥有了一小段属于自己的时间，你就可以在自己喜爱的音乐声中坠入冥想的世界，让自己的思绪随意飘荡。也许会有许许多多的想法一齐涌上心头，让那些不快乐的人与事在你心灵的太空中消失吧！用几秒钟时间把那些令你产生快乐的画面固定下来。当然你也可以在冥想的时间里问自己一些问题，比如我是谁？我要到何处去？我将如何完成自己的梦想？每天只需要5~10分钟，静静地倾听心灵的回应。试一试，这样的精神之旅会带给你什么？也许你能运用自己的力量从焦虑、烦恼中走出来，内心拥有一片宁静与光明。

（三）必须化压力为动力

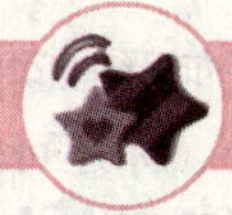

1.敲开理财之门

家里新添了一口人，虽然只是小小的一个婴儿，开销却已大过了父亲、母亲。每天看着孩子灵动的小脸，在熟睡、嬉闹、淘气、进食，或是在呜呜咽咽地哭泣。在你的心中不禁升起了强烈的责任感，再多努力一些，一定要给孩子最好的生活！因此，敲开理财之门成为必然的选择。曾几何时，所有当家主母都会把每月余额存进银行，很少有人会在理财方面采取主动。殊不知，在这个信息爆炸的时代，私人理财的门槛变低了，人人都能成为理财专家。说不定，想让孩子含着金汤匙长大也不难啊！

1）重在参与

所谓隔行如隔山，理财是一门专业，不幸生为门外汉，要怎么入门才好呢？凡事开头难，只要肯勇敢迈出第一步，以后就好办了。可以循序渐进的学习嘛！其实在当今社会，步入理财之门的通道，都是摆在面前任你挑选的。学习理财甚至用不了多少时间，取得第一手资信很容易，规划起来也不若想象中那么复杂。比如说，通过如下几种通道，即可参与其中：

（1）网络

网络的兴起，为各行各业带来的便利，无需赘述。或许你曾经对此熟视无睹，但是获得私人理财资讯的最佳途径，就是全面又方便的网络。您可以挑选自己感兴趣的资料，存入电脑中慢慢研究。你将会发现除了为别人忙碌之外，你也可以多帮自己想一想，为自己想象中的生活提前作好规划。最好能在网上建立自己的博客，把写日志当作整理思路的方式，并加入与财经相关的圈子，认识一些志同道合的网友，彼此之间还可以交换学习心得。

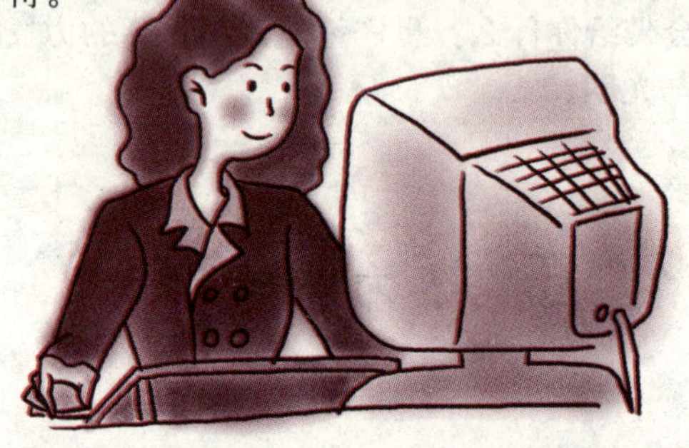

（2）客户服务

出于各种各样的理由，每个月总要去几次银行。在银行里，遇到任何疑难问题都可以向客户服务人员咨询。其实，除却填表的方法、业务上的咨询之外，你还可以跟客服人员讨教理财方案。一般来说，客服人员会对你讲解自家银行针对不同客户所设立的各种理财方案。只要仔细听，拿一些广告单子回家看，你说不定就会对规划银行内的存款产生一些想法。要记住，银行客服的方便之处在于，听不懂或记不清，你还能打电话过去问。

（3）纸质媒体

获得资讯最不费力气的方式，就是参考各式各样的报章、杂志。一般而言，纸质媒体内的理财专栏刊登的都是经由编辑精心审过的稿子，所以可以当作值得信赖的入门功课看待。虽然资讯量不像网络那么大，语气也不像客服小姐那么亲切，但是它会在你眼前深入探讨一个热点的话题，而且会加入许多作者的个人见解，这些都是正在学习理财的你要想办法汲取的知识。

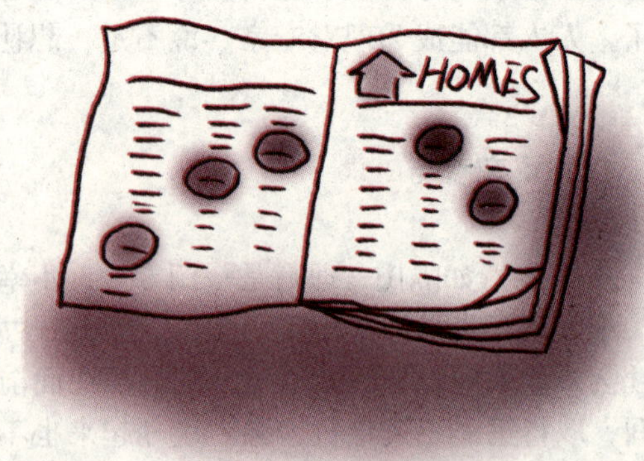

2）谋划在前

光是活到老、学到老已经不够用。为了追求高品质的生活，现代人都在学着深谋远虑。作为孩子的母亲，与时俱进也很更要。比如说，规划出一个理财目标，为孩子的人生打好基础。并且在开始实际行动之前，先要在心中策划出战略方法，然后要通过调查来论证这种方法的可行性。而且，在此之前，你必须明确自己是在做什么。简单说来，要把投入的资金当作一笔正当的开支，就得先树立一种理财的观念。

（1）观念

有人说，存款不代表投资。因为那些固定的利息收入永远不会有成长的迹象。以长久的眼光来看，更是无法对抗通货膨胀带来的压力。所以一定要让自己学会投资，并养成长期投资的习惯。不论第一笔资金是多少，投资的时日长了，不断地关注绩效，对于明确自己的观念很有助益。其实说白了，宝贵的理财观念就是通过实践培养出来的。

（2）嗅觉

关于执行投资计划的步骤，首先是收集全面的资料，然后开始购进股票、债券、基金等。一开始要做的就只是参与其中，并养成一种参与感，才能融入那种气氛之中。想在投资界有所收获，说起必要的准备，那就是练习对投资讯息的灵敏度。只有嗅觉足够敏锐了，才能在投资界生存哦！看到这里你可能会有被算计的感觉，想说这根本不简单嘛。但是因为有着太多的先例可以借鉴，还有大量的资料可以参考，所以只是看上去有点复杂，执行起来就能发现其中的乐趣。

3）基金

对于一个小家庭来说，出入大笔的经费，皆需存储一份基金。而孩子的教育经费是必然列入基金范围之内的。从幼儿园到小学，从中学到大学，从特长培训到业余爱好，一共要花掉22年时间，而钱财方面大约要几十万。这笔款项该如何积攒起来呢？首先，把这笔钱列入规划范围，算作计划中的一部分。依此类推，将家中所需要的基金筹划出来，这就完成了初步的谋略。

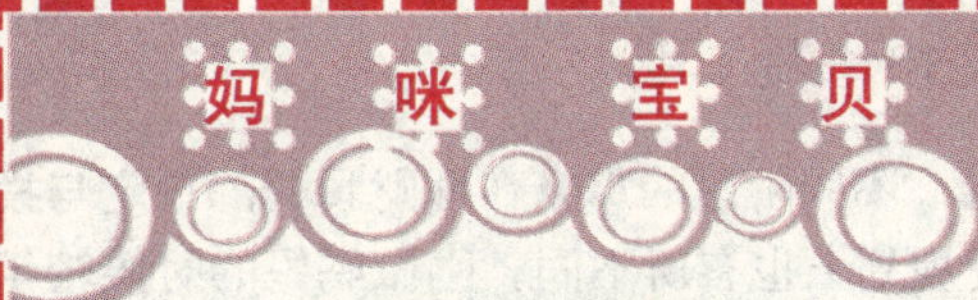

乳头不宜热敷

如果妈咪在宝贝出生后没能及早哺育，或乳汁分泌过多，孩子吃不完，均可使乳房变得肿胀且疼痛。妈咪若因怕痛而减少哺育次数，造成乳汁停流，则会加重胀奶。此时，热敷可使乳腺变得通畅，改善乳房循环状况。但要注意避开乳晕和乳头部位，因为这两处的皮肤较嫩，不宜热敷。

3）别再傻等

起跑的口哨声已吹响，就别再干坐着了，向着目标努力吧！别再把全部余款存入账户内，别再把存款当成主要的理财工具，别再担心下个月会入不敷出。

家庭的理财应该随着孩子的出生，将风险性的比例降低，投资应偏重较为稳妥与长期的方式，如定期定额投资基金，是一种储蓄兼投资的最佳方式。尤其现在一年定存的利率较低，还需要扣除利息所得税，若将全部存款都放于银行生息，虽然是最稳当的做法，但事实上却是一种懒人的做法。

随着投资渠道的日渐增加，妈妈们的投资工具不再只有股票，共同基金也以其多元化的选择及资金运用的便利性渐渐成为妈妈们的最爱。以选择性来说，除了股票型基金及债券型基金，平衡基金及今年刚问世的货币市场基金都能够满足不同的需求，再加上基金投资可以采取单笔或定期定额的方式，可以依照自身的经济情况调整，因此选择共同基金的妈妈也越来越多。

4）精打细算

对刚添了小宝宝的三口之家而言，财务支出显然是较为吃紧的一个时期，其实只要有适当的理财规划，妈妈们就更能轻松面对以后的各种状况。理财规划是一生全盘的考虑，包含投资、保险、子女教育基金甚至未来自己的退休生活计划。上班族妈妈不论多么忙碌，一定要给自己喘息的时间，好好为自己的理财规划做好详细计划。

（1）投资工具

不同阶段的母亲在理财目标的设定与投资规划上也有所不同，刚做妈妈的时候较年轻，可以承受较高的风险，财力也有限，可以以定期定额方式投资股票型基金；等到小孩逐渐长大，母亲开始为退休生活规划时，应采取稳健成长的方式累积财富，投资的基金也应以股债兼具的平衡基金以及组合基金为主；而进入退休的阶段后，应该采取保守的投资策略，以稳定收益的债券基金加上组合基金为主。总而言之，对于小家庭来说，投资工具的首选即为基金。

新妈妈的乳汁

生下孩子后新妈妈的奶会有大约一周的过渡期，有的新妈妈生了孩子两天奶就下来了，但也有五天后奶才下来的。这和新生儿的吮吸方式和次数有关系，而且还要看这是否是第一个孩子，以及分娩过程带来的疲惫感等，所以新妈妈的奶下来的时间长短是不一样的。

（2）投资时机

不同的投资工具会影响着投资成果，如果你每个月拿5000元出来，利用年平均回报率为10%的投资工具和年平均回报率为15%的投资工具，10年后大约相差35万元，20年后就相差了369万元，当然回报率越高的工具波动风险也越大。在长期投资理财计划中，制胜的关键是愈早开始愈省力，因此，现在就可以展开你的投资计划。

（3）专家语录

专家建议，应该将家庭收入扣除基本生活支出后的净收入余额，将1/3的比例购买定期定额股票型基金，1/3购买债券型基金，1/3放于银行定存，作为临时需急用的零用金准备。购买定期定额基金，除了可以有计划地储蓄，还相当于间接参与投资股市，又趋避了股市波动性高的风险，是非常适合小家庭的理财方式。

2. 花钱是门艺术

理财从根本上说，一个是增收，一个是节支。花钱也是一门艺术，花钱多并不一定能享受生活，而精打细算也并非就是吝啬抠门，一些事情往往不需要花太多的钱就能取得同样的效果。新妈妈们可以利用在家的时间建立一个家庭消费账本，对家庭消费情况进行计划和登记，逐月减少开支。

1）钱要花到刀刃上

（1）保险

作为“当家主母”，也算家里的半根顶梁柱，哪些人或物是最需要进行保险保障的需要通过你的决定。建议购买一定的意外伤害和大病保险，这样家庭的抗风险能力会更强，也可以购买储蓄性质的寿险，或者考虑教育投资类保险或教育年金。这样一来，孩子上中学、大学等时段都会有相应的教育金，从而为孩子接受良好教育提供更加有力的保障。这也算是最合理的支出方式之一。

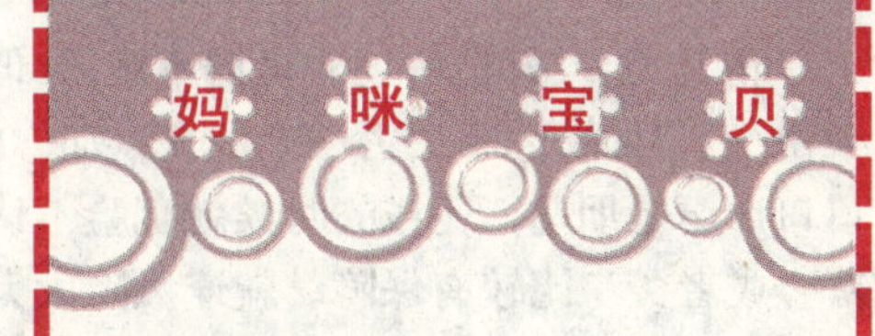

这个温度刚刚好

宝宝的所在房间的温度最好保持在22~24°C，这是最适宜的温度。父母会认为新生儿比较脆弱，生怕宝宝着凉，就给宝宝盖得过厚或者裹得过严，这时候如果室温本来就高，新生儿的体温调节能力又差，很容易出问题的。所以要防止室温过高，孩子包裹也不可以太严实。

(2)还贷

有理财专家提出，少支就是增收，提前还贷是最好的理财方式。有的家庭，买房买车采用的是银行贷款方式，每月要付高额的利息，但是另一方面，夫妻俩又有一部分闲置的存款存在银行，这真是一种浪费！因为你放进银行的存款所得的利息远不能满足偿还银行贷款的利息。按有关规定，银行允许借款人提前偿还全部或部分贷款，提前全部归还本息的，按合同利率一次结清还本付息额；部分提前归还的，以后每月还本付息额按剩余本金和剩余还款期数重新计算。家里有房贷又有多余存款的新妈妈可以用存款办理部分提前还贷手续，从而减轻贷款的还款压力。这样的减负活动对全家人都是有好处的。

(3)保姆

如果你是一位职业女性，有自己的事业目标，那么做了妈妈以后，你就需要一位能为你分忧的保姆。这位保姆必须像管家一样在家中留宿，不仅能看孩子，保持房间整洁，还要有一手好厨艺，所以，请保姆的款项也是必要的开支。

2）那些不该花的钱

(1)借款

俗话说："好借好还，再借不难。"但是，对方真的不还你也没办法。现在流行一个说法："如果你想失去一个朋友，那你就借钱给他。"有的人信誉不好，借钱的时候口口声声是朋友，还钱的时候就翻脸不认人。如果情况允许的话，还是把钱拿来购置基金或者买房比较有保障。就连风险太大的投资也别考虑，因为，有了孩子的家庭开支比较大，在任何方面都要追求稳妥。

(2)剩饭

中国人做饭讲究铺张，不拿浪费食物当一回事，但对一个小家庭来说，如果不把钱物浪费在剩余的饭菜上面，说不定可以节约一笔不小的数目。在所有不该花的钱里面，这一笔是浪费得最没道理的。因为，太多的家庭会在请客吃饭、逢年过节浪费大量的食材，甚至有的家庭主妇由于太懒，导致食物被保留在冰箱里直至腐坏，没有用到它应有的用途上去。如果重新规划餐桌，将不良风气拒于门外，生活势必变得更加美好。

（四）重返职场先想清楚

1.克服“产假后休克”

据美国医学新闻网报道，美国有超过半数的新妈妈在生育后6周即恢复工作了。但许多新妈妈反映，她们工作后经常会出现疲乏、乳房不适、头痛、性欲降低等症状。专家称，这与产妇太早上班关系密切。

为了让孩子有个安全稳定的生长环境，有的新妈妈决定暂时停止工作，在家养育孩子。一两年后，孩子上幼儿园了，新妈妈也重新开始工作。可是她往往会发现，回到熟悉的工作岗位居然找不到以前游刃有余的感觉了。不能适应紧张的工作节奏、与同事沟通起来也有困难、同事们挂在嘴边的新名词自己一无所知、新来的同事都不认识。工作之余别人有说有笑，自己却被晾在一边，反而成了不知所措的“职场新人”。这种情况很常见，有人把它称作“产假后休克”，通常指新妈妈们在休完产假重返职场时，由于自身因素和工作环境发生变化，短时间内不能适应工作，从而丧失自我价值感的状态。那么，为什么会有这种情况发生呢？新妈妈们又该如何面对呢？

1）导致“产假后休克”的原因主要有三个

社会偏见：社会普遍认为刚生完小孩的女性全部心思都在孩子上，对工作不会那么尽责。在一项调查中，有1/3的母亲说自己休完产假后，不再像以前那样被老板看重了。

专业知识更新：休产假期间，妈妈们很难随时更新专业知识，工作思维和方式停留在休假前。这样，休假的时间越久，与同事之间的鸿沟越大。

宝宝为何总是哭

如果给宝宝喂过两侧的乳房后，宝宝仍然哭个不停，而又找不出其他原因，这就要考虑一下是不是小宝贝没吃饱，也就是说妈妈的奶水不足。这种情况就要用奶粉给孩子适时适量地来补充一下，这也叫混合喂养。注意喂养时不要一直用奶嘴，以免引起乳头错觉，可以用小汤匙来代替。

自我角色转换和家庭因素：虽然已经上班了，但照顾孩子和干家务的责任大部分还在妈妈们身上。如果得不到家人的支持，自己又没做好角色转换的准备，就会严重影响新妈妈的工作效率。

2）一旦出现“产假后休克”，可以采取以下办法尽早复苏

宽容对待岗位变化：妈妈们可以换一种角度来思考问题，比如长时间不工作后，自己原有的工作方式是否需要重新调整？企业是否正在开展新的任务，需要自己逐渐来熟悉？放下架子，把自己当作新人，就会更有利于观察学习、尽快适应新环境。

懂得求助：请丈夫或者其他一切可利用的资源帮助自己，比如请小时工或者保姆照料孩子、做家务等等，通过分担角色，减轻自己的压力。

多和同事沟通：沟通一来可帮助自己了解单位变化并且尽早融入工作团体，二来能提供情感支持。所以，留一点空间给自己和朋友，暂时摆脱母亲的角色，重新体会自由的感觉。

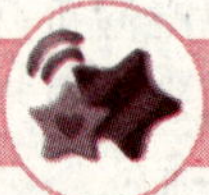

2.重返职场是门功课

你相信吗？生产与升职，并非鱼与熊掌不可兼得，两者可以为对方锦上添花。人们惯常认为生孩子会成为女人升职的障碍和绊脚石，其实不然，也许相反。在生育的过程中，女人比男人更能贴近生命的本质，更能体会到生命的意义，更懂得发挥自己的潜在能量。很多女人在做了母亲之后性情大变，温婉可爱、大气谦和，少了很多咄咄逼人的气势和少不更事的幼稚，变得比很多男人更富责任心。生与升，可以让一个普通女人，转变成为真正成功的女人。

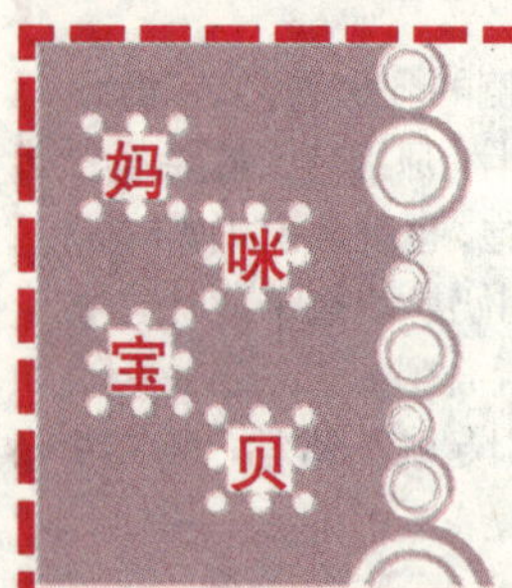

妈妈应常检查宝宝皮肤状况

父母在给新生儿洗澡和换尿布时要注意检查宝宝的皮肤有没有异常的情况，比如，尿布湿疹、皮炎、夏季的痱子、蚊虫叮咬等。新生宝宝的皮肤比较薄嫩，抵抗外界病原微生物侵入的能力差，尤其是夏季温度高、湿度大，细菌更容易繁殖，所以即使是给宝宝勤洗澡、勤换尿布了，也还是不能掉以轻心。

1）整理好思绪再出动

上班族妈妈，每天奔波于职场与家庭之中，有如两头烧的蜡烛，心力交瘁自不在话下。对于上班族妈妈这样的女性而言，生活太过充实，几乎找不到时间思考。偶尔有时间的时候，可以静下来想一想，未来想过怎样的生活？

2）你一定有自己的优势

妈咪们重返职场，是一个智慧的选择过程，需要审时度势权衡再三，但有一点千万不要忘记，发挥作为妈咪的优势，使它成为职业的推动力。只要认真思考过，这样的机会就一定会有。30岁的女人多数是一肩挑着事业、一肩挑着家庭，但职场中存在的隐性失业或怀孕失宠现象，的确给30岁职业女性生育带来人为的精神负担，但是，一切状态或许并非如想象般复杂，未雨绸缪有时候也是杞人忧天。要想处理好这样的抉择，心态很重要。

3）重新打鼓另开张

很多白领妈妈担心生了宝宝后，会影响自己事业上的发展。其实，女人做了妈咪，可谓是人生的一大飞跃，会更加有责任心、更宽容、更容易沟通、情绪也更稳定，这种种的优点足以让人从容面对很多困难，是人生不可多得的财富。职场妈咪完全可以把这些也作为职业上的财富，来获取事业的顺利发展。

（1）主动换位

女人有了孩子之后，孩子占据母亲大部分思想与精力，一些挑战性的工作，实施的可能性与质量将大打折扣。与其在自己喜欢、看重的岗位上承受失败或力不从心的局面，倒不如趁着生宝宝主动撤下来。何况，女人的事业为什么要仅仅局限在为他人创造效益上？有一个30出头的新妈妈，曾经因为生育失去工作懊恼不已。可在孩子1岁多的时候，她在家门口开了一家奶茶店，每天为客人冲冲奶茶，跟孩子说说笑笑，也是乐不思蜀，而且，店里每个月的收入并不比工作时候的少，无非是一个听起来是小老板，一个听起来是某大公司白领，除了这些名誉上的东西，生活并没有本质的改变。

（2）扩充人脉

现在的新妈妈，大都出生于20世纪70年代末到80年代初。这一批新妈妈，一般学历都不低，懂得把握生命里的一切机会，在处理人际关系与自身大事上也表现出相当的理智。退路虽然很重要，但是在职期间，努力培养自己的人际关系与能力比后路更重要。

（3）发掘特质

做了妈咪，在职场上固然有不利于自己的一面，但是新妈妈们会更宽容，更能够理解对方，并且有极大的耐心，这些特点一定适合某些工作。可以尝试一下适合妈咪做的职位，这会让自己更得心应手。

（4）选对市场

国内有很多亲子机构的创立者就是因为自己做了妈咪，才发现还有这样一个大有潜力的市场，因此决定进入这一行业，并且最终做得很成功。这些机构里的老师也大多是当了妈咪的人，这使她们更有爱心地去工作。这一事实足以说明，做了妈咪的女人走出家门，最起码可以从事与孩子有关的职业，可以到帮助孩子的机构服务于一些专事，也可以到以宝宝为主要对象的网站、杂志或者其他机构工作，这些单位一定很欢迎你的妈咪经历。在这些地方，妈咪的身份是一种资本，如果你再有一些专业知识，一定会发展得很好。

（5）事业腾飞

做了妈咪的女人是最成熟的女人，这包括她做事的胸襟和气度，做了妈咪后一般不会再一味简单地去要求、谴责其他同事，而是与他们同心协力，一起解决困难，这是管理者的智慧。做了妈咪，很可能会帮助女性管理者在工作上有一个质的飞跃。

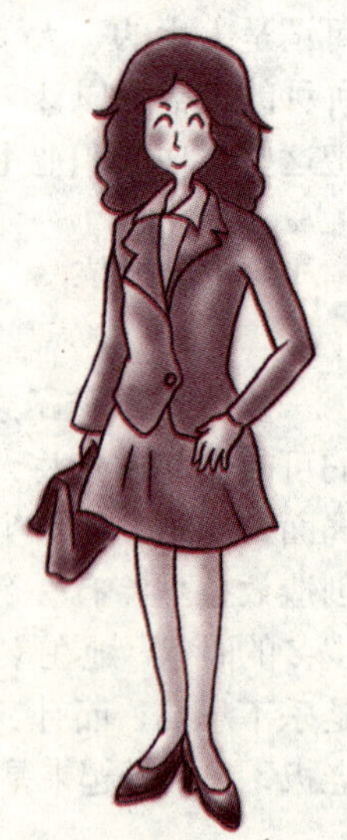

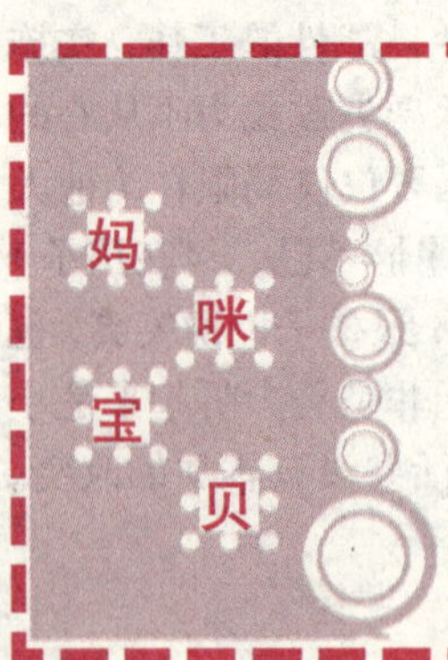

别逼宝宝学太多

很多妈妈都希望自己的宝宝比别人的宝宝聪明，于是从很小就教宝宝认字学东西，其实这样是不对的。妈妈不应该将宝宝的聪明当作向其他妈妈炫耀的工具，而是应该站在培养宝宝的立场上，教育宝宝。如果要进行早期教育，一定要看宝宝是否感兴趣，如果他不喜欢就不要逼他。

（五）千万别“带坏”孩子

每个孩子都是父母的心肝宝贝，父母总是对孩子千般呵护。但是，要知道孩子不仅是起居饮食需要被照顾，他们的情感也很脆弱。孩子也是有情绪问题的。为人父母者，无论作出何种决定，都要顾及到孩子的感受。唯有这样做，孩子才会跟您更亲昵。

1.避免宝宝变孤僻

双职工家庭，白天的上班时间，谁来陪伴孩子？父母都去上班后，孩子一时间就被撂了单。这大概是全家最头疼的问题了。

现在的女性大多都有自己的事业，在社会上独当一面，在生活中独立坚强。但是，生了小孩以后，女人们往往要在事业和孩子中间做一个抉择。大多数的女性都是把孩子留给长辈或月嫂带，自己还会继续工作。因为对现代女性来说，孩子固然重要，过好自己的生活也十分重要。换句话说，就算为了给孩子一个更好的生长环境，也应该更努力的经营工作。可是，这样一定会有许多地方忽略了孩子。在享有事业所带来的成就感时，又该如何去面对被冷落的孩子呢？

1) 问题出在宝宝身上

征候：没人跟我玩

现在的孩子大多住在某某小区、某某单元，可能长到两、三岁，也只是由家长领着在附近公园溜达过几趟。由于爸爸妈妈们做足了胎教、幼教的功课，因此小家伙被教育的很懂事，也许并不怕生。但是，这样长大的孩子难免会不合群，甚至会有点脆弱。一旦别的小伙伴不带他玩儿，他可能就自己一个人到一边儿去玩儿了，但心里却是不快乐的。

处方：试着勇敢一点

因为与同龄人接触的时间和机会都比较少，又大多数是独生子女，在家里都是小王子、小公主一样被呵护着，就连跟他抢零食的人都没有，这样长大的孩子，你怎能要求他待人有多热诚？幸好，这种症候到了宝宝被送入幼儿园或学校里时，多少能得到缓解。但是，有一点父母不得不注意，现在的孩子懂事较早，而习惯是一旦养成了就很难去改变的。所以，从小就要不厌其烦地抱着他去串门，让他多跟家族里或者家附近的同龄幼童接触。因为只有多跟人群接触，培养出主动接触人群的气势，孩子才不至于不合群。等孩子大一点了，再培养他具备一定的坚强与执著的个性。这样他今后与人交往时，会懂得坚持自己的想法，不会轻易退却。

征候：我不爱吃青椒

你家刚刚会走没几天的小公主，每天出发去幼儿园前，是否会对自己的着装发表一些看法？隔壁家牙齿还没长全的小少爷，是不是除了印有某卡通人物的衣服之外什么都不愿意穿？除此以外，那些味道独特却有营养的蔬菜，如胡萝卜、青椒等可能也不大会受欢迎。种种迹象表明，如今的孩子们，逆反心理到来的很早。或者说这只是一种提早型的逆反心理。

处方：晓以“大义”

记住，一定要和孩子讲道理。虽然孩子还小，哪怕他还听不懂，也要给他讲道理。有讲道理意识的孩子是理性的孩子。如果他因为不理解你的意思而蛮横无状，作父母的可以适当给他一些教训。比如：“不管他，让他哭吧。”；“不能惯你这个毛病。”等。让他适当丧失一些权力是有好处的，但父母们也不要太强势了。有的父母，根本不管三七二十一，上来就连打带骂。你不讲道理，孩子自然也不会。这样的方法孩子小还可使得，可孩子大了呢？不讲道理是不行的。小时候学东西是很快的，你不可能等孩子大了再去跟他讲道理。因为那时他已不是一张白纸了，心也已不是空空如也的了。

征候：我不爱学习

孩子刚开始咿呀学语时，许多父母就会开始让孩子学算数、背单词、诵唐诗，还有学绘画、弹钢琴、说英语。个别天资聪颖、一点就通的天才儿童，我们姑且就不提了。有的孩子被迫填鸭一样学了不少以上这些东西，但全然不明白期间的意义。还有的孩子不肯学，只想着玩儿，因此天天挨批评。比如，一个妈妈教他家儿子认时钟，并告诉他“这是三点钟，这是六点钟”，由于孩子对此并不感兴趣，因此全然听不进去。该名妈妈大感不悦，数落儿子，于是这个孩子说道：“这些等我长大了就会了，你不用教我。”

处方：别太功利了

让我们来了解一下关于孩子的早期教育问题吧！著名的早教丛书《卡尔维特的教育》中说道：孩子的成长99%是靠家长后天的教育。其实孩子的大脑，早在6岁以前，就已和成人的差不多。早期教育有利于开发孩子的智力。在孩子离开襁褓之后，早期教育就应逐步展开了。特别是3岁以前，这是为将来打好基础的绝佳时机。俗话说，三岁定终生。这并非毫无科学依据。

但是我们有的家长太过于功利了，他们关心的只是孩子会认多少字、唱几首歌、数几个数，逼得幼儿园只能拼命教孩子这些，因为只有这样家长才能满意。如果孩子在幼儿园里光顾着玩，家长就会觉得幼儿园太不负责任了，觉得钱算是白交了。不用在乎面子和其他问题，孩子能茁壮成长，不就是父母们所期望的吗？

2）问题出在父母身上

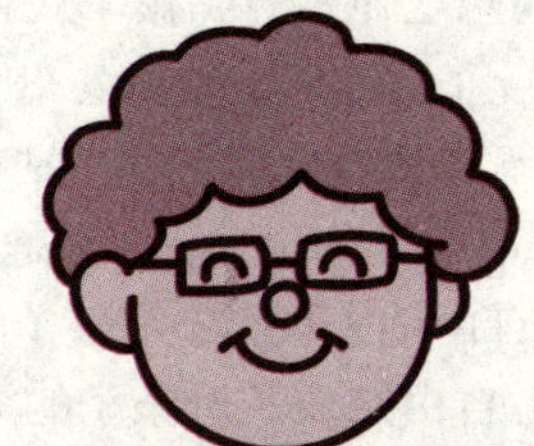

征候：我喜欢的是奶奶

孩子不是父母亲自带大的，这会引发何种问题呢？男性在这方面并不像女性那般介意。许多职业女性，在百忙之中抽出空来陪陪孩子的时候，可能会发现孩子的态度令你难以接受。虽然孩子跟你很亲昵，但是他最爱的可能不是你，而是祖父母。对小孩子来说，一定是“谁带大的跟谁亲”。孩子不亲近妈妈，对妈妈来说，可说是个很大的打击。你在的时候，孩子就拨冗“陪你”玩一会儿。等你开始忙起来，孩子也未必有多么想你。然而，感到挫败的也许不只是妈妈这方面。缺少父母陪伴的孩子，也许会在内心深处留有遗憾，总觉得自己有些不被重视。

处方：多陪陪孩子

对孩子而言，父亲就是规范、楷模，甚至是崇拜的对象。母亲则是温暖、保护的代名词，也是孩子最为信赖的人。谁不想让孩子待在自己身边的时间多一些呢？可是，老板需要的是能创造业绩的职员，而孩子需要你为他创造更好的学习和生活环境，有许多的年轻父母处于这种压力下。因而没时间陪孩子。当然，这只是问题的缘由之一。其实父母们并非一点时间都没有，只是每天回家后还想看看电视、玩玩电脑。这时候，父母总是希望孩子能保持安静，别扰乱这难得的休闲时间。人都有惰性，这也是人之常情。在孩子还小的时候，尽量把心思放在孩子身上，多抽时间和孩子一起玩。否则，可能会错过对孩子进行心灵教育和沟通的最好机会。孩子跟父母生分事小，关系到他的成长，问题可就大了。想做一个合格的家长，先做好这份心理准备吧！

征候：让我再玩一会吧

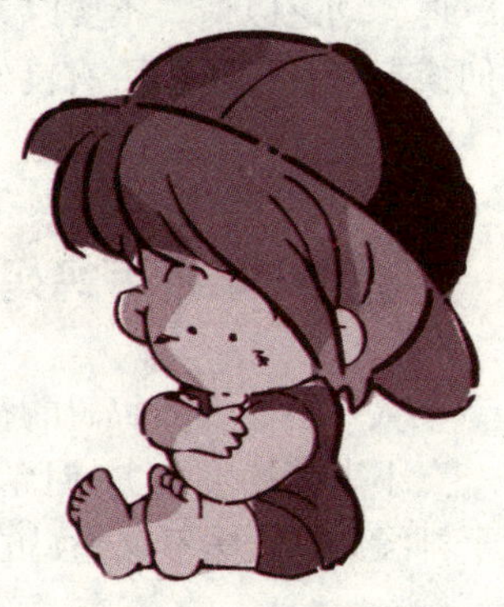

“哎呀宝宝，怎么把衣服弄这么脏，瞧瞧你的小黑手！”这是大多数妈妈从幼儿园接回孩子后的第一句话。这句话说出口后，随之而来的肯定是一张雪白馨香的湿纸巾，把宝宝的小脸、小手擦净。如果是爸爸去接孩子呢？路边有一堆沙子，孩子很想玩一会儿再走。爸爸这时会等孩子玩够再走吗？他是不是会和孩子一起玩儿？

处方：玩是孩子的天性

在有孩子的家庭，这是很寻常的问题。而不同的父母，也会有大相径庭的处理方法。但是，有几位家长会有以下的想法呢？看到孩子从外面回来，发现他的衣服很脏时，心下欣慰地想：他今天一定好好玩了。多半很少有父母会这样想吧？不但不会产生“欣慰”的心情，反而会勒令孩子，不许再这么疯玩了。站在父母的立场上，考虑到现实的各种问题，的确容不得孩子天天都尽兴的玩儿，这也是没有办法的事。诚然，文化和音律是很重要的知识。但是，能够自由地去玩，才是孩子的天性。尽量给孩子留下更多的空间，去做符合其年龄该做的事。自由的成长对孩子的人品及性格将产生无法复制的影响。让孩子玩够，也许比让他背上几首唐诗更有益处。我们是成年人，成年人的心理未必很成熟，想法也未必尽对。尊重孩子的想法，不要对孩子做过多的干涉。

征候：谁都别跟我抢

都说独生子女通常会比较自私，这样说并不为过。其实也可以换一种说法，独生子女不懂为人他人着想。这是因为，他们从小就缺乏与他人分享或共处的机会。所以这一点通常不如有兄弟姐妹的人。当然了，不是只有独生子女才会有这样的性格，父母从小潜移默化的教育也非常重要。比如，到了幼儿园里，玩具是大家轮流玩儿的，有的“小霸王”却霸占着一个玩具，不许别人碰。而这样有可能会引起孩子间的一些冲突。

处方：别冲孩子发脾气

为人父母，总是在无意间就为孩子想了很多。因此，既然眼前的路总是被铲的平平整整，他也就无须想得太多。然而，有的父母因为付出了太多的辛勤努力，受了许多累，所以会把情绪发泄到孩子身上。诸如抱怨道：“要不是为了你，我们也不会……”；“我们为你牺牲了那么多……”等。常言道，谁言寸草心，报得三春晖。父母对子女的恩情，那是一生都报答不尽的。但是，不要过早得把这些加诸到孩子幼小的心里，至少不要以这种偏激的形式。你大可以为他讲讲中西方各国经典的寓言故事，对孩子晓之以理、动之以情。不要以为孩子什么都听不懂。这些小时候不讲与他听，长大了又从何谈起呢？孩子能否有良好的道德品质，完全是出于父母的教育及周遭环境的影响。

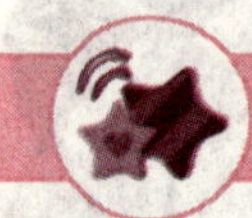

2.新手妈妈如何进入母亲角色

女人一旦跻身“妈妈的行列”，就会变得比从前更敏感纤细、多愁善感，甚至会为了一点小事而钻牛角尖，时常要极力压抑自己的情绪。很多新手妈妈照顾孩子的方式都过于神经质，这样不仅妈妈的神经得不到放松，也会给家里人或是孩子造成些许压力。

1) 不敢让别人碰孩子

早在怀孕之初，许多女性就已经开始逐步进入母亲角色。比如通过阅读或观摩的形式学习育儿的技能，了解喂奶、换尿布、抱孩子的正确方法，以及对婴幼儿生长发育规律及安全防范进行一些初步了解。这样的新妈妈在亲手带过孩子一段时间后，在许多育儿问题上都是比较“权威”的。因此，有的新妈妈对于别人是否同样具备带孩子的“专业知识”，始终抱持怀疑的态度。比如爷爷奶奶、姥姥姥爷，自己或丈夫的七大姑八大姨等。这类新妈妈总想给孩子完善的呵护，总觉得别人身上沾满了细菌和病毒，任何人的接近都有可能把不幸带给孩子。比如，当奶奶或姥姥用嘴吹凉食物要喂给孩子；爷爷或姥爷出门后没换家居服就一把抱起孩子；丈夫的同事来家里做客，没洗过手就要求抱抱孩子。这些事都能轻易令新妈妈抓狂。这些事件所带来的精神压力，会使新妈妈变得疑虑重重，甚至焦躁不安。

其实，小孩并没有人们想象中的那么脆弱。只要告别了婴儿期，就可以跟家人朋友们多接触了。亲朋好友们对小孩的关心、爱护、抚触，以及情感交流，对小孩的健康成长很有好处。

2) 一分钟也离不开孩子

如今，大部分的新妈妈都是职业女性，这部分人群长期挣扎在养儿育女与奋斗事业之间。一旦孩子满月，新妈妈就不得不上班了。因此要把孩子交给家中长辈或职业看护来带。这时候，新妈妈会在单位里待的坐立不安，每时每刻都想飞回家去看看，只有亲眼见到孩子好端端的，才会觉得安心。即便人在公司里，也会利用空闲时间给家里打电话，甚至会因为见不到孩子而思念落泪。这种一分钟也离不开孩子的情绪，其实也是产后抑郁症的一种，人们通常称之为“情绪感冒”。也就是说，相当一部分的新妈妈都会在产后的一段时间内情绪不稳定。她们会精神不能集中、情绪暴躁失控及食欲明显下降等症状。

近几年，职场妈妈患上产后抑郁症的几率一年比一年高。这是因为，职场妈妈的事业一般都处在发展阶段。然而，生了小孩以后，职场妈妈原本的生活节奏会被彻底打乱。比如，有可能会失去一些工作机会，还会被繁重的家务和琐碎的工作同时套牢。而这正是产生抑郁情绪的纠结所在。

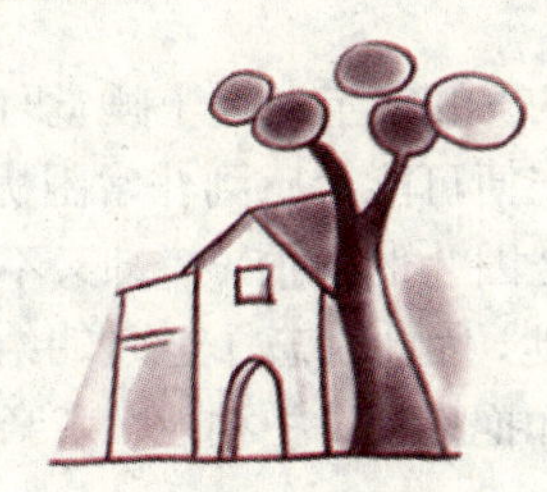

Q&A

疑点解惑

Q：我的孩子2周岁，可是还没断奶，也不太吃固体食物。我要工作，没时间按时喂奶，该怎么让孩子断奶呀？

A：一般来说，妈妈最先学会辨识的哭泣声便是宝宝因饥饿而发出的哭音，因为这是宝宝最常见的哭泣原因。宝宝很少在吃饱后哭闹，因为大多数宝宝喜欢吃饱的感觉更甚于被抱着或吸吮的感觉。但宝宝天生就比较爱吸吮，不管饿不饿，都喜爱吸吮的感觉。所以，奶嘴是妈妈的乳头以外最好的安抚工具，等到宝宝断奶后可能仍然需要奶嘴。让宝宝尽情满足吸吮的欲望是妈妈的责任。但是，当您决定外出工作时，必须事先考虑好宝宝的哺喂方式。如果您在宝宝6个月左右时开始培养他吃副食的能力，那么您要去上班或暂且将他交给别人带，就会容易得多。

一开始，宝宝如果不肯吃作为代替品的副食的话，您可以事先将乳汁挤出，并存放在冰箱中保鲜（大概可以存放一星期左右）。白天您上班时，可由保姆喂食预先准备好的乳汁。让宝宝适应用勺子吃母乳大约需要两个星期，等宝宝适应勺子的触感后，即可逐渐让他吃些副食。宝宝一旦有了定时定量的饮食习惯，您回到工作岗位上的途径就轻松多了。在恢复工作前，您应渐渐降低乳汁分泌量，否则上班时戴着乳贴会很不舒服。待宝宝开始吃副食，断奶就容易得多了。

Q：在外忙了一整天了，宝宝白天也不怎么睡大觉，可总会半夜醒来，这时我就会感到非常苦恼……

A：许多1至3岁的宝宝在晚上睡觉时会定时爬起来。若您的宝宝也是这样，那您便可能会感到非常困扰。但这其实是正常的，宝宝会醒来，通常是因为他很怕黑，却又不懂怎么告诉您，而您亦无法用言语来安慰他，因此别忘了适时的给他关爱和安抚。您可以用行动来表示，比如抱抱他、拍拍他、亲亲他，让他觉得自己是被人呵护的。随着年纪渐渐增长，宝宝的视野越来越开阔，想象力也随之日益丰富，很容易会对黑暗产生惧意。其实这十分正常，有些大人也会怕黑的。这是宝宝开始认识周遭环境后产生的一种自然反应。而宝宝通常以哭泣来表示他的需求，因此您就要尽量给他一些回应。如果您没有回应，宝宝会觉得你不重视他。

要记住，睡眠应该是件快乐的事，千万别让您的宝宝在生气的情况下睡着。即使白天对淘气的宝宝有几分严厉，到了晚上也要尽量给予安抚，不要让您的责骂伴他入眠。就算您在外工作一整天回到家，也处理了许多家务事，也不要让宝宝严格遵守您的就寝时间。最好的办法是让宝宝的睡眠时间有些弹性，这样他会觉得很舒服，您也会觉得自在一些。

Q：每天上班的时间都是一天中最揪心的时候，因为我1岁多的女儿总是又哭又闹不愿意让我走，我该怎么做呢？

A：您的女儿哭闹的原因是情绪受挫，您一旦离开她身边，1岁大的宝宝最喜欢妈妈陪在身边，因为她对您所做的事都感兴趣。此时的宝宝不再如婴儿时期那么贪睡，清醒的时间渐长，如果没有什么东西可以吸引她的注意力，或是没有人可以陪她玩，她就会觉得很无聊。对宝宝而言，突然和妈妈分开会是相当大的挫折，因此您必须采用循序渐进的方法走出家门。比如，在将要开始上班的几个月前，逐渐和宝宝疏离，让她习惯其他家人或保姆的陪伴。从几分钟、一小时，再到数小时。起初宝宝仍会因寻不见妈妈而哭泣，但久而久之他就会习惯您的外出频率了。如果这招无效，宝宝还是会哭着不让您出门，那您最好注意一下离开时的环境与氛围。在您出门前，让宝宝和其他家人在一起，让她处在一个舒心的环境中。只要处理得当，母女间短暂的分离便不会存在太大难度了。

除此之外，您还可以一面解除宝宝的焦虑一面与他建立更深的感情。比如和您的女儿做一个游戏，首先对她说："妈妈离开5分钟，去楼下的蛋糕店买点饼干，我会赶快回来。"当您信守诺言准时回来时，宝宝会觉得非常开心，并会对妈妈更加信赖。

Q&A

疑点解惑

Q:坐月子期间就跟老公冷战过，总觉得他不关心我和孩子，而我有了孩子后却一切事情都首先想到家里……

A:刚生完孩子，一边要照顾宝宝，一边看着自己为生孩子而走样的身材，新妈妈的心里多少都会有些不平衡，所以心情有时也会很烦躁，更容易放大新爸爸的错误。而新爸爸对于由原来的二人世界变成了三口之家，也会有些不适应，感觉更有压力了，所以心态较以前也会有所变化。新妈妈没必要生闷气，更用不着冷战，夫妻之间应好好沟通。家务事就是一件叠着一件，放宽心、别较真，大家互相理解就好。

Q:产后就买了两套衣服，因为还有10千克肉没减下去，就要开始上班了，该怎么办?

A:假如你为了身上的赘肉耿耿于怀，仍在“半封闭”状态的月子中，就开始计划着开始减肥运动。那么我要对你说的是，千万要三思而后行。孕产期女性的身材受到“考验”是很正常的，没有必要急着减肥。首先，你刚经历了生产，身体需要一个恢复的过程。其次，你正处于哺乳期，减肥对你自身和宝宝都会有不利影响。

所以在月子期间，只能注意不要过量摄取甜品和肥腻食物，并且适当地活动筋骨皮肉。可能您在生产过程中，觉得大腿上的筋被压到了，一直没有好利落，这在孕产期是很平常的小毛病。而适当的活动，不仅能让您早日甩脱赘肉，还能当作是对产后病症的物理治疗。关于产后运动的强度该如何把握，请参考本书第四章内容。

Q:生完孩子后，肚子上长了好多花……

A:肚子上的“花”其实就是妊娠纹，这是产后的一种疤痕性质的皮肤损害。妈妈怀着宝宝时，由于胎儿不断生长，妈妈的腹部就会不断膨胀，腹部皮肤被过度拉伸后，使皮肤本来有弹性的胶原蛋白被损坏，从而留下了这种影响腹部美观的疤痕。一开始是暗红或紫红色，稳定后就变成了白色或浅白色的索状条纹了。妊娠纹是不容易消除的，除了影响美观外，并不会影响机体健康。可以通过涂上专业纤体产品和精油然后进行适度按摩，同时配合除纹霜。这样能够起到淡化妊娠纹的作用。

Q:好难过，宝宝和我不亲……

A:孩子满月后，有些女性由原来的全职太太变成了全职妈妈，一心在家照顾孩子，这样的话孩子肯定是和妈妈亲。但是也有些妈妈产假休完后就开始上班了，宝宝自然就会带得少了，孩子是谁带得多就和谁亲，这是肯定的。妈妈可以抽时间来和孩子接触，只要每天有一定的时间和宝宝在一起，晚上宝宝和妈妈一起睡，也不至于说宝宝和妈妈不亲。怕的就是一段时间不见面，孩子对妈妈难免会有陌生感。如果由婆婆带的话，最好是你们住在一起，这样妈妈下班后或者是周末就可以方便带带孩子了。一定要一开始就坚持自己多带宝宝，而且不要有太长时间的间断，不然孩子还真的是会“移情别恋”的。

Q:坐月子期间，我和婆婆在照顾孩子方面产生了分歧，现在弄得关系很僵……

A:婆婆和媳妇不是同一时代的人，生活背景和生活习性也不一样，对于一些事情是肯定会有分歧的。其实婆媳之间也没有化不开的矛盾，就要看怎样对待了。婆媳双方应相互尊重与谅解，婆婆不要以家长自居，应该营造民主的家庭氛围。对于照顾孩子，婆婆持自己的观点，也是出于好心，为孩子着想。媳妇应该有耐心与婆婆协商，与她讲道理，礼让为先，不要对老人着急，可以和婆婆一起看些有关育儿的书籍，让婆婆渐渐接受育儿新观点。通过坐月子，婆媳之间的关系既可以更加融洽但也可以使矛盾更激化，沟通最重要。俗话说 ：“婆媳亲，全家和。”说的就是在我们的日常生活中，婆媳之间的针锋相对是最要不得的。

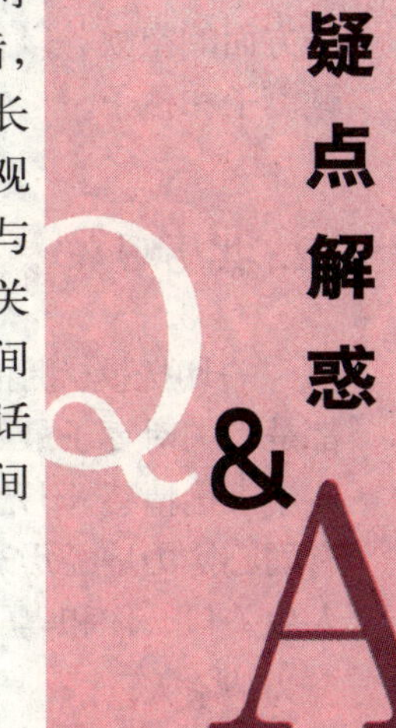

附录：合格老公，好老爸

孩子的妈妈怀胎十月、辛苦生产、哺乳抚婴，真是何其辛苦。那，当爸爸的就没事做吗？其实不然，孩子他爸派得上用场的地方也有很多。比如说，辅助产后身体虚弱的妈妈照顾孩子的吃喝拉撒睡，料理好家里上上下下的纷杂事务，这些都是非常艰巨的任务。总而言之，要当一个好爸爸、好丈夫可不容易哟！

（一）孩子他爸能做的事

怀孕和分娩，使新妈妈的身体发生了巨大的变化，只有悉心呵护，才能使身体尽快休整，迅速复原。作为丈夫，一定要想尽一切方法妥善照顾好太太。照料好新妈妈这一看似简单的事，里面却蕴藏着不少的学问。

1. 多学点知识

这里要求新爸爸所学的知识，并非是课堂上导师所授的那些文化知识，而是孕期保健和科学育儿的知识。俗话说，知识就是力量。这是一个质朴的真理。要做个称职的好爸爸，必须得加紧补充这一方面的空缺，以便更加了解该如何照顾妻子和孩子。

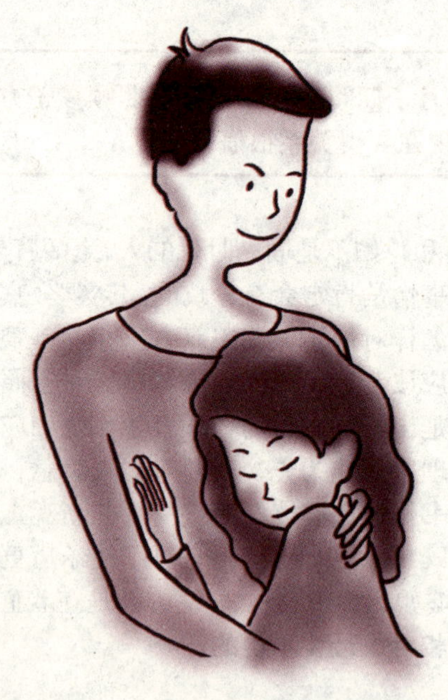

2. 共历艰辛

一切抚摸、拥抱、亲吻、赞美，都是丈夫对妻子最好的鼓励，不要吝于表达情感。阳光总在风雨后，唯有同心协力地经历这样一个艰辛的人生关口，你和妻子才能够真正融合为一家人。

3. 端茶递水

刚出生的宝宝经常要让妈妈抱着，如吃奶的时候、快入睡的时候，所以妈妈的手必须很干净才行。新爸爸要每天端上一小盆热水，让月子中的妻子净手。这事听起来好像很麻烦，要天天伺候妻子，其实做起来并不难，只要保持好心态，做起来就会无比温馨。另外，睡觉前打一盆热水让妻子泡泡脚，会让她一辈子都感激你哦。

4. 让妻子吃好

试想一下，如果新妈妈在产后最初的一个月内吃得不好，会对日后的健康带来极大的负面影响，而靠母亲喂养及照料的孩子，也会遭受波及，吃不上充足的奶水，得不到最好的照顾。让爱妻吃好，是伺候月子中最重要的一环。关于怎样吃才算吃得好，你可以参阅本书的第三章内容。

5.睡前的按摩

产后的妻子，就像怀孕期间一样，经常觉得腰酸背痛。到了宝宝变重一点的时候，还没有彻底从生产的疲倦中脱离出来的妻子，天天抱着宝宝喂水、喂饭，酸痛的感受更为明显，所以，每天睡觉前，让丈夫帮忙揉揉肩，按摩一下小腿，可说既是身体的需要，亦是心理的需要。

6. 腹部按压很必要

女性产后子宫还没有收缩完毕，腹部肿胀且偶有疼痛，并伴有恶露流出体外，这就是本书中提到的宫缩。子宫的收缩需要用药物或物理疗法，比如用适当的力道按压腹部，也许女性会感到有些疼痛，但这样对排除恶露、帮助宫缩很有好处。丈夫可以帮着妻子做，对增加夫妻感情很有好处。

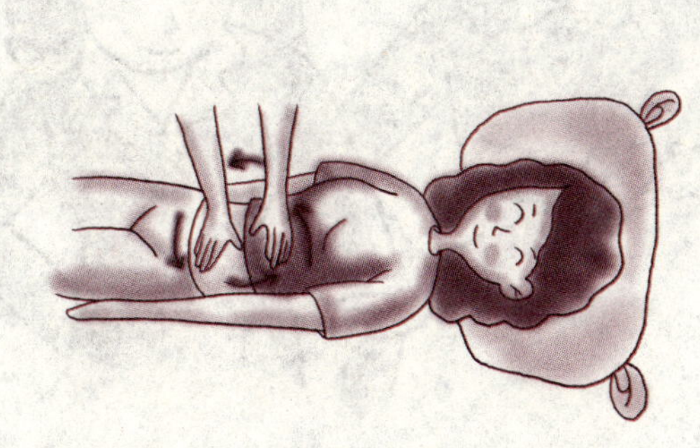

7. 预防产后急症

医院条件再好，总不及家里令人安心，在感觉身体无碍后，妻子往往会要求回家养息。这时做丈夫的要替妻子把好关，把距离家里近些的医院联系方式记下来，为防止妻子产后可能发生的急症，做好万无一失的预防措施。

8. 布置房间

家里迎来了新成员，屋子环境也要有相应的变化，应以整洁、舒适、通风为基调。这里说的通风，可不是不做保暖工作哦！保持室内空气清新，是保障家人健康的前提。传统“坐月子”是让新妈妈和宝宝蜗居在小空间内，吃喝拉撒睡都在这一个地方，老一辈的说法是“怕新妇受风”。现今的家庭已与从前不同，各方面设施都比从前完善，如果条件允许的话，应保证室内空气新鲜。

9. 扶着妻子下床

年轻女性的忍耐力较差，很难承受痛楚的煎熬。剖宫产的女性腹部会有一道伤口，需要将养一周左右方能自由活动，但是只要医生许可，在此期间还是要新妈妈自己下床去洗手间，因为导尿管插久了容易感染。这时丈夫一定要扶着妻子下床，以免她因痛楚而站立不定或发生什么意外。

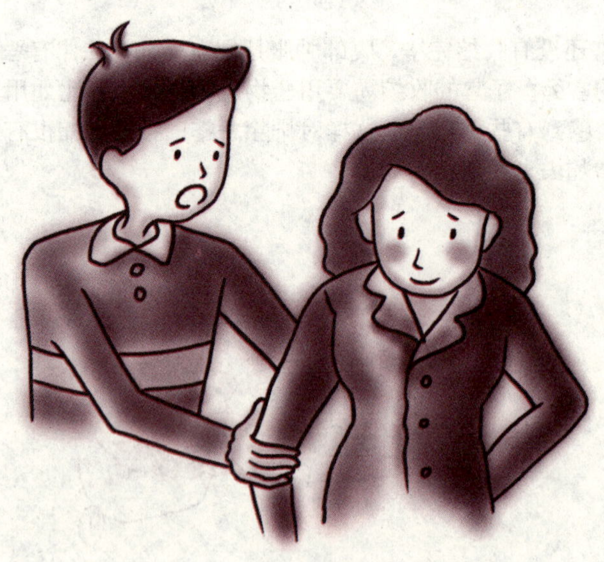

（二） 孩子他爸不能做的事

1. 吸烟

如果你是一位烟民，那么，在准备要孩子的半年前，不要让妻子闻到你的烟味，最好是戒烟。如果未能如愿，那么，无论如何，在妻子已经怀孕后你千万别再让她生活在你的“烟雾”里。因为吸入“二手烟”对胎儿的毒害实在是太大了。

2. 让妻子下厨

在烹饪的过程中，会产生油烟等特殊气体，这些气体中有一些物质是对人体不利的，而且，天然气等燃料在燃烧时也会产生有毒物质，抽油烟机并不能将油污全部吸走，所以，孕期里最好让妻子远离厨房。产后的新妈妈需要充分的休息，而且不能着凉受累，偶尔给襁褓中的孩子泡牛奶、换尿布还可以，最好不要让她下厨，至少是接触得越少越好。既要让妻子远离厨房，又要让她吃得好，如何两全其美呢？这时就要做丈夫的显显手艺了。

3. 羞于表露父爱

孩子对父亲的依赖是与生俱来的。只要被爸爸宽厚温暖的手掌抱住，孩子就会立即现出很开心的反应，他是很喜欢父亲的怀抱的。但是有的新爸爸会感到害羞，虽然心里很疼爱宝宝，却不好意思对宝宝当面表达出来。你可以给宝宝讲故事，跟他说说话，哼一曲柔和的歌给他听，这样能使宝宝对父亲的声音有很深刻的印象，对于建立亲子关系有很大的帮助。千万别不好意思啊！勇敢表达自己的感情吧！

4. 不顺着妻子

新妈妈的心理很脆弱，脆弱到你必须顺着她做事。可能，有些大男子主义的新爸爸会觉得，把妻子的生活利落地打理好就够了。无法忍受她过于敏感的情绪，因此不顺着妻子。其实你只要在这段“非常时期”尽量满足妻子的心理需求，可比平时奉上再多的关爱都令她感动哦！妻子心里对丈夫有很多的希望，因此，丈夫应尽力满足这种“特殊时期”的情感需要，使妻子保持安定平稳的情绪，这对于母子的健康非常有益。

5．没有节制

在产后的日子里，合理安排性生活是一条不可忽视的重要问题。在怀孕早期的三个月和最后一个月里，为了避免流产和早产，是绝对禁止性生活的。而在产后，无论是剖宫产还是自然产，完全恢复性生活都要在4～6周之后，至少要等伤口复原、恶露排尽。因此，做丈夫的要管好自己、体贴妻子，不可纵欲。

6．没时间陪她

妻子和孩子这个时候特别需要你的陪伴，所以下班后还是要推掉一些不必要的应酬，最好也不要长时间出差。出门也记得手机随身携带，电话里的关怀也要足够让她温存到你回家。丈夫一定要在这个关键的时期多陪陪妻儿，非万不得已，不要出差。如果妻子爱倾诉，那么，你就该作最忠实的听众；如果妻子默默无语，对怀孕或分娩心存诸多疑虑，那么，你应坦言无论发生什么事你都将与妻子同舟共济，并充满信心地为妻子勾画一个美好的明天。

（三） 孩子他爸的经典语录

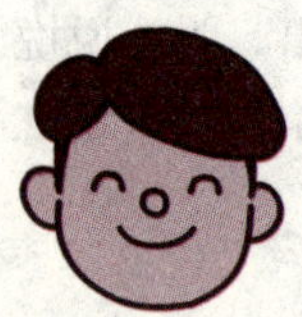

1. 有我在，你放心好了。
2. 你心情不好会影响到孩子的，高兴点吧。
3. 小家伙刚还冲我笑呢，你这当妈的怎么绷着脸呀？
4. 没关系，现在科学这么发达，任何问题都有办法解决。
5. 那些事发生的概率很小，你看大街上那么多孩子不都是健康的吗？
6. 我老婆这么可爱，我们的孩子长大了一定特讨人喜欢。
7. 亲爱的，你受苦了。
8. 不要紧，已经没事了，孩子很健康。
9. 接下来的事交给我吧。
10. 宝宝，我们不哭，不要打扰妈妈休息，知道吗？